受験生の皆さんへ

　過去の問題に取り組む目的は、(1)出題傾向(2)出題方式(3)難易度(4)合格点を知り、これからの受験勉強に役立てることにあります。出題傾向などがつかめれば目的は達成したことになりますが、それを一歩深く進めるのが、受験対策の極意です。

　せっかく志望校の出題と取り組むのですから、本番に即した受験対策の場に活用すべきです。どうするのか。

　第一は、実際の入試と同じ制限時間を設定して問題に取り組むこと。試験時間が六十分なら六十分以内で挑戦し、時間配分を感覚的に身に付ける訓練です。

　二番目は、きっちりとした正答チェック。正解出来なかった問題は、正解できるまで、徹底的に攻略する心構えが必要です。間違えた場合は、単なるケアレスミスなのか、知識不足が原因のミスなのか、考え方が根本的に間違えていたためのミスなのか、きちんと確認して、必ず正解が書けるようにしておく。

　正答が手元にある過去問題にチャレンジしながら、正解できなかった問題をほったらかしにする受験生もいます。そのような受験生に限って、他の問題集をやっても、間違いを放置したまま、次の問題、次の問題と単に消化することだけに走っているのではないかと思います。過去問題であれ問題集であれ、間違えた問題は、正解できるまで必ず何度も何度も繰り返しチャレンジする。これが必勝の受験勉強法なことをお忘れなく。

入試問題検討委員会

【本書の内容】

1. 本書は過去10年間の問題と解答を収録しています。医学科の試験問題です。
2. 英語・数学・物理・化学・生物の問題と解答を収録しています。尚、大学当局より非公表の問題は掲載していません。
3. 当社の本書解説執筆陣は、現在直接受験生を教育指導している、すぐれた現場の先生方です。
4. 本書は問題と解答用紙の微細な誤りをなくすため、実物の入試問題を各大学より提供を受け、そのまま画像化して印刷しています。

　尚、本書発行にご協力いただきました先生方に、この場を借り、感謝申し上げる次第です。

久留米大学

		問題	解答
平成30年度	英　語	1	17
	数　学	9	20
	物　理	10	23
	化　学	12	26
	生　物	14	28
平成29年度	英　語	1	15
	数　学	7	18
	物　理	8	20
	化　学	10	22
	生　物	12	25
平成28年度	英　語	1	15
	数　学	7	18
	物　理	8	21
	化　学	10	23
	生　物	12	26
平成27年度	英　語	1	15
	数　学	7	18
	物　理	8	21
	化　学	10	22
	生　物	12	25
平成26年度	英　語	1	15
	数　学	7	18
	物　理	8	22
	化　学	10	24
	生　物	12	26

目　次

		問題	解答
平成25年度	英　語 ………………………………………………	1 ………	15
	数　学 ………………………………………………	7 ………	17
	物　理 ………………………………………………	8 ………	20
	化　学 ………………………………………………	10 ………	22
	生　物 ………………………………………………	12 ………	24
平成24年度	英　語 ………………………………………………	1 ………	13
	数　学 ………………………………………………	5 ………	15
	物　理 ………………………………………………	6 ………	17
	化　学 ………………………………………………	8 ………	18
	生　物 ………………………………………………	10 ………	20
平成23年度	英　語 ………………………………………………	1 ………	13
	数　学 ………………………………………………	5 ………	16
	物　理 ………………………………………………	6 ………	19
	化　学 ………………………………………………	8 ………	21
	生　物 ………………………………………………	10 ………	24
平成22年度	英　語 ………………………………………………	1 ………	13
	数　学 ………………………………………………	5 ………	16
	物　理 ………………………………………………	6 ………	19
	化　学 ………………………………………………	8 ………	20
	生　物 ………………………………………………	10 ………	23
平成21年度	英　語 ………………………………………………	1 ………	12
	数　学 ………………………………………………	5 ………	15
	物　理 ………………………………………………	6 ………	17
	化　学 ………………………………………………	8 ………	18
	生　物 ………………………………………………	10 ………	20

平成30年度

平成30年度

問 題 と 解 答

英　語

問題　　　　　30年度

1　次の英文を読んで，下記の問いに答えよ。

America's weight problem has overtaken cigarette smoking as the leading cause of (　1　) deaths, federal health officials have reported. Although tobacco and tobacco-related diseases were the top cause of death for many years in America, the recent tendency of Americans to maintain unhealthy diets coupled with physical inactivity has made heart disease the top cause of avoidable deaths. Being overweight or obese makes people much more likely to develop a variety of deadly health problems, including diabetes, heart disease and cancer.

The most recent statistics from the American government state that approximately 614,000 people died in 2014 from heart-related ailments; most of which can be (　2　) to unhealthy diets and a lack of physical exercise. This has become a huge problem for the American population, who see the portion sizes of their food increase while the amount of physical activity they do decreases.

Previous estimates of the rising toll of obesity come in an update of a landmark paper that ranked the nation's avoidable causes of death in 1990. Cigarette smoking, which increases the risk of a host of illnesses including lung cancer, emphysema and heart disease, topped that list in the 1990s. However, antismoking campaigns successfully contributed to a steady (　3　) in the number of Americans who use tobacco, slowing the rise in the resulting toll of illness and death.

Tobacco-related illnesses resulting in death still ranked high on the list in 2014, accounting for about 480,000 deaths, but that number is decreasing at a surprising rate, as the price of purchasing tobacco goes up and the number of actual smokers goes down.

Over the past 20 years, the poor dietary habits of Americans have taken center stage in the battle against obesity. American health officials are particularly worried about portion sizes at dinner tables and the amount of food many people think is actually needed to fill them up. This is (　4　) with the fact that many Americans do very little physical exercise on a regular basis.

The narrowing of the gap between the number of people who die from tobacco-related deaths and obesity-related deaths is quite striking. This is because the toll of every other leading cause of death — including alcohol, infections, accidents, guns and drugs — has steadily decreased over the last two decades.

Despite intense public concern, the number of overweight or obese Americans has continued to climb to (　5　) proportions. In 1990, about 60 percent of adult Americans were either overweight or obese, including about 20 percent who were obese. By 2000, that number had climbed to 64 percent being obese or overweight, including about 30 percent who were obese. Finally, by 2014, close to 71 percent of American adults were considered either overweight or obese, including 38 percent who were considered obese.

久留米大学（医）30 年度　(2)

1. 本文の空所 (1) ～ (5) に入れるのに最も適切な語を，下記の (a) ～ (d) からそれぞれ 1 つ選び，その記号をマークせよ。

(1)　(a)　desirable　　　(b)　preventable　　　(c)　ambient　　　(d)　efficient

(2)　(a)　ensconced　　　(b)　omitted　　　(c)　induced　　　(d)　attributed

(3)　(a)　decline　　　(b)　improvement　　　(c)　strengthening　　　(d)　reclusion

(4)　(a)　fixated　　　(b)　obsessed　　　(c)　compounded　　　(d)　simplified

(5)　(a)　narrow　　　(b)　epidemic　　　(c)　sluggish　　　(d)　tranquil

2. 本文の内容と適合するものを下記の (a) ～ (h) から 3 つ選び，その記号をマークせよ。

(a)　Americans are still purchasing smokeless tobacco-related products at an alarming rate.

(b)　Being overweight or obese is not as serious a problem as most people think it is.

(c)　The trend of overweight and obese Americans has been steadily increasing over the years.

(d)　When people smoke less, they also tend to eat a lot less.

(e)　Health officials believe that Americans should reduce the amount of food they consume.

(f)　Poor dietary habits are exclusively to blame for American people having become increasingly overweight and obese.

(g)　The health issues that confront Americans today are now considered to have been largely resolved.

(h)　Tobacco-related illnesses still account for a large number of deaths in America.

2 次の英文が完成した文章になるように，文意に沿って，(1)〜(3)の(a)から(f)を並べ替えた後，それぞれ1番目，3番目，6番目にくるものの記号をマークせよ。

　　　　Japanese youth look forward to Coming of Age Day the most of any of the holidays in a calendar year. Coming of Age Day has been celebrated in Japan for over 1,000 years and has a deep history in the country. The first regular holiday was held on January 15, 1948, but was later changed to the second Monday in January when the Japanese government established the Happy Monday system. The purpose of　(1) [(a) is for those　(b) adults in Japanese society　(c) the holiday　(d) about to turn 20 years old　(e) their becoming　(f) to commemorate]. Becoming adults in the eyes of society holds important meaning in that Japanese youth are finally considered old enough to buy cigarettes and drink alcohol. It is also a means of Japanese youth to show they can be responsible for their own lives as they navigate their path to adulthood.

　　　　Another reason for the　(2) [(a) is that youth take part　(b) social gatherings　(c) held across　(d) popularity of this holiday　(e) high　(f) in ceremonies and] the country. These events and parties are seen as a time to enjoy the first day of adulthood with friends and family. It is a day when these newly-turned adults can express themselves in ways they may have felt uncomfortable doing before the day of the ceremony.

　　　　Finally, becoming an adult signals a time in one's life where he or she is able to support him or herself. In fact, some twenty-year olds take on new　(3) [(a) paying for　(b) their own　(c) way in life　(d) and paying their own　(e) responsibilities such as　(f) their college tuition on]. While many students hold regular part-time jobs from the time they enter university, it is only when they officially become adults that they feel the weight of their futures on their shoulders and the need to contribute to society in a meaningful way.

3 次の文章の下線部(A)の和訳と下線部(B)の英訳を解答欄に記入せよ。

In the entrance examinations of many universities in Japan, multiple-choice questions are often used to test applicants' knowledge, which they have acquired during their secondary education. Although the method is convenient for scoring, it has been criticized that it cannot evaluate students' writing skills as well as tests that require hand writing. 一方で，フランスの生徒は，論理的に書く能力を測定するテストを受験する。A philosophy test, one of the tests that should be taken to complete their secondary education, usually lasts for four hours and the applicants have to answer one of three questions which require elaborate thinking and reasoning.

4 次の英文を読んで，下記の問いの答えを，それぞれ (a) ~ (d) より１つずつ選びマークせよ。

The Japan Railway (JR) group commemorated its 30th anniversary in 2017. The group consists of seven private companies, each of which took over a part of the railway network of the Japan National Railways (JNR) in 1987, a then public corporation. Except for one of them which took over freight transportation in the whole country, the other six companies have been operating railways in their designated areas since then.

Up until 1987, JNR had been struggling against its huge deficit due to inefficient management, partly caused by excessive labor movements by workers. In order to improve this situation, JNR was closed and its railway network taken over by the seven new private companies.

The primary reason to divide the nationwide railway network was to manage the railways in accordance with local needs. Previously, the headquarters of the corporation in Tokyo decided almost everything. This often caused gaps between its needs and services.

During the operation of JNR, it was difficult to keep the management disciplined since its deficits were often compensated by the government. Some labor unions took advantage of this and repeated excessive and unreasonable requests for wage or working conditions by threatening management with illegal strikes. The situation in which wages were not directly influenced by business performance demotivated workers and they shifted their energy from their work to the labor movements.

Thirty years from the establishment of the seven private companies, the network has changed significantly. For example, the numbers of trains which go beyond company boundaries has decreased drastically. There looks to be a clear tendency that companies now hesitate to negotiate train schedules with other JR group companies. This may be one negative outcome of the abolishment of JNR.

However, some of the companies which operate railways in urban areas are earning more profits now. For example, the West Japan Railway Company (JR West) has been trying to compete with other private railway companies in the Kansai area and is carrying far more passengers now than in the era of JNR.

1. Which company (ies) has (have) ever transported freight?

(a) JNR

(b) JR West

(C) Neither JNR nor JR West

(d) Both JNR and JR West

2. Choose one reason why JNR was closed.

(a) It paid too much attention to local needs.

(b) The cost to provide good service was too low.

(C) Compensation by the government spoiled its management.

(d) Some labor unions were against operating trains in rural areas.

3. Choose a negative outcome of dividing and privatizing JNR from the following statements.

(a) Some passengers have to change trains more times than before.

(b) The wages are getting lower because there are fewer labor movements now.

(C) There are no headquarters of the JR group, so no collective decisions can be made.

(d) The companies operating trains in urban areas are suffering from extraordinary congestion.

4. Which of the following attitudes are workers in JR companies located in urban areas most likely to exhibit?

(a) dependent

(b) motivated

(C) passive

(d) gloomy

5. Choose the statement which does NOT reflect what is written in the passage.

(a) All of the JNR network was taken over by the seven new private companies.

(b) Economic assistance by the government did not always help the management of JNR.

(C) Other railway companies were influenced by the privatization of the JNR network.

(d) The seven JR companies now enjoy smooth business relationships with one another.

5 次の英文(a)～(j)の中から，正しくない表現を含む英文を 5 つ選び，その記号をマークせよ。

(a) He shut the confidential documents in the strong attaché case, which is made from aluminum.

(b) Most people cared with her opinion, for it was much to the point.

(c) I ought to put forward a plan to introduce cloud computing into our business at yesterday's meeting, but I didn't.

(d) She made every effort to earn about 500,000 yen for studying abroad, and at length she made it a real.

(e) It is I who broke the window and left it without telling anyone.

(f) Provided that you make sure to return it, I will lend you this book.

(g) She expressed her hope that her son would pay more attention to what she say.

(h) Our daughter is too much of coward to pay a call on her grandparents by herself.

(i) The mail did not arrive on time because the transportation network was paralyzed owing to the heavy snow.

(j) Despite the fact that she swore at him, he tried to suppress his anger and behave like a gentleman toward her.

6 次の(1)〜(10)の( )に入れるのに最も適切なものを，下の(a)〜(d)からそれぞれ1つずつ選び，その記号をマークせよ。

(1) Segregation in public schools in America was ( ) unconstitutional by the Supreme Court in 1954.

   (a) said   (b) deemed   (c) pictured   (d) landscaped

(2) Like snakes, lizards can be found on all ( ) except Antarctica.

   (a) cities   (b) countries   (c) continents   (d) earths

(3) Many banks are merging because ( ) allow them to cut their costs and expand.

   (a) consolidations   (b) matriculations   (c) flirtations   (d) affirmations

(4) Much of the food ( ) by penguins consists of fish obtained from the ocean.

   (a) believed   (b) simulated   (c) assumed   (d) consumed

(5) *Superman* made its ( ) for *Action Comics* in 1938.

   (a) contrast   (b) closing   (c) unveil   (d) debut

(6) A baby learns the meanings of words as they are ( ) by others and later uses them in sentences.

   (a) spoken   (b) reported   (c) lectured   (d) talked

(7) Plant proteins ( ) to have fewer amino acids than proteins from animal sources.

   (a) know   (b) recognize   (c) tend   (d) neglect

(8) Jane's money was ( ) as soon as she called the police.

   (a) given back   (b) stolen from   (c) lent to   (d) carried out

(9) In the human body, blood flows from the heart through the ( ) and returns through the veins.

   (a) scales   (b) arteries   (c) bones   (d) directions

(10) The body depends on food as its main source of ( ).

   (a) satisfaction   (b) energy   (c) flow   (d) movement

7 次の(1)～(6)について，下線部の発音が，他3つの単語の下線部の発音と<u>異なるもの</u>をそれぞれ選び，その記号をマークせよ。

(1)　(a)　re<u>u</u>nion　　　(b)　b<u>u</u>tte　　　(c)　as<u>u</u>nder　　　(d)　e<u>u</u>phoric

(2)　(a)　<u>wh</u>iffed　　　(b)　<u>wh</u>ale　　　(c)　<u>wh</u>ole　　　(d)　<u>wh</u>arves

(3)　(a)　lamb<u>a</u>ste　　　(b)　misl<u>a</u>bel　　　(c)　c<u>a</u>llous　　　(d)　c<u>a</u>cophony

(4)　(a)　cr<u>u</u>cify　　　(b)　mesq<u>u</u>ite　　　(c)　beh<u>oo</u>ve　　　(d)　fl<u>u</u>e

(5)　(a)　consi<u>g</u>ns　　　(b)　so<u>ng</u>stress　　　(c)　cuffli<u>n</u>k　　　(d)　a<u>ng</u>ularity

(6)　(a)　dis<u>ow</u>n　　　(b)　burr<u>ow</u>　　　(c)　av<u>ow</u>edly　　　(d)　best<u>ow</u>al

数　学

問題　　30年度

次の ◻ に適切な解を入れよ。複数の解がある場合は，コンマで区切ってすべての解を記入すること。

1. 2次曲線 $y = x^2$ と円 $(x-a)^2 + (y-b)^2 = b^2$ がただ1つの共有点Pをもち（a, b は実数で $a > 0$，$b > 0$ とする），点Pと円の中心を通る直線の傾きが $-\dfrac{1}{6}$ であるとき，点Pの座標の数値は $(x, y) =$ ◻① で，b の値は ◻② である。

2. 関数 $f(n)$ は，$f(n) = \lim_{c \to \infty} \left\{ \int_0^c x^{n-1} e^{-x} \, dx \right\}$ と定義されている。このとき，$f(1) =$ ◻③ ．$\dfrac{f(n+1)}{f(n)} =$ ◻④ ．$f(n) =$ ◻⑤ である。ただし，c は実数，n は自然数であり，$\lim_{t \to \infty} t^k e^{-t} = 0$（$k$ は自然数）とする。

3. 関数 $f(x)$ は，$f(x) = ax^2 + 2(a-2)x + 3a - 2$ と定義されている。ただし，a は実数で $a \leqq 0$ とする。

   (1) $f(x)$ が2次関数である時，頂点の x の座標を a を用いて表すと ◻⑥ である。

   (2) $-2 \leqq x \leqq 2$ における $f(x)$ の最大値は ◻⑦ である。

   (3) 問題については，削除しています。

4. ガラス板8枚を光が透過すると，光の強さはガラスがないときの 80 % になった。各ガラス板の形状や特性は同じとする。

   (1) 光が1枚のガラス板を透過すると，光の強さはガラスがないときの ◻⑩ %になる。

   (2) 透過した光の強さをガラスがないときの 10 % 以下にするには，ガラス板は ◻⑪ 枚以上必要である。$\log_{10} 2 = 0.301$ として計算すること。

5. 複素数平面上に3点 $\mathrm{A}(-1 + 5i)$，$\mathrm{B}(2 + 3i)$，$\mathrm{C}(3 - 2i)$ がある。

   (1) $\triangle \mathrm{ABC}$ の重心を複素数で表すと ◻⑫ である。

   (2) $\angle \mathrm{ABC}$ の大きさは ◻⑬ である。

6. 3つの状態 A，B，C があり，その状態は下記の条件で確率的に変化する。

   ・状態 A にあるとき，翌日には確率 $\dfrac{1}{6}$ で状態 B に移り，確率 $\dfrac{5}{6}$ で状態 A に留まる。

   ・状態 B にあるとき，翌日には確率 $\dfrac{1}{3}$ で状態 A に移り，確率 $\dfrac{1}{3}$ で状態 B に留まり，確率 $\dfrac{1}{3}$ で状態 C に移る。

   ・状態 C にあるとき，翌日には確率 $\dfrac{1}{6}$ で状態 B に移り，確率 $\dfrac{5}{6}$ で状態 C に留まる。

   第 n 日目に状態 A，B，C である確率をそれぞれ A_n，B_n，C_n で表すとする。

   (1) 漸化式が $a_{n+1} = p a_n + q r^n$，$a_1 = a$ と定義されているとき，両辺を r^{n+1} で割ることにより一般項を求めると $a_n =$ ◻⑭ となる。ただし，a, p, q, r は実数で $p \neq r$，$p \neq 0$，$q \neq 0$，$r \neq 0$ であり，n は自然数とする。

   (2) B_{n+1} を $B_{n+1} = aA_n + \beta B_n + \gamma C_n$ と表すと α, β, γ の値は $(\alpha, \beta, \gamma) =$ ◻⑮ である。

   (3) はじめ（第1日目）は確率1で状態 A にあるとする。このとき，$A_n =$ ◻⑯ ，$B_n =$ ◻⑰ である。また，十分に日数が経過したとき，状態 C である確率は ◻⑱ である。

物　理

問題　　30年度

物理量はSI国際単位系で表現している。解答欄に[　]がある所はその単位をSI国際単位系による簡潔な形で記入せよ。円周率はπとする。

1　真空中で人工衛星が図1-1のように，地球の中心から距離Rのところを反時計回りに等速円運動をしている。この円軌道を軌道Ｉとし，地球の質量をM，人工衛星の質量をmとする。人工衛星の質量は地球の質量に対して十分に小さく，質量は変化しないものとする。また，地球の自転や公転の影響，他の天体の及ぼす影響は無視できるものとする。万有引力定数をGとして以下の問いに答えよ。

(1) 人工衛星が地球から受ける万有引力の大きさはいくらか。

(2) 地球にいる観測者が人工衛星の運動を見た時に人工衛星に働く加速度の大きさは，人工衛星の角速度ωを用いてどのように表されるか。万有引力定数を用いずに答えよ。この問題以外では，角速度ωを解答に用いてはならない。

(3) 地球にいる観測者が人工衛星の運動を見た時に，人工衛星の加速度の向きとしてもっとも適当なものを，次の解答群から一つ選んで記号で答えよ。

　(ア) 人工衛星が進行する向き
　(イ) 人工衛星の進行と逆の向き
　(ウ) 人工衛星から地球中心に向かう向き
　(エ) 地球中心から人工衛星に向かう向き
　(オ) 紙面に垂直で裏から表の向き
　(カ) 加速度はないので向きはない

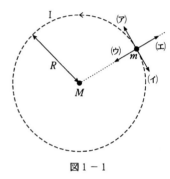

図1-1

(4) 人工衛星の周期は，どのように表されるか。

(5) 人工衛星の持つ運動エネルギーは，どのように表されるか。

(6) 無限遠を万有引力による位置エネルギーの基準に取った時，人工衛星の持つ力学的エネルギーはどのように表されるか。

(7) ある地点で人工衛星に運動エネルギーを与えて瞬間的に加速したところ，人工衛星は無限遠に飛び去ってしまった。このようなことが起きるのは，加速した直後の人工衛星の速さが加速する直前の速さの何倍以上の時か。

(8) 軌道Ｉを円運動している人工衛星に，地点Aにおいて運動エネルギーを与えて瞬間的に加速したところ，人工衛星は図1-2に示すような地球を焦点とするだ円軌道Ⅱに入った。だ円軌道Ⅱは，地点Aで軌道Ｉと接しており，地球から最も遠い地点Bと地球の中心との距離は8Rである。面積速度一定の法則を用いると，地点Bにおける人工衛星の速さは地点Aにおける速さの何倍か。

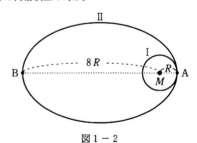

図1-2

(9) 無限遠を万有引力による位置エネルギーの基準に取った時，(8)の地点Bにおいて人工衛星の持つ位置エネルギーはどのように表されるか。

(10) (8)のだ円軌道Ⅱを運動する人工衛星の地点Aにおける速さはどのように表されるか。

2 単原子分子からなる理想気体 1.0 mol をなめらかに動くピストンでシリンダー内に閉じ込めて，図 2 のように圧力 p と体積 V を状態 A →状態 B →状態 C →状態 A の順でゆっくりと変化させた。ただし，過程 I (A → B) は定積変化，過程 III (C → A) は定圧変化であり，過程 II (B → C) では圧力と体積は直線に沿って変化しているものとする。状態 A での圧力を p_0，体積を V_0，温度を T_0 とし，状態 C における温度を $3T_0$ として，以下の問いに気体定数を用いずに答えよ。

(1) 状態 B における気体の温度はいくらか。
(2) 状態 B における気体分子の 2 乗平均速度は，状態 A における気体分子の 2 乗平均速度の何倍か。
(3) 状態 C における気体の体積はいくらか。
(4) 過程 I，II，III で，気体の内部エネルギーの増加はそれぞれいくらか。
(5) 過程 I，II，III で，気体がした仕事はそれぞれいくらか。
(6) 過程 I，II，III で，気体に加えられた熱量はそれぞれいくらか。
(7) 状態 A →状態 B →状態 C →状態 A の 1 サイクルにおける熱効率を求めよ。分数で答えて良い。
(8) 過程 II では，圧力が $\frac{5}{4}p_0$ の時に，気体の内部エネルギーが最大値 $\frac{75}{16}p_0V_0$ をとることがわかっている。過程 II の気体の温度変化の説明として，もっとも適切なものを次の解答群から一つ選んで記号で答えよ。

　(ア) 上がり続ける　　(イ) 下がり続ける　　(ウ) 変化しない
　(エ) 上がってから下がる　(オ) 下がってから上がる

図 2

3 図 3 のように真空中に陰極 K，陽極 P が平行に向かい合わせに設置されている。陰極 K から陽極 P に向かう方向を x 軸とし，陽極 P の先の点 O を原点として，x 軸と垂直に y 軸を取る。x 軸上の $x = a (a > 0)$ の地点に点 S があり，点 S を含んで x 軸と垂直に平面のスクリーンが設置されている。質量 m，電荷 $-e (e > 0)$ を持つ電子は，初速度 0 で陰極 K を出たのち，陰極 K と陽極 P の間に加えられている一定の電圧 V によって x 軸正の向きに加速される。陽極 P の x 軸上の位置には小さな穴が開けられており，加速された電子は陽極 P を通過し，原点 O に到達する。原点 O から先の $0 \leq x \leq a$ の領域では，xy 平面に垂直で紙面の表から裏向きに磁束密度の大きさが B の一様で一定な磁界がかけられている。原点 O を通過した電子は，この一様磁界中を xy 平面内で運動し，スクリーン上の点 T に到達する。この状態を初期の状態とし，重力は無視できるものとして次の問いに答えよ。

(1) 陽極 P を通過したときの電子の運動エネルギーはいくらか。
(2) 陽極 P を通過したときの電子の速さはいくらか。
(3) 原点 O を通過した電子が磁界から受ける力の名称，およびその大きさを答えよ。
(4) 原点 O から点 T までに磁界が電子にする仕事はいくらか。
(5) 電子は一様磁界中で力を受け，円軌道を描く。この円軌道の半径はどのように表されるか。
(6) ある条件において，電子は磁界中において中心角 45°の円弧を描いて点 T に到達した。電子が原点 O から点 T に到達するのにかかる時間を，a を用いずに表せ。
(7) 磁束密度 B を大きくすると，電子はスクリーンに到達しなくなる。電子がスクリーンに到達する限界の磁束密度の大きさを求めよ。
(8) 初期の状態の磁界に加えて，$0 \leq x \leq a$ の領域に y 軸負の方向に一様な電界をかけると，電子は x 軸上を運動して点 S に到達した。このときの電界の強さを求めよ。

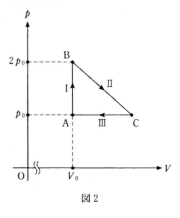

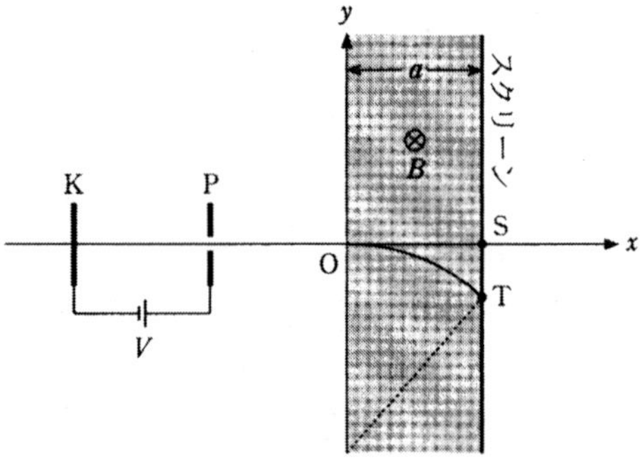

図 3

化 学

問題　　　　30年度

全問をとおして，必要があれば次の原子量を用いよ。H = 1.0，C = 12，N = 14，O = 16，Cl = 35.5，Ca = 40，Br = 80

---

1 以下の問いに答えよ。

(1) 1.0 mol/L の塩酸を 500 mL 調製するのに必要な濃塩酸（密度 1.17 g/cm³，質量パーセント濃度 34.7 ％）の体積は何 mL か。有効数字 2 桁で答えること。

(2) 1.00 L の水に 7.20 g の尿素(NH_2)₂CO を溶かした溶液がある。これと同じ凝固点降下を起こす塩化カルシウムの水溶液を作るために，水 1.00 L に溶かす塩化カルシウムの質量は何 g か。有効数字 3 桁で答えること。

(3) 共通の一般式で表され，性質のよく似た一群の有機化合物を何というか。

(4) 赤紫色の硫酸酸性過マンガン酸カリウム水溶液に通じると退色させる化合物は，次のうちにいくつあるか答えよ。

　　アセチレン，エチレン，ジメチルエーテル，プロペン，ホルムアルデヒド，メタン

(5) アルケン A に臭素を付加させたところ，アルケン A の 3.86 倍の分子量をもつ生成物が得られた。アルケン A の考えられる異性体の種類の数を答えよ。

---

2 五酸化二窒素は以下の(ア)〜(ウ)の過程をとおして，二酸化窒素へと分解される。また，<u>五酸化二窒素の初濃度が 0.30 mol/L，反応温度 300 K のとき，反応初期の五酸化二窒素の分解速度 v は，4.2×10^{-5} mol/(L·s)であった。</u>以下の問いに答えよ。なお，数値を問う設問に関しては有効数字 2 桁で解答せよ。

(ア) $N_2O_5 \rightarrow N_2O_3 + O_2$

(イ) $N_2O_3 \rightarrow NO + NO_2$

(ウ) $N_2O_5 + NO \rightarrow 3NO_2$

(1) 五酸化二窒素が二酸化窒素へと分解される全体の化学反応式を書け。

(2) (1)のように 2 つ以上の過程からなる化学反応を何と言うか。

(3) (ア)〜(ウ)の反応では，(ア)が律速段階である。反応速度定数を k として，五酸化二窒素の分解反応の反応速度式を書け。

(4) 反応速度定数 k はいくらか。

(5) [N_2O_5] = 0.60 mol/L のとき，五酸化二窒素の分解速度を答えよ。

(6) 五酸化二窒素が十分存在する反応系に少量の一酸化窒素を加えた。この際の五酸化二窒素の分解速度の変化について適切な説明文を以下の選択肢から選び，その理由を説明せよ。

　① 徐々に小さくなる　　　　　　　　② はじめは大きく，急激に小さくなる

　③ はじめは小さく，急激に大きくなる　　④ 常に一定

(7) 容積 1.0 L の容器に五酸化二窒素を 2.4 mol，一酸化窒素を 0.70 mol 加えて反応を完結させたところ，二酸化窒素が 5.5 mol 生じた。この反応後の容器内における酸素のモル濃度を答えよ。

(8) 五酸化二窒素の分解反応は反応温度が 10 K 上昇すると反応速度が 3 倍になる。下線部の反応温度を 330 K にしたときの反応速度 v を答えよ。

(9) 反応速度を大きくする別の方法として，触媒の使用が挙げられる。触媒が反応速度を上げる理由を簡潔に述べよ。

3 硫黄は周期表の 16 族に属する元素の一つであり，水素あるいは酸素と化合物を作る。硫化水素は硫化鉄(Ⅱ)に希塩酸を加えると生じる。硫化水素を銅(Ⅱ)イオンと亜鉛(Ⅱ)イオンを含む pH 2 の水溶液に通すと（　ア　）だけを沈殿させることができる。二酸化硫黄は硫黄を燃焼させると得られる。二酸化硫黄の分子は，水に溶けると（　イ　）を生じ，弱い酸性を示す。二酸化硫黄を酸化して三酸化硫黄とし，これを水と反応させると硫酸になる。硫酸は濃度や温度によって異なる反応性を示す。例えば，希硫酸は銅を溶かすことはできないが，熱せられた濃硫酸には強い（　ウ　）作用があるため銅を溶かすことができる。またショ糖に濃硫酸を加えると濃硫酸の（　エ　）作用により炭化する。濃硫酸は（　オ　）性であるため，塩化ナトリウムと混合して加熱すると塩化水素が発生する。濃硫酸を水に溶かすと，多量の（　カ　）熱を発生して希硫酸となる。以下の問いに答えよ。

(1)　（　ア　）〜（　カ　）にあてはまる最も適切な語句を答えよ。

(2)　文章中に含まれる物質において硫黄原子がとる酸化数をすべて書け。符号をつけた算用数字で答えること。

(3)　下線部(a), (c)の化学反応式を書け。

(4)　下線部(b)の理由を簡潔に説明せよ。

4 スクロースを希硫酸と加熱すると，単糖の間のエーテル結合である（　A　）結合が加水分解されて，グルコースと（　B　）が 1：1 の質量比で生成する。また，デンプンの成分であるアミロースにアミラーゼを作用させると，二糖の（　C　）が生成する。これをさらに別の酵素や希硫酸で加水分解するとグルコースが得られる。グルコースは水溶液中で 2 種類の環状構造と 1 種類の鎖状構造が平衡状態で存在する。グルコースの鎖状構造には（　D　）基があるため，その水溶液には還元性があり，溶液 X に加えて加熱すると赤色沈殿を生じる。また，グルコースをアンモニア性硝酸銀水溶液に加えて温めると，銀が析出する。一方，植物がグルコースのみから合成する多糖の（　E　）は細胞壁の主成分であり，アミラーゼによる加水分解をうけず，ヨウ素デンプン反応を示さない。以下の問いに答えよ。

(1)　（　A　）〜（　E　）にあてはまる最も適切な語句を答えよ。

(2)　下線部(a)の反応について，溶液 X は硫酸銅(Ⅱ)と酒石酸のナトリウムカリウム塩，水酸化ナトリウムの混合水溶液である。この反応で生じる赤色沈殿の組成式を答えよ。

(3)　下線部(b)について，水溶液が同様の反応を示さないものを(ア)〜(オ)の中から 1 つ選び記号で答えよ。

　　(ア) ガラクトース　　　　(イ) スクロース　　　　(ウ) フルクトース　　　　(エ) マルトース　　　　(オ) ラクトース

(4)　アミロースとアミロペクチンの構造上の違いについて簡潔に説明せよ。

(5)　重合度 n のアミロースが完全に燃焼する反応の化学反応式を，組成式を用いて答えよ。

(6)　アミロース 0.81 g を完全燃焼させるとき，生成する水の質量は何 g か。有効数字 2 桁で答えよ。

生 物

問題　　　　　　　　30年度

1　細胞は細胞膜に包まれて周囲から独立したまとまりを作っている。また真核細胞内には生体膜に包まれたさまざまな細胞小器官が見られ，それぞれ独自のはたらきを持っている。下の表はラットの肝細胞内に存在するおもな細胞小器官が占める体積の相対値および細胞小器官を形作る各種膜の総面積の相対値を示したものである。以下の問いに答えよ。

問1　次のA～Eに示すような特徴を持つ細胞小器官の名称をそれぞれ答えよ。

A　表面にリボソームを結合しており，膜タンパク質を合成する

B　カルシウムを蓄えて放出するはたらきがあり，細胞質のカルシウム濃度の調節に関わる

C　扁平な袋を数枚重ねたような形をした膜からなる

D　細胞周期の特定の時期に消失する

E　細胞内消化に関係する

問2　1個のラット肝細胞の中に1個の核と複数のリソソームが含まれると仮定する。リソソーム膜および核膜内膜をそれぞれ1枚の生体膜からなる球状の構造と考えたとき，リソソームの半径を1としたときの核膜内膜の半径の比を整数で求めなさい。また，リソソームは細胞内におよそいくつ存在すると考えられるか，整数で答えよ。

問3　ラット肝細胞では他の一般的な細胞と比べてゴルジ体膜が占める面積の相対値が大きいことが知られており，分泌タンパク質の産生が活発に行われていることを示している。肝細胞で産生される分泌タンパク質の名称を1つ答えよ。

問4　ミトコンドリアは外膜と内膜からなる細胞小器官であるが，肝細胞のミトコンドリアにおいて外膜の膜面積の相対値よりも内膜の膜面積の相対値の方が4倍以上大きい理由について25字以内で答えよ。

表

細胞小器官が占める体積の相対値		細胞小器官を形作る各種膜面積の相対値	
細胞質ゾル	54 %	細胞膜	2 %
ミトコンドリア	22 %	ミトコンドリア外膜	7 %
		ミトコンドリア内膜	32 %
粗面小胞体	9 %	粗面小胞体膜	35 %
滑面小胞体およびゴルジ体	6 %	滑面小胞体膜	16 %
		ゴルジ体膜	7 %
核	6 %	核膜内膜	0.2 %
リソソーム	1 %	リソソーム膜	0.4 %
ペルオキシソーム	1 %	ペルオキシソーム膜	0.4 %
エンドソーム	1 %	エンドソーム膜	0.4 %

2　エンドウの草丈の高い純系と草丈の低い純系を親として交雑すると，雑種第一代F_1はすべて草丈の高いものになる。

このF_1を自家受精させてF_2を得た。このF_2をさらに自家受精させてF_3を得た。この自家受精を繰り返しおこなっていくときに，ホモ接合体の期待される割合の変化をみる。

問1　F_2においてヘテロ接合体の期待される割合を求めよ。

問2　F_nにおいてヘテロ接合体の期待される割合をp_nとしたとき，p_nとp_{n-1}の関係式を求めよ。ただし，nは$n = 3$，4，…。

問3　p_nをnを使って表せ。

問4　ヘテロ接合体の期待される割合が，はじめて10 %より小さくなるときのnの値を求めよ。

問5　F_nにおいて，草丈の高い個体のうち，ヘテロ接合体の期待される割合を求めよ。

3 タンパク質のアミノ酸配列の情報はDNAにコードされており，DNAを鋳型として転写されたmRNAからタンパク質が翻訳される。mRNA上のタンパク質のコード領域において，連続した（ア）つの塩基の配列の並び方が，タンパク質のアミノ酸1個に対応する。この塩基配列のことを（1）とよぶ。そのうち3種類の（1）はアミノ酸に対応しておらずそこで翻訳が終了する。従って，ほとんどの真核生物では（イ）種類の（1）が，全部で（ウ）種類のアミノ酸をコードすることになる。これは，多くのアミノ酸がそれぞれ複数の（1）によって重複してコードされることを意味する。

真核生物において，遺伝子の発現は必要に応じてさまざまな段階で調節されている。多くの場合，遺伝子発現に大きく影響を及ぼすのは，DNAからRNAへの転写である。転写の調節には，基本転写因子とよばれる一群のタンパク質が関与する。基本転写因子は，転写を行う（2）と複合体を形成し，DNAの（3）領域に結合して転写開始の制御を行う。その他にも基本転写因子とともに，これらの活性を制御するさまざまな因子が関与する。真核生物では（3）以外の転写調節領域とよばれるDNA領域も転写調節に関わっており，転写調節領域，調節タンパク質，基本転写因子，（2），（3）が結合して複合体を形成することで，転写が開始される。

マウスの遺伝子Aの転写調節に関与する調節タンパク質として，3種類のタンパク質B，C，Dが同定されている。タンパク質BおよびCと遺伝子Aの上流にある転写調節領域との相互作用を調べたところ，Bは単独でこの転写調節領域に結合できるが，Cは単独では結合しないことがわかった。遺伝子Aの転写調節機構を詳しく調べるために，タンパク質B，C，Dのそれぞれを恒常的に必要十分な量を発現させることができる3種類のプラスミドを作成して，3種類のプラスミドのうちのいくつかを同時にマウス由来の培養細胞に導入してタンパク質を発現させた。図1では，条件1～8のようにプラスミドを培養細胞に導入して，タンパク質B，C，Dを発現させたときの遺伝子Aの転写量を定量し，条件1での転写量を1として相対値で示している。

問1　上の（ア）～（ウ）に入る適切な数字を答えよ。
問2　上の（1）～（3）に入る適切な語句を答えよ。
問3　下線部の例外として，1つの（1）と1対1の対応関係にあるアミノ酸が2種類存在するが，そのうちの1つはタンパク質の翻訳開始位置を示す（1）と対応するアミノ酸である。そのアミノ酸の名称を答えよ。
問4　遺伝子Aの転写調節におけるタンパク質Cの作用機構としてどのような可能性が考えられるか。20字以内で答えよ。
問5　遺伝子Aの転写調節におけるタンパク質Dの作用機構としてどのような可能性が考えられるか。30字以内で答えよ。

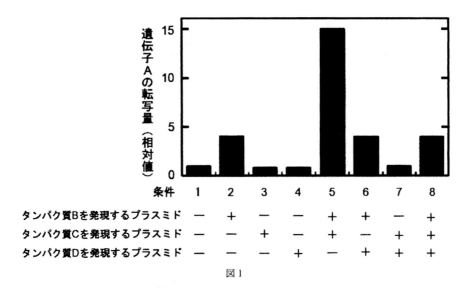

図1

4 A 同種であっても，各個体のもつゲノムの塩基配列はかならずしもすべて同じではない。種の中におけるこれらの多様な特性を（ 1 ）という。（ 2 ）によって塩基配列が少しずつ変化し，種内の（ 1 ）は時間の経過とともに大きくなる。このことによって，種内における形態や機能の差異が生じることがある。しかし，塩基配列が異なっていても，形態や機能が変化しない場合もある。

問 1 上の文中の（ 1 ），（ 2 ）に適切な語句を入れよ。

問 2 下線において，その原因を1つあげよ。

B ハチ，アリは，（ 3 ）とよばれる同種の個体が密に集合した集団を形成して生活している。このような生活をしている昆虫を（ 4 ）という。ここでは，生殖に専念する女王と，食物の運搬や幼虫の世話をする個体，及び天敵に対して防衛をする個体など（ 5 ）とよばれる分業がある。

また，鳥の中には，自分の兄弟や姉妹であるひなに食物を与え，両親の繁殖を助ける個体がいる。これらは（ 6 ）とよばれる。このように，群れ生活をする動物では，自分の生存や繁殖の機会を減らして，群れ内の他個体の生存や繁殖の手助けをするような行動を示す個体が見られる。このような行動を（ 7 ）という。

生物学者ハミルトンは，自分自身が繁殖しなくても，（ 6 ）となって近縁の他個体の繁殖を助ける行動やワーカーによる自己犠牲の現象を次のように説明した。その個体は自己の子孫を残そうとしているのではなく，血縁個体の繁殖を助けることにより，自分のもつ遺伝子と同じ遺伝子を増やそうとしている。

血縁関係にある他個体を助けることによって，自分の遺伝子を増やす尺度を（ 8 ）とよび，これによる形質の進化の要因を（ 9 ）という。

問 3 上の文中の（ 3 ）～（ 9 ）に適切な語句を入れよ。

英　語

解答　30年度

❶

〔解答〕

1. (1) b　(2) d　(3) a　(4) c　(5) b
2. c e h

〔出題者が求めたポイント〕

1.
  (1) desirable「好ましい」。preventable「予防できる」。ambient「包囲した」。efficient「効率的な」。
  (2) ensconced「身を隠した、落ち着いた」。omitted「除外された」。induced「説得された、誘導された」。attributed to ～「～に起因する」。
  (3) decline「減少」。improvement「改善」。strengthening「強化」。reclusion「隔絶」。
  (4) fixated「執着した」。obsessed「心奪われた」。compounded「悪化した」。simplified「簡易化された」。
  (5) narrow「狭い」。epidemic「伝染性の」。sluggish「のろい」。tranquil「静かな」。

2. 選択肢訳
  (a) アメリカ人は今でも、無煙タバコ関連製品を驚くべき勢いで購入している。
  (b) 太りすぎや肥満であることは、多くの人々が思うほど深刻な問題ではない。
  (c) アメリカ人の太りすぎと肥満の傾向は、長年にわたり着実に増加している。→ 最終段落に一致
  (d) 人々の喫煙が減ると、食べる量も相当減る傾向にある。
  (e) 保健当局者は、アメリカ人が消費する食べ物の量を減らすべきだと考えている。→ 第5段落第2文に一致
  (f) 貧しい食生活だけが、アメリカ人が徐々に太りすぎや肥満になりつつある原因だ。
  (g) 今日アメリカ人が直面する健康問題は、現在、大部分が解決されたと考えられる。
  (h) たばこ関連の病気は、依然としてアメリカにおける多くの死の主な原因となっている。→ 第4段落第1文に一致

〔全訳〕

　連邦保健当局者は、予防可能な死の主な原因として、米国における体重問題がタバコの喫煙を凌いだと報告した。米国では、タバコとタバコ関連の疾患が長年にわたり死の第一因であったが、近年、アメリカ人は運動不足と共に不健康な食事を続ける傾向があるため、心臓病が予防可能な死の第一の原因となった。太りすぎか肥満であることにより、人々は糖尿病、心臓病および癌を含む様々な致命的な健康問題を生じる可能性がより高くなっているのだ。

　米国政府の最新の統計によると、2014年には約614,000人が心臓関連の病気で亡くなった。そのほとんどは、不健康な食事と身体運動の欠如に起因する可能性がある。これは、食事の量が増える一方で、自分が行う身体活動の量が減らしているアメリカ人にとって、大きな問題となっている。

　肥満による犠牲者増加に関するこれまでの推定値は、回避可能だった死因を順位付けした1990年の画期的な論文の最新版に掲載されている。肺がん、肺気腫、心臓病など、数多くの病気のリスクを高めるタバコの喫煙が、1990年代のリストでは最上位を占めた。しかし、禁煙対策キャンペーンが、タバコを喫うアメリカ人の数を着実に減少させ、結果として病気や死亡の増加を遅らせることに成功した。

　2014年のリストでも、死をもたらすタバコ関連の病気は依然として高い順位にあり、死者は約48万人に上っているが、購入するタバコの価格が上昇し、実際の喫煙者が減少するにつれて、驚くべき速さで減少している。

　過去20年間、アメリカ人の食生活の貧弱さが、肥満との戦いにおいて主役を果たしてきた。米国保健当局者は特に、一人前の夕食の量と、多くの人々が実際に腹を満たすのに必要だと思う食物の量に懸念を表明している。このことは、多くのアメリカ人が定期的な身体運動をほとんど行わないという事実と相まって、より悪化している。

　タバコ関連の死者数と肥満関連の死者数の差が縮小していることは極めて顕著だ。これは、アルコールや感染症、事故、銃、ドラッグなど他の主な死因による犠牲者が、過去20年間で着実に減少していることによるものだ。

　国民の強い関心にもかかわらず、太りすぎか肥満のアメリカ人の数は蔓延レベルにまで上昇し続けている。1990年には、約20％の肥満者を含め、成人アメリカ人の約60％が太りすぎか肥満のいずれかであった。2000年までにその数は、肥満者の約30％を含め、肥満または太りすぎが64％に上昇した。ついに、2014年までには、38％の肥満を含め、アメリカ成人の71％近くが太りすぎか肥満とみなされるまでになった。

❷

〔解答〕

(1) 1番目：c　3番目：d　6番目：b
(2) 1番目：e　3番目：a　6番目：c
(3) 1番目：e　3番目：f　6番目：c

〔正解の英文〕

(1) the holiday is for those about to turn 20 years old to commemorate their becoming adults in Japanese society

(2) high popularity of the holiday is that youth take part in ceremonies and social gatherings held across

(3) responsibilities such as paying for their college tuition on their own and paying their own way in life

〔全訳〕

日本の若者は、暦年の祝日の中で「成人の日」を最も楽しみにしている。「成人の日」は、日本において1,000年以上にわたって祝われており、日本の歴史に深く根ざしている。最初の正規の祝日は、1948年1月15日に実施されたが、その後、日本政府がハッピー・マンデー制度を導入した際、1月の第2月曜日に変更された。この祝日の目的は、20歳になる人のために、日本の社会で成人することを祝うことだ。社会の目において大人になることは、日本の若者がタバコを買い、アルコールを飲むのに十分な年齢に達したという点で、重要な意味を持っている。それはまた、大人への道を歩む中、自分の生活に責任が持てることを示すための、日本の若者のひとつの手段でもある。

この祝日の人気の高さのもう一つの理由は、全国各地で開催される式典や親睦会に若者が参加することだ。これらのイベントやパーティは、大人になった最初の日を友人や家族と一緒に楽しむ時間と考えられる。新しく誕生した大人たちは、式典の前日なら気まずかったかもしれない方法で自分自身を表現することができる日なのだ。

最後に、大人になるということは、人生の中で自立できる時だということを意味する。実際には、20歳の若者の一部は、自分で大学の授業料を支払ったり、自活したりするなど、新たな責任を負っている。多くの学生は、大学入学時から定期的にアルバイトをしているが、正式に成人になってはじめて、自分の将来の重みを肩に感じ、有意義なやり方で社会に貢献する必要性を感じるのだ。

3
〔解答〕

(A) この方法は採点するには便利だが、記述を必要とするテストほど上手く学生の記述能力を評価できないと批判されてきた。

(B) students in France take tests that evaluate their logical writing skills.

〔全訳〕

日本の多くの大学の入学試験では、志願者が中等教育の間に身につけた知識をテストするために、多項選択式の問題がよく使われる。この方法は採点するには便利だが、記述を必要とするテストほどどうまく学生の記述能力を評価できないと批判されてきた。一方で、フランスの生徒は、論理的に書く能力を測定するテストを受験する。

中等教育を修了するために受けるべきテストのひとつである哲学試験は通常4時間続き、志願者は精緻な思考や推論を必要とする3つの質問のうちの1つに答えなければならない。

4
〔解答〕
1. a　2. c　3. a　4. b　5. d

〔出題者が求めたポイント〕
設問・選択肢訳
1. かつて貨物を輸送したのはどれか？
　(a) 国鉄
　(b) JR西日本
　(c) 国鉄でもJR西日本でもない
　(d) 国鉄とJR西日本の両方
2. 国鉄が閉鎖されたひとつの理由を選べ。
　(a) 地元のニーズに気を配りすぎた。
　(b) よいサービスを提供するためのコストが低すぎた。
　(c) 政府による補填が経営を損なった。
　(d) 一部の労働組合が農村地域での運行に反対した。
3. 次の文から、国鉄の分割民営化の否定的な結果を選べ。
　(a) 一部の乗客が以前よりも多く列車を乗り換えねばならない。
　(b) 今日、労働運動が減ったために賃金が低くなりつつある。
　(c) JRグループの本部がないため、集団的決定がなされない。
　(d) 都市部で列車を運行している会社は、異常な混雑に苦しんでいる。
4. 都市部にあるJR会社の労働者は、次のどの態度をもっとも示す可能性があるか？
　(a) 依存的
　(b) やる気がある
　(c) 受動的
　(d) 憂うつ
5. この文章に書かれたことを反映しない文を選べ。
　(a) 国鉄の鉄道網はすべて7つの民間企業によって引き継がれた。
　(b) 政府による経済的支援は必ずしも国鉄の経営を助けなかった。
　(c) 他の鉄道会社は国鉄の鉄道網の民営化によって影響を受けた。
　(d) JR7社は現在、互いに円滑な企業関係を享受している。

〔全訳〕

JRグループは、2017年に創立30周年を祝った。このグループは民間企業7社で構成されており、それぞれの会社が、1987年に、当時公共企業だった国鉄（JNR）の鉄道網の一部を引き継いだ。全国の貨物輸送を引き継いだ1社を除いて、他の6社はこれ以降、定められた地域において鉄道を運営してきた。

1987年まで、国鉄は労働者による過度な労働運動に起因する非効率的な経営のために、巨額の赤字に苦しんでいた。この状況を改善するため、国鉄は廃業となり、鉄道網は7つの新しい民間企業に引き継がれた。

全国的な鉄道網を分割する主な理由は、地元のニーズに合わせて鉄道を運営することだった。以前は、東京の法人本部がほぼすべてを決定していた。これはしばしばニーズとサービスの間にギャップをもたらしていた。

国鉄操業中は、赤字が政府によって補填されていたため、経営規律を維持することは困難だった。一部の労働組合がこれを利用し、不法ストライキで経営陣を脅かすことによって賃金や労働条件に対する過度で不合理な要求を繰り返した。業績によって賃金が直接影響を受けない状況が、労働者のやる気を低下させ、彼らは仕事から労働運動へとエネルギーをシフトさせた。

7つの民間企業の設立から30年後、ネットワークは大きく変化した。例えば、会社の境界を越える列車の数は大幅に減少した。会社は現在、JRグループの他の運営会社と列車スケジュールの交渉に、明らかに躊躇する傾向があるように見える。これは国鉄廃止のひとつの否定的な結果かもしれない。

しかし、都市部で鉄道を運営する会社の中には、今やより多くの利益を上げている会社もある。例えば、西日本旅客鉄道(JR西日本)は、関西において他の私鉄と競争しようとしており、国鉄時代よりもはるかに多くの乗客を運んでいる。

5
〔解答〕

a b c d g

〔出題者が求めたポイント〕

a is made from → is made of
b cared with → cared about
c ought to put → ought to have put
d made it a real → made it real
g what she say → what she said

6
〔解答〕

(1) b (2) c (3) a (4) d (5) d
(6) a (7) c (8) a (9) b (10) b

〔出題者が求めたポイント〕

(1) deem O C「OをCと見なす、判断する」。ここでは受動態。
(2) continent「大陸」。
(3) consolidation「統合」。matriculation「入学許可」。flirtation「浮気、いちゃつき」。affirmation「断言」。
(4) simulate「〜のまねをする」。assume「〜と想定する」。consume「〜を摂取する、消費する」。
(5) make one's debut「デビューする」。
(6) 主語のthey は words なので、spoken が適切。
(7) tend to V「〜する傾向にある」。
(8) give back「〜を戻す」。
(9) artery「動脈」。vein「静脈」。
(10) satisfaction「満足」。energy「エネルギー」。

〔問題文訳〕

(1) アメリカの公立学校における人種差別は、最高裁で違憲と判断された。
(2) ヘビと同様、トカゲも南極を除くあらゆる大陸で見られる。
(3) 多くの銀行が合併しているのは、統合によって経費

を削減し、拡張できるからだ。
(4) ペンギンが摂取する食物の大部分は、海で得られる魚からなる。
(5) 『スーパーマン』は1938年、『アクション・コミックス』誌でデビューした。
(6) 赤ちゃんは、言葉が他人によって話されるときにその意味を学び、後に文の中でそれを使う。
(7) 植物たんぱくは、動物由来のたんぱく質よりもアミノ酸が少ない傾向にある。
(8) ジェインの金は、彼女が警察に電話するとすぐに戻された。
(9) 人間の体内で、血液は心臓から動脈を通って流れ、静脈を通って還る。
(10) 肉体はその主なエネルギー源として食物に頼る。

7
〔解答〕

(1) c (2) c (3) b (4) b (5) a
(6) c

〔出題者が求めたポイント〕

(1) (c)は[ʌ]。他は[juː]。
(2) (c)は「無声音」。他は[(h)w]。
(3) (b)は[ei]。他は[æ]。
(4) (b)は[iː]。他は[uː]。
(5) (a)は[n]。他は[ŋ]。
(6) (c)は[au]。他は[ou]。

数　学

解　答

30年度

1

〔解答〕

① $(3, 9)$　　② $\dfrac{37-\sqrt{37}}{4}$

〔出題者が求めたポイント〕

微分法，平面図形

円の中心を点Rとする。

点Pで接しているので共通な接線をもつ。

接線⊥直線PRより傾き同しの積は-1

$P(p, q)$の2次曲線の接線よりp, qを求める。

直線PRの傾き，点Pが円周上の点よりa, bを求める。

〔解答のプロセス〕

$P(p, q)$とする。2次曲線の接線は，

$q=p^2, \ y'=2x=2p$ より

$$y=2p(x-p)+p^2=2px-p^2$$

これが点Pと円の中心を通る直線と垂直であるので，

$$(2p)\left(-\frac{1}{6}\right)=-1 \quad \text{よって，} \ p=3$$

従って，$P(3, 9)$

円の中心は(a, b)なので，

$$\frac{b-9}{a-3}=-\frac{1}{6} \quad \text{よって，} \ 6b=-a+57$$

$(3, 9)$は円周上の点より

$$(3-a)^2+(9-b)^2=b^2$$
$$9-6a+a^2+81-18b+b^2=b^2$$
$$18b=a^2-6a+90 \ \text{より} \ -3a+171=a^2-6a+90$$

よって，$a^2-3a-81=0$

$a>0$ より　$a=\dfrac{3+\sqrt{333}}{2}$

従って，$b=\dfrac{1}{6}\left(\dfrac{-3-\sqrt{333}}{2}+57\right)$

$=\dfrac{37-\sqrt{37}}{4}$

2

〔解答〕

③　1　　④　n　　⑤　$(n-1)!$

〔出題者が求めたポイント〕

積分法

$$\int_a^b f(x)g'(x)dx=\Big[f(x)g(x)\Big]_a^b-\int_a^b f'(x)g(x)dx$$

から$f(n+1)$と$f(n)$の関係を導く。

〔解答のプロセス〕

$$\int_0^c e^{-x}dx=\Big[-e^{-x}\Big]_0^c=-e^{-c}-(-1)=1-e^{-c}$$

$$f(1)=\lim_{c\to\infty}(1-e^{-c})=1$$

$$\int_0^c x^n e^{-x}dx=\Big[-x^n e^{-x}\Big]_0^c+n\int_0^c x^{n-1}e^{-x}dx$$

$$=-c^n e^{-c}+n\int_0^c x^{n-1}e^{-x}dx$$

$$f(n+1)=\lim_{c\to\infty}\left\{-c^n e^{-c}+n\int_0^c x^{n-1}e^{-x}dx\right\}$$

$$=\lim_{c\to\infty}\left(n\int_0^c x^{n-1}e^{-x}dx\right)=nf(n)$$

従って，$\dfrac{f(n+1)}{f(n)}=n$

$$f(n)=(n-1)(n-2)\cdots\cdots 2\cdot 1 f(1)$$
$$=(n-1)!$$

3

〔解答〕

(1)　⑥　$\dfrac{2-a}{a}$

(2)　⑦　$\dfrac{2a^2+2a-4}{a}(a\leqq -2)$，$3a+6(-2\leqq a\leqq 0)$

(3)　⑧　-2　　⑨　-32

〔出題者が求めたポイント〕

2次関数

(1) $f(x)$をxについて平方完成する。

　$f(x)=a(x-p)^2+q$ のとき，頂点は(p, q)

(2) 頂点のx座標pが$-2\leqq p\leqq 2$のときとそれ以外の

　aの値の範囲を求め，それぞれの場合について，最大

　値を求める。

　$-2\leqq p\leqq 2$のときは，最大値は(1)でのqそれ以外は，

　$f(-2)$と$f(2)$の大きい方。

(3) $f(x)=0$で$D\geqq 0$よりaの値の範囲を求める。

　$f(x)$の最小値は$f(-2)$と$f(2)$の小さい方。

〔解答のプロセス〕

(1) $f(x)=a\left\{x+\dfrac{a-2}{a}\right\}^2-\dfrac{(a-2)^2}{a}+3a-2$

$=a\left(x-\dfrac{2-a}{a}\right)^2+\dfrac{2a^2+2a-4}{a}$

　頂点のx座標は，$\dfrac{2-a}{a}$

(2) $-2\leqq\dfrac{2-a}{a}\leqq 2$ のとき，$-2a\geqq 2-a\geqq 2a$

$a\leqq -2$かつ$\dfrac{2}{3}\geqq a$ より　$a\leqq -2$

$a\leqq -2$のとき，最大値$\dfrac{2a^2+2a-4}{a}$

　$-2\leqq a\leqq 0$のとき，

$f(-2)=4a-4(a-2)+3a-2=3a+6$

$f(2)=4a+4(a-2)+3a-2=11a-10$

$11a-10<3a+6$ より　最大値$3a+6$

(3) $ax^2+2(a-2)x+3a-2=0$

$\left(\dfrac{D}{4}=\right)(a-2)^2-a(3a-2)\geqq 0$ より

久留米大学（医）30 年度　(21)

$-2a^2 - 2a + 4 \geqq 0$　よって，$(a+2)(a-1) \leqq 0$
$-2 \leqq a \leqq 1$　従って，$-2 \leqq a \leqq 0$
$f(2) < f(-2)$ より　最小値 m は，$m = 11a - 10$
m は 1 次関数で a が増えると m も増えるので，
$a = -2$ のとき，m は最小値 -32

4

〔解答〕

(1)　⑩　$10^{\frac{15903}{8000}}\left(= 100 \times \sqrt[8]{\dfrac{4}{5}}\right)$　⑪　83

〔出題者が求めたポイント〕

指数対数関数

(1)　$r^8 = \dfrac{80}{100}$　より両辺を常用対数にとる。

　　$\log_{10} r$ を求めて，$100r$ を求める。

(2)　$r^n \leqq \dfrac{1}{10}$　より両辺を常用対数にとり，n の最小の

　　自然数を答える。

〔解答のプロセス〕

(1)　ガラスの板 1 枚を光が透過すると光の強さが r 倍に
　　なるとする。

　　$r^8 = \dfrac{80}{100} = \dfrac{8}{10}$

　　$\log_{10} r^8 = \log_{10} 8 - \log_{10} 10 \,(8 = 2^3 である。)$

　　$8 \log_{10} r = 3 \log_{10} 2 - 1 = 0.903 - 1 = -0.097$

　　従って，$\log_{10} r = -\dfrac{97}{8000}$，$r = 10^{-\frac{97}{8000}}$

　　$100r = 10^2 \times 10^{-\frac{97}{8000}} = 10^{\frac{15903}{8000}}$

　　（別解）

　　$r^8 = \dfrac{8}{10}$ より

　　$r = \sqrt[8]{\dfrac{4}{5}}$

　　よって

　　$100 \times \sqrt[8]{\dfrac{4}{5}}$

(2)　$r^n \leqq \dfrac{1}{10}$　より　$\log_{10} r^n \leqq \log_{10} \dfrac{1}{10}$

　　$n \log_{10} r \leqq -1$　より　$-\dfrac{97}{8000} n \leqq -1$

　　$n \geqq \dfrac{8000}{97} (= 82.47\cdots)$

　　従って，自然数 n の最小値は 83

5

〔解答〕

(1)　⑫　$\dfrac{4}{3} + 2i$　　(2)　⑬　$135°$

〔出題者が求めたポイント〕

複素数

$A(x_1,\ y_1)$，$B(x_2,\ y_2)$，$C(x_3,\ y_3)$ のとき△ABC の重心の座標は $\left(\dfrac{x_1 + x_2 + x_3}{3},\ \dfrac{y_1 + y_2 + y_3}{3}\right)$

よって，複素平面上で，$A(\alpha)$，$B(\beta)$，$C(\gamma)$ のとき
△ABC の重心は $\dfrac{\alpha + \beta + \gamma}{3}$

$\cos \angle ABC = \dfrac{AB^2 + BC^2 - AC^2}{2AB \cdot BC}$

$A(x_1 + y_i i)$，$B(x_2 + y_2 i)$ のとき，
$AB = \sqrt{(x_2 - x_1)^2 + (y_2 - y_1)^2}$

〔解答のプロセス〕

(1)　$\dfrac{(-1 + 5i) + (2 + 3i) + (3 - 2i)}{3} = \dfrac{4}{3} + 2i$

(2)　$AB = \sqrt{(2+1)^2 + (3-5)^2} = \sqrt{13}$
　　$AC = \sqrt{(3+1)^2 + (-2-5)^2} = \sqrt{65}$
　　$BC = \sqrt{(3-2)^2 + (-2-3)^2} = \sqrt{26}$

　　$\cos \angle ABC = \dfrac{13 + 26 - 65}{2 \cdot \sqrt{13}\sqrt{26}} = \dfrac{-26}{26\sqrt{2}} = -\dfrac{1}{\sqrt{2}}$

　　従って，$\angle ABC = 135°$

6

〔解答〕

(1)　⑭　$p^{n-1}\left(a - \dfrac{qr}{r-p}\right) + \dfrac{q}{r-p} r^n$

(2)　⑮　$\left(\dfrac{1}{6},\ \dfrac{1}{3},\ \dfrac{1}{6}\right)$

(3)　⑯　$\dfrac{2}{5} + \dfrac{1}{10}\left(\dfrac{1}{6}\right)^{n-1} + \dfrac{1}{2}\left(\dfrac{5}{6}\right)^{n-1}$

　　⑰　$\dfrac{1}{5} - \dfrac{1}{5}\left(\dfrac{1}{6}\right)^{n-1}$

　　⑱　$\dfrac{2}{5}$

〔出題者が求めたポイント〕

確率，数列

(1)　$b_{n+1} = s b_n + t$ のとき，$\alpha = s\alpha + t$ となる α を求めると，$b_{n+1} - \alpha = s(b_n - \alpha)$ となるので，
　　$b_n = \alpha + s^{n-1}(b_1 - \alpha)$

(2)　条件を漸化式で表わす。

(3)　$A_n + B_n + C_n = 1$ と(2)の式から，C_n，B_n を A_n で表わし，A_{n+1}，A_n の漸化式にする。
　　$A_{n+1} = s A_n + t + u v^n$ のとき，$\alpha = s\alpha + t$ となる α を求めると，$A_{n+1} - \alpha = s(A_n - \alpha) + u v^n$
　　$a_n = A_n - \alpha$ とおくと(1)が使える。

〔解答のプロセス〕

(1)　$a_{n+1} = p a_n + q r^n$

　　$\dfrac{a_{n+1}}{r^{n+1}} = \dfrac{p}{r} \dfrac{a_n}{r^n} + \dfrac{q}{r}$　　$b_n = \dfrac{a_n}{r^n}$ とおく。

　　$b_{n+1} = \dfrac{p}{r} b_n + \dfrac{q}{r}$　で　$\alpha = \dfrac{p}{r}\alpha + \dfrac{q}{r}$ とおく。

　　$(r-p)\alpha = q$　より　$\alpha = \dfrac{q}{r-p}$　よって，

$$b_{n+1} - \frac{q}{r-p} = \frac{p}{r}\left(b_n - \frac{q}{r-p}\right), \quad b_1 = \frac{a}{r}$$

$$b_n - \frac{q}{r-p} = \left(\frac{p}{r}\right)^{n-1}\left(\frac{a}{r} - \frac{q}{r-p}\right)$$

$$b_n = \left(\frac{p}{r}\right)^{n-1}\left(\frac{a}{r} - \frac{q}{r-p}\right) + \frac{q}{r-p}$$

$$a_n = r^n b_n = p^{n-1}\left(a - \frac{qr}{r-p}\right) + \frac{q}{r-p}r^n$$

(2) 題意より，

$$B_{n+1} = \frac{1}{6}A_n + \frac{1}{3}B_n + \frac{1}{6}C_n$$

よって，$(\alpha,\ \beta,\ \gamma) = \left(\dfrac{1}{6},\ \dfrac{1}{3},\ \dfrac{1}{6}\right)$

(3) $A_{n+1} = \dfrac{5}{6}A_n + \dfrac{1}{3}B_n \quad \cdots\cdots①$

$$B_{n+1} = \frac{1}{6}A_n + \frac{1}{3}B_n + \frac{1}{6}C_n$$

$$C_{n+1} = \qquad\quad \frac{1}{3}B_n + \frac{5}{6}C_n \quad \cdots\cdots②$$

①－②を辺々引くと，

$$A_{n+1} - C_{n+1} = \frac{5}{6}(A_n - C_n), \quad A_1 = 1,\ C_1 = 0$$

$$A_n - C_n = \left(\frac{5}{6}\right)^{n-1} \quad より \quad C_n = A_n - \left(\frac{5}{6}\right)^{n-1}$$

$A_n + B_n + C_n = 1$　なので

$$A_n + B_n + A_n - \left(\frac{5}{6}\right)^{n-1} = 1$$

よって，$B_n = -2A_n + \left(\dfrac{5}{6}\right)^{n-1} + 1$

$$A_{n+1} = \frac{5}{6}A_n - \frac{2}{3}A_n + \frac{1}{3}\left(\frac{5}{6}\right)^{n-1} + \frac{1}{3}$$

$$A_{n+1} = \frac{1}{6}A_n + \frac{1}{3} + \frac{1}{3}\left(\frac{5}{6}\right)^{n-1}$$

$\alpha = \dfrac{1}{6}\alpha + \dfrac{1}{3}$ とおくと，$\dfrac{5}{6}\alpha = \dfrac{1}{3}$　$\therefore$　$\alpha = \dfrac{2}{5}$

$$A_{n+1} - \frac{2}{5} = \frac{1}{6}\left(A_n - \frac{2}{5}\right) + \frac{2}{5}\left(\frac{5}{6}\right)^n$$

$a_n = A_n - \dfrac{2}{5}$,　$a = \dfrac{3}{5}$,　$p = \dfrac{1}{6}$,　$q = \dfrac{2}{5}$,　$r = \dfrac{5}{6}$

とすると(1)の結果が使える。

$$A_n - \frac{2}{5} = \left(\frac{1}{6}\right)^{n-1}\left(\frac{3}{5} - \frac{\frac{2}{5}\cdot\frac{5}{6}}{\frac{5}{6} - \frac{1}{6}}\right) + \frac{\frac{2}{5}}{\frac{5}{6} - \frac{1}{6}}\left(\frac{5}{6}\right)^n$$

$$A_n = \frac{2}{5} + \frac{1}{10}\left(\frac{1}{6}\right)^{n-1} + \frac{3}{5}\cdot\frac{5}{6}\left(\frac{5}{6}\right)^{n-1}$$

従って，$A_n = \dfrac{2}{5} + \dfrac{1}{10}\left(\dfrac{1}{6}\right)^{n-1} + \dfrac{1}{2}\left(\dfrac{5}{6}\right)^{n-1}$

$$B_n = -\frac{4}{5} - \frac{1}{5}\left(\frac{1}{6}\right)^{n-1} - \left(\frac{5}{6}\right)^{n-1} + \left(\frac{5}{6}\right)^{n-1} + 1$$

$$= \frac{1}{5} - \frac{1}{5}\left(\frac{1}{6}\right)^{n-1}$$

$$C_n = \frac{2}{5} + \frac{1}{10}\left(\frac{1}{6}\right)^{n-1} + \frac{1}{2}\left(\frac{5}{6}\right)^{n-1} - \left(\frac{5}{6}\right)^{n-1}$$

$$= \frac{2}{5} + \frac{1}{10}\left(\frac{1}{6}\right)^{n-1} - \frac{1}{2}\left(\frac{5}{6}\right)^{n-1}$$

$$\lim_{n\to\infty} C_n = \frac{2}{5}$$

物　理

解答　　30年度

1

〔解答〕

(1) $G\dfrac{Mm}{R^2}$ [N]　　(2) $R\omega^2$ [m/s^2]　　(3) (ウ)

(4) $2\pi R\sqrt{\dfrac{R}{GM}}$ [s]　　(5) $\dfrac{GMm}{2R}$ [J]

(6) $-\dfrac{GMm}{2R}$ [J]　　(7) $\sqrt{2}$ 倍　　(8) $\dfrac{1}{8}$ 倍

(9) $-\dfrac{GMm}{8R}$ [J]　　(10) $\dfrac{4}{3}\sqrt{\dfrac{GM}{R}}$ [m/s]

〔出題者が求めたポイント〕

万有引力, 人工衛星の運動

〔解答のプロセス〕

(1) 万有引力の大きさ F [N] は

$$F=G\frac{Mm}{R^2}\ [\mathrm{N}]\ \ \cdots(答)$$

(2) 円運動の加速度の大きさ a [m/s^2] は

$$a=R\omega^2\ [\mathrm{m/s^2}]\ \ \cdots(答)$$

(3) 加速度の向きは円の中心方向であるから(ウ)。

(4) 円運動の方程式は

$$mR\omega^2=G\frac{Mm}{R^2}$$

$$\therefore\ \ \omega=\frac{1}{R}\sqrt{\frac{GM}{R}}$$

よって, 人工衛星の周期 T [s] は

$$T=\frac{2\pi}{\omega}=2\pi R\sqrt{\frac{R}{GM}}\ [\mathrm{s}]\ \ \cdots(答)$$

(5) 人工衛星の速さ v [m/s] は

$$v=R\omega=\sqrt{\frac{GM}{R}}$$

よって, 人工衛星が持つ運動エネルギー K [J] は

$$K=\frac{1}{2}mv^2=\frac{GMm}{2R}\ [\mathrm{J}]\ \ \cdots(答)$$

(6) 人工衛星が持つ位置エネルギー U [J] は

$$U=-\frac{GMm}{R}$$

よって, 力学的エネルギー E [J] は

$$E=K+U=-\frac{GMm}{2R}\ [\mathrm{J}]\ \ \cdots(答)$$

(7) 加速した直後の人工衛星の速さを v' [m/s^2] とおくと, 人工衛星が持つ力学的エネルギー E' [J] は

$$E'=\frac{1}{2}mv'^2-\frac{GMm}{R}$$

人工衛星が地球引力圏を脱出して無限遠に飛び去るための条件は, $E'\geqq 0$ より

$$\frac{1}{2}mv'^2-\frac{GMm}{R}\geqq 0$$

$$\therefore\ \ v'\geqq\sqrt{\frac{2GM}{R}}=\sqrt{2}\,v\ \ \cdots(答)$$

(8) 地点 A, 地点 B における人工衛星の速さをそれぞれ v_A [m/s], v_B [m/s] とおくと, 面積速度一定の法則より

$$\frac{1}{2}Rv_A=\frac{1}{2}\cdot 8Rv_B$$

$$\therefore\ \ v_B=\frac{1}{8}v_A\ \ \cdots(答)$$

(9) 地点 B で人工衛星が持つ位置エネルギー U_B [J] は

$$U_B=-\frac{GMm}{8R}\ [\mathrm{J}]\ \ \cdots(答)$$

(10) 地点 A と地点 B において, 力学的エネルギー保存則より

$$\frac{1}{2}mv_A{}^2-\frac{GMm}{R}=\frac{1}{2}mv_B{}^2-\frac{GMm}{8R}$$

$$\therefore\ \ \frac{1}{2}m(v_A{}^2-v_B{}^2)=\frac{7}{8}\cdot\frac{GMm}{R}$$

ここで, (8)の関係を用いて v_B を消去し整理すると

$$v_A=\frac{4}{3}\sqrt{\frac{GM}{R}}\ [\mathrm{m/s}]\ \ \cdots(答)$$

2

〔解答〕

(1) $2T_0$ [K]　　(2) $\sqrt{2}$ 倍　　(3) $3V_0$ [m^3]

(4) 過程 I : $\dfrac{3}{2}p_0V_0$ [J],　過程 II : $\dfrac{3}{2}p_0V_0$ [J],

過程 III : $-3p_0V_0$ [J]

(5) 過程 I : 0 [J],　過程 II : $3p_0V_0$ [J],

過程 III : $-2p_0V_0$ [J]

(6) 過程 I : $\dfrac{3}{2}p_0V_0$ [J],　過程 II : $\dfrac{9}{2}p_0V_0$ [J],

過程 III : $-5p_0V_0$ [J]

(7) $\dfrac{1}{6}$　　(8) (エ)

〔出題者が求めたポイント〕

気体の状態変化, 熱効率

〔解答のプロセス〕

(1) 状態 B における温度を T_B [K] とおくと, ボイル・シャルルの法則より

$$\frac{p_0V_0}{T_0}=\frac{2p_0V_0}{T_B}$$

$$\therefore\ \ T_B=2T_0\ [\mathrm{K}]\ \ \cdots(答)$$

(2) 温度 T [K] における気体分子 1 個の平均運動エネルギーは, 速度の 2 乗平均 $\overline{v^2}$ を用いて

$$\frac{1}{2}m\overline{v^2}=\frac{3}{2}kT\ (k はボルツマン定数)$$

とかける。よって, 2 乗平均速度は

$$\sqrt{\overline{v^2}}=\sqrt{\frac{3kT}{m}}$$

となり, 2 乗平均速度は $\sqrt{T}$ に比例する。したがって,

状態 A および状態 B での気体分子の 2 乗平均速度 $\sqrt{\overline{v_A{}^2}}$, $\sqrt{\overline{v_B{}^2}}$ について

$$\frac{\sqrt{\overline{v_B{}^2}}}{\sqrt{\overline{v_A{}^2}}} = \sqrt{\frac{T_B}{T_0}} = \sqrt{2}\ [倍] \quad \cdots (答)$$

(3) 状態 C での体積を V_C [m³] とおくと，ボイル・シャルルの法則より

$$\frac{p_0 V_0}{T_0} = \frac{p_0 V_C}{3T_0}$$

$$\therefore\quad V_C = 3V_0\ [\mathrm{m^3}] \quad \cdots (答)$$

(4) 過程 I，II，III における内部エネルギー変化量をそれぞれ ΔU_{I} [J], ΔU_{II} [J], ΔU_{III} [J] とおく。ここで，気体定数を R [J/(mol·K)] とすると，状態 A における状態方程式より

$$p_0 V_0 = RT_0$$

よって

$$\Delta U_{\mathrm{I}} = \frac{3}{2}R(2T_0 - T_0) = \frac{3}{2}RT_0 = \frac{3}{2}p_0 V_0\ [\mathrm{J}]$$
$$\cdots (答)$$

$$\Delta U_{\mathrm{II}} = \frac{3}{2}R(3T_0 - 2T_0) = \frac{3}{2}RT_0 = \frac{3}{2}p_0 V_0\ [\mathrm{J}]$$
$$\cdots (答)$$

$$\Delta U_{\mathrm{III}} = \frac{3}{2}R(T_0 - 3T_0) = -3RT_0 = -3p_0 V_0\ [\mathrm{J}]$$
$$\cdots (答)$$

(5) 過程 I，II，III で気体がした仕事をそれぞれ W_{I} [J], W_{II} [J], W_{III} [J] とおく。過程 I は定積変化だから

$$W_{\mathrm{I}} = 0\ [\mathrm{J}] \quad \cdots (答)$$

過程 II では，仕事はグラフの面積から

$$W_{\mathrm{II}} = \frac{1}{2}(2p_0 + p_0)(3V_0 - V_0) = 3p_0 V_0\ [\mathrm{J}]$$
$$\cdots (答)$$

過程 III は定圧変化だから

$$W_{\mathrm{III}} = p_0(V_0 - 3V_0) = -2p_0 V_0\ [\mathrm{J}] \quad \cdots (答)$$

(6) 過程 I，II，III で気体に加えられた熱量を Q_{I} [J], Q_{II} [J], Q_{III} [J] とおくと，熱力学第一法則より

$$Q_{\mathrm{I}} = \Delta U_{\mathrm{I}} + W_{\mathrm{I}} = \frac{3}{2}p_0 V_0\ [\mathrm{J}] \quad \cdots (答)$$

$$Q_{\mathrm{II}} = \Delta U_{\mathrm{II}} + W_{\mathrm{II}} = \frac{9}{2}p_0 V_0\ [\mathrm{J}] \quad \cdots (答)$$

$$Q_{\mathrm{III}} = \Delta U_{\mathrm{III}} + W_{\mathrm{III}} = -5p_0 V_0\ [\mathrm{J}] \quad \cdots (答)$$

(7) 直線 BC の式は

$$p = -\frac{p_0}{2V_0}V + \frac{5}{2}p_0 \quad \cdots \cdots ①$$

BC 上の体積 V [m³]，圧力 p [Pa]，温度 T [K] の状態を D とすると，状態 B $\longrightarrow$ 状態 D における内部エネルギー変化 ΔU [J] は

$$\Delta U = \frac{3}{2}R(T - 2T_0) = \frac{3}{2}(pV - 2p_0 V_0)$$

また，状態 B→状態 D で気体がした仕事 W [J] は，グラフの面積から

$$W = \frac{1}{2}(p + 2p_0)(V - V_0)$$

よって，状態 B→状態 D で気体が吸収する熱量 Q [J] は

$$Q = \Delta U + W = 2pV + p_0 V - \frac{1}{2}pV_0 - 4p_0 V_0$$

①を代入して整理すると

$$Q = -\frac{p_0}{V_0}V^2 + \frac{25}{4}p_0 V - \frac{21}{4}p_0 V_0$$

$$= -\frac{p_0}{V_0}\left(V - \frac{25}{8}V_0\right)^2 + \frac{289}{64}p_0 V_0$$

したがって，状態 C $(V = 3V_0)$ まで Q は単調増加するから，過程 II で気体は常に外部から熱を吸収する。よって，熱効率 e は

$$e = \frac{W_{\mathrm{I}} + W_{\mathrm{II}} + W_{\mathrm{III}}}{Q_{\mathrm{I}} + Q_{\mathrm{II}}} = \frac{1}{6} \quad \cdots (答)$$

(8) 気体の内部エネルギーが最大のとき温度も最大となる。よって過程 II では，圧力が $\frac{5}{4}p_0$ になるまでは温度は上がり，その後下がるので(エ)。 $\cdots (答)$

❸

〔解答〕

(1) eV [J]   (2) $\sqrt{\dfrac{2eV}{m}}$ [m/s]

(3) 名称：ローレンツ力，大きさ：$eB\sqrt{\dfrac{2eV}{m}}$ [N]

(4) 0 [J]   (5) $\dfrac{1}{B}\sqrt{\dfrac{2mV}{e}}$ [m]   (6) $\dfrac{\pi m}{4eB}$ [s]

(7) $\dfrac{1}{a}\sqrt{\dfrac{2mV}{e}}$ [T]   (8) $B\sqrt{\dfrac{2eV}{m}}$ [V/m]

〔出題者が求めたポイント〕

電界中および磁界中の荷電粒子の運動

〔解答のプロセス〕

(1) 電子は電界から eV [J] の仕事をされるから，電子の運動エネルギー K [J] は

$$K = eV\ [\mathrm{J}] \quad \cdots (答)$$

(2) 点 P を通過したときの電子の速さを v [m/s] とすると

$$\frac{1}{2}mv^2 = eV \quad \therefore\quad v = \sqrt{\frac{2eV}{m}}\ [\mathrm{m/s}] \quad \cdots (答)$$

(3) 磁界から受けるローレンツ力の大きさ F_{L} [N] は

$$F_{\mathrm{L}} = evB = eB\sqrt{\frac{2eV}{m}}\ [\mathrm{N}] \quad \cdots (答)$$

(4) ローレンツ力の向きは常に電子の運動方向と垂直であるから，磁界が電子にする仕事は 0 [J]。 $\cdots (答)$

(5) 円軌道の半径を r [m] とすると，運動方程式は

$$m\frac{v^2}{r} = evB$$

$$\therefore\quad r = \frac{mv}{eB} = \frac{1}{B}\sqrt{\frac{2mV}{e}}\ [\mathrm{m}] \quad \cdots (答)$$

(6) 円運動の周期 T [s] は

$$T = \frac{2\pi r}{v} = \frac{2\pi m}{eB}$$

とかける。中心角 $45°$ の円弧を描くとき，電子は円軌道上を $\frac{1}{8}$ 回転したことになるから，かかる時間 $t\,[\mathrm{s}]$ は

$$t = \frac{1}{8}\,T = \frac{\pi m}{4eB}\,[\mathrm{s}] \quad \cdots (答)$$

(7) 電子がスクリーンに到達しなくなるのは，円運動の半径 r が a に等しくなるときだから

$$\frac{1}{B}\sqrt{\frac{2mV}{e}} = a$$

$$\therefore\quad B = \frac{1}{a}\sqrt{\frac{2mV}{e}}\,[\mathrm{T}] \quad \cdots (答)$$

(8) 電子が x 軸上を直進するとき，電界 $E\,[\mathrm{V/m}]$ から受ける力 $F_{\mathrm{E}} = eE\,[\mathrm{N}]$ とローレンツ力 F_{L} がつり合っているから

$$eE = eB\sqrt{\frac{2eV}{m}}$$

$$\therefore\quad E = B\sqrt{\frac{2eV}{m}}\,[\mathrm{V/m}] \quad \cdots (答)$$

化 学

解答　30年度

1

〔解答〕

(1)　45 mL

(2)　4.44 g

(3)　同族体

(4)　4つ

(5)　4つ

〔出題者が求めたポイント〕

溶液の性質(濃度計算,凝固点降下),有機化合物の性質,脂肪族化合物

〔解答のプロセス〕

(1)　希釈しても含まれる溶質(HCl)の物質量は変わらない。必要な濃塩酸を x mL とおくと,

$$1.0 \times \frac{500}{1000} = x \times 1.17 \times \frac{34.7}{100} \times \frac{1}{36.5}$$

$$x = 44.9 ≒ 45 \text{ (mL)}$$

(2)　同じ凝固点降下を起こすには溶質粒子の質量モル濃度が等しくなればよい。

必要な $CaCl_2$ の質量を x g とおき,電離することに注意して,

$$\frac{7.20}{60} \div 1.00 = \frac{x}{111} \times 3 \div 1.00$$

尿素 (mol)　　$CaCl_2$ (mol)

$$x = 4.44 \text{ (g)}$$

(4)　$KMnO_4$ と酸化還元反応を起こす化合物を選ぶ。

アセチレン,エチレン,プロペンなど不飽和結合を有する化合物は酸化されやすい。

また,ホルムアルデヒドなどアルデヒド基を有する化合物は酸化されやすい。

よって,該当するのは,アセチレン,エチレン,プロペン,ホルムアルデヒドの4つ。

(5)　アルケン A の分子量を M とおく

$$\underset{\boxed{A}}{C_nH_{2n}} + \underset{160}{Br_2} \longrightarrow \underset{M+160}{C_nH_{2n}Br_2}$$

$$M$$

臭素を付加させることで得られた化合物の分子量より,

$$M + 160 = 3.86M$$

$$M = 55.9 ≒ 56$$

よって,C_nH_{2n} の分子量より

$$14n = 56 \quad n = 4 \quad 分子式 C_4H_8$$

考えられる構造異性体は,

①　C–C–C=C　　②　C–C=C–C

③　　　C
　　　　|
　　　C–C=C

②の構造にはシス・トランス異性体があることに注意すると考えられる異性体は4つ。

2

〔解答〕

(1)　$2N_2O_5 \longrightarrow 4NO_2 + O_2$

(2)　多段階反応

(3)　$v = k[N_2O_5]$

(4)　$k = 1.4 \times 10^{-4}$ (1/s)

(5)　8.4×10^{-5} (mol/(L·s))

(6)　④

理由：少量の一酸化窒素を加えても,五酸化二窒素が十分にあるため,五酸化二窒素の濃度は変化しないから。

(7)　0.85 mol/L

(8)　1.1×10^{-3} mol/(L·s)

(9)　活性化エネルギーが小さくなり,活性化状態になる粒子数が増加するため。

〔出題者が求めたポイント〕

反応速度

〔解答のプロセス〕

(1)　(ア)+(イ)+(ウ)より,解答の式が得られる。

(3)　律速段階とは,素反応のうち,最も遅い段階である。

各素反応の反応次数は係数に一致する。

(4)　$k = \dfrac{v}{[N_2O_5]} = \dfrac{4.2 \times 10^{-5}}{0.30} = 1.4 \times 10^{-4}$ (1/s)

(5)　濃度が下線部の2倍になっているので,v も2倍となる。

(7)

$2N_2O_5$	$\longrightarrow$	$4NO_2$	+	O_2	
2.4		0		0	(mol)
-2.4		$+4.8$		$+1.2$	
0		4.8		1.2	

生じた O_2 が NO と反応する。

$2NO$	+	O_2	$\longrightarrow$	$2NO_2$	
0.70		1.2		4.8	(mol)
-0.70		-0.35		$+0.70$	
0		0.85		5.5	

よって,容器内に残った O_2 のモル濃度は

$$\frac{0.85}{1.0} = 0.85 \text{ (mol/L)}$$

(8)　10 K 上昇するごとに v は3倍になるので,300 K から 330 K,つまり 30 K 上昇すると,$3^3 = 27$(倍)v は速くなる。

よって,$4.2 \times 10^{-5} \times 27 = 1.134 \times 10^{-3}$

$$≒ 1.1 \times 10^{-3} \text{ (mol/(L·s))}$$

3

〔解答〕

(1)　ア：銅(Ⅱ)イオン　　イ：亜硫酸　　ウ：酸化

　　エ：脱水　　オ：不揮発　　カ：溶解(または希釈)

(2)　-2, 0, $+4$, $+6$

(3) (a) $FeS + 2HCl \longrightarrow FeCl_2 + H_2S$
(c) $Cu + 2H_2SO_4 \longrightarrow CuSO_4 + SO_2 + 2H_2O$
(4) 硫化銅(II)の溶解度積は硫化亜鉛(II)の溶解度積より小さいため，酸性溶液中，つまり，$[S^{2-}]$が小さい溶液中でも硫化銅(II)は沈殿するから。

〔出題者が求めたポイント〕

非金属元素の性質(16族・硫黄)，電離平衡(溶解度積)

〔解答のプロセス〕

(1) ア：CuS の溶解度積 $K_{sp} = 6.5 \times 10^{-30}$ $(mol/L)^2$
　　　ZnS の溶解度積 $K_{sp} = 2.2 \times 10^{-18}$ $(mol/L)^2$
　　pH 2 の溶液中では，
　　　$H_2S \rightleftharpoons 2H^+ + S^{2-}$
　　上記の平衡が左へ移動するため，$[S^{2-}]$が小さくなる。CuS の溶解度積は非常に小さいため，S^{2-}の少ない酸性の硫化水素中でも沈殿が生じる。
　イ：$SO_2 + H_2O \rightleftharpoons H_2SO_3$
　ウ：$Cu \longrightarrow Cu^{2+} + 2e^-$
　　　$H_2SO_4 + 2H^+ + 2e^- \longrightarrow SO_2 + 2H_2O$
　　イオン化傾向が小さい銅を溶かす酸化作用がある。
　エ：$C_{12}H_{22}O_{11} \longrightarrow 12C + 11H_2O$
　　　ショ糖　　　　炭化
　　（スクロース）
　　濃硫酸の脱水作用によって炭化する。
　オ：$NaCl + H_2SO_4 \longrightarrow NaHSO_4 + HCl$
　　揮発性のある塩化水素が発生する。
　カ：$H_2SO_4(液) + aq = H_2SO_4aq + 95\ kJ$
(2) $\underset{-2}{H_2S},\ \underset{-2}{FeS},\ \underset{+4}{SO_2},\ \underset{0}{S},\ \underset{+4}{H_2SO_3},\ \underset{+6}{SO_3},\ \underset{+6}{H_2SO_4}$

4

〔解答〕

(1) A：グリコシド　　B：フルクトース
　　C：マルトース　　D：アルデヒド
　　E：セルロース
(2) Cu_2O
(3) イ
(4) アミロースはグルコースが α-1,4-グリコシド結合した枝分かれのない構造であるのに対し，アミロペクチンはグルコースが α-1,4-グリコシド結合している他に α-1,6-グリコシド結合による枝分かれのある構造である。
(5) $(C_6H_{10}O_5)_n + 12nO_2 \longrightarrow 6nCO_2 + 5nH_2O$
(6) 0.45 g

〔出題者が求めたポイント〕

天然高分子(糖類)

〔解答のプロセス〕

(2) 溶液 X をフェーリング反応という。
　アルデヒド基と次のように反応する。
　　　$R\text{-}CHO + 2Cu^{2+} + 5OH^-$
　　　　　　$\longrightarrow R\text{-}COO^- + Cu_2O \downarrow + 3H_2O$
　　　　　　　　　　　　酸化銅(I)
　　　　　　　　　　　　（赤色）

(3) スクロースはグルコースとフルクトースの還元性を示す部分（ヘミアセタール構造）どうしが脱水縮合しているため，鎖状構造をとれない。
(5) $1(C_6H_{10}O_5)_n \longrightarrow 5nH_2O$
　　分子量：$162n$

　生じる水は $\dfrac{0.81}{162n} \times 5n \times 18 = 0.45$ (g)

生 物

解答 30年度

1 細胞

〔解答〕

問1. A−粗面小胞体　　B−滑面小胞体(筋小胞体)
　　　C−ゴルジ体　　D−核膜　　E−リソソーム

問2. 核膜内膜の半径比：12　リソソームの数：288個

問3. アルブミン，フィブリノーゲンなどから1つ

問4. クリステと呼ぶひだ状の構造があるため表面積が
　　　大きい(25字)

〔出題者が求めたポイント〕

細胞に関する知識と計算力を要求している。

問1. B：筋小胞体は発達した大型の滑面小胞体である。

問2. 「球の体積 $V=4/3\pi r^3$」，「球の表面積 $S=4\pi r^2$」を
利用する。表より，核1つの体積は全リソソーム合計
の6倍，全リソソームの総表面積は核の2倍である。
そこで，リソソームの全数を x，リソソーム1つの半
径を r，核の半径を yr とすると，リソソームと核の
体積については次式の関係が成り立つ。

$$x4/3\pi r^3 : 4/3\pi(yr)^3 = 1:6$$
$$x:y^3=1:6$$
$$x=y^3/6 \quad \cdots\cdots ①$$

リソソームと核の表面積については次式が成り立つ。

$$x4\pi r^2 : 4\pi(yr)^2 = 2:1$$
$$x:y^2=2:1$$
$$x=2y^2 \quad \cdots\cdots ②$$

式①②より， $2y^2=y^3/6$
$$12y^2=y^3$$
$$y=12$$

よって，　　　$x=288$

問3. 肝臓は血しょうタンパク質(アルブミン，フィブ
リノーゲン，プロトロンビン等)を分泌する。この他，
ヘパトカインというタンパク質からなるホルモンが，
Ⅱ型糖尿病などの生活習慣病に関わっていることが注
目されているので，ヘパトカインでも良い。

2 遺伝

〔解答〕

問1. 50%

問2. $P_n=P_{n-1}/2$

問3. $P_n=(1/2)^{n-1}$

問4. $n=5$

問5. $2/(2^{n-1}+1)$

〔出題者が求めたポイント〕

遺伝に関する計算力を問う設問である。

エンドウの草丈を高くする遺伝子を(A)，草丈を低く
する遺伝子を(a)としたとき，草丈の高い純系の親の遺
伝子型は(AA)，草丈の低い純系の親の遺伝子型は(aa)
である。子(F_1)の遺伝子型は(Aa)で，草丈が高くなる。
つまり，表現型と遺伝子型の関係は[高](AA)，[高]
(Aa)，[低](aa)である。

問1. F_1 の自家受精で生じる F_2 は，次のように求めら
れる。

$$F_1 \quad (Aa)\times F_1(Aa)$$
$$\downarrow$$
$$F_2 \quad (AA):(Aa):(aa)=1:2:1$$

したがって，ヘテロ接合体(Aa)の割合は，
$$2/(1+2+1)=0.5$$
すなわち50%である。

問2. 3. 各遺伝子型から生じる子の遺伝子型に注目す
ると，遺伝子型(AA)の自家受精では遺伝子型(AA)
のみが生じ，遺伝子型(aa)の自家受精では遺伝子型
(aa)のみが生じる。そして，遺伝子型(Aa)の自家受
精では，遺伝子型とその存在比は「(AA):(Aa):(aa)
=1:2:1」になる。つまり，前問で解答したとおり，
遺伝子型(Aa)の子の「1/2」のみがヘテロ接合体(Aa)
となる。

これをもとに，F_2 世代以降の各遺伝子型の個体数
の存在比に注目して，F_3, F_4 世代で生じる各遺伝子
型の個体数の比を具体的に考えるとわかりやすい。

F_2 世代の遺伝子型は，$(AA):(Aa):(aa)=1:2:1$
であることから，各個体から生じる子の総数は等しい
ことに注意して F_3, F_4 を考えると，

$$F_2 \quad 1(AA):2(Aa):1(aa)$$
$$\downarrow$$
$$F_3 \quad 1(4AA):2(1AA+2Aa+1aa):1(4aa)$$
$$\Rightarrow \quad 6(AA):4(Aa):6(aa)$$
$$= \quad 3(AA):2(Aa):3(aa)$$
$$\downarrow$$
$$F_4 \quad 3(4AA):2(1AA+2Aa+1aa):3(4aa)$$
$$\Rightarrow \quad 14(AA):4(Aa):14(aa)$$
$$= \quad 7(AA):2(Aa):7(aa)$$

よって，F_2, F_3, F_4 の各世代でのヘテロ接合体の期
待される割合 P_2, P_3, P_4 の値はそれぞれ，1/2, 1/4,
1/8となる。ここまでの様子から F_5 世代以降でも，
ヘテロ接合体の期待される割合は半減することがわか
るので，$P_n=P_{n-1}/2$ となる。

よって，$P_n=(1/2)^{n-1}$ と表せる。

問4. 前問の n に1から順に代入して求める。

問5. 草丈の高い個体の遺伝子型は(AA)と(Aa)である。
ヘテロ接合体である遺伝子型(Aa)の割合が P_n より，
遺伝子型(AA)の割合は $(1-P_n)/2$ となる。

したがって草丈の高い個体の割合は，$P_n+(1-P_n)/2$
$=(1+P_n)/2$ と表せる。

よって，草丈の高い個体のうちヘテロ接合体の期待さ
れる割合は，
$P_n/\{(1+P_n)/2\}=2P_n/(1+P_n)$ と表すことができ，
これに $P_n=(1/2)^{n-1}$ を代入して計算すると，
$$2(1/2)^{n-1}/\{1+(1/2)^{n-1}\}=2/(2^{n-1}+1)$$ となる。

3 転写・翻訳
〔解答〕
問1. (ア) 3 　(イ) 61 　(ウ) 20
問2. (1) コドン 　(2) RNAポリメラーゼ
　　　(3) プロモーター
問3. メチオニン
問4. タンパク質Bの存在時に転写を促進する。(19字)
問5. タンパク質B存在下のタンパク質Cによる転写
　　促進を抑制する。(29字)
〔出題者が求めたポイント〕
　転写・翻訳に関する基本的な知識確認問題と転写調節
に関する実験からタンパク質の働きを推定させる問題で
構成されている。
問1. コドンは $4^3=64$ 通りあり，アミノ酸に対応しな
　　い3種類のコドンは終止コドンである。
問3. 1つのコドンと1対1に対応するアミノ酸は，メ
　　チオニンとトリプトファンである。
問4・問5. 問題文より，タンパク質Cは単独では転写
　　調節領域に結合できないので，タンパク質Bと共に
　　作用すると判断できる。グラフのタンパク質Bの存
　　在する条件である2・5・6・8に着目すると，タンパク
　　質Cはタンパク質Bの存在時に転写を促進するが，
　　同時にタンパク質Dが存在するとその作用はなくな
　　ることが判る。

4 進化
〔解答〕
問1. (1) 遺伝的多様性 　(2) 突然変異
問2. 塩基配列が異なっても対応するアミノ酸が変わら
　　ない場合や性質のよく似たアミノ酸と置換することで
　　形態や機能が変化しない場合がある
問3. (3) コロニー(超個体) 　(4) 社会性昆虫
　　　(5) カースト 　(6) ヘルパー 　(7) 利他行動
　　　(8) 包括適応度
　　　(9) ハミルトン則(ハミルトンの法則，血縁選択)
〔出題者が求めたポイント〕
　突然変異と遺伝的多様性や社会性昆虫の社会構造と利
他行動の進化に関する知識確認型の設問である。ハミル
トンはミツバチなどの社会性昆虫に見られる利他的な行
動の進化を，血縁度を考慮した包括適応度という考え方
でうまく説明している。血縁度とは，共通の祖先に由来
する特定の遺伝子を個体間でともにもつ確率のことをい
い，包括適応度とは，自らが残す子供の数だけでなく，
間接的に関わることで自分と共通の遺伝子をもつ個体を
一生のうちにどれだけ残せるかを表すものである。

平成29年度

平成29年度

問 題 と 解 答

英　語

問題

1 次の英文を読んで，下の問いに答えなさい。

Most students around the world start university when they are 18 years old. A standard undergraduate degree takes four years to complete, and when finished, graduates enter the working world prepared for a career in the field in which they have studied. These four years at university pose many challenges for students. Specifically, students must find time to attend classes, study and work part time, all the while being able to navigate their busy schedules (　1　). Not being able to effectively manage all of these tasks can severely affect a student's ability to graduate from university.

The principal job of university students is to attend classes. The amount of time spent in class differs from country-to-country, and even depends on the university one attends. However, in most countries, students can be expected to spend from 10-15 hours a week in classes. These may be lecture-type classes or seminars taught in small groups. Attendance in these classes is usually (　2　); students are expected to listen to lectures, take notes and stay engaged with assignments given by professors.

The second demand on students' time is the amount of time they spend studying outside of class. Typically, for every hour they spend in the classroom, students should spend 2-3 hours studying outside of it. This might mean studying texts, devoting time to laboratory work, or doing some (　3　) for a course. This can include actually going out to a location and conducting some research for the class or seminar. Clearly, students spend more time on out-of-class study than they actually do in the classroom.

Finally, many students work part-time in order to be able to (　4　) their university studies. University students work at restaurants, bars, as tutors, and also at supermarkets or department stores. Since they often work for minimum wage, students usually like to work as much as possible in order to earn money to pay for their hobbies and outings with friends. However, they also must be careful so as not to let their part-time work interfere with their actual studies.

In conclusion, being a university student is a critical part of any person's life, as it prepares them for the working world upon graduation. However, being a student is not always an easy task. While students do not yet face the pressures of working in a career that will guide them through the rest of their lives, they do need to be conscientious and held (　5　) for everything they do during their four years at university. This will ensure that students can get the most out of their studies and provide themselves with a good opportunity at having a successful future.

1. 本文の空所(1)～(5)に入れるのに最も適切な語を，下の(a)～(d)からそれぞれ1つずつ選び，その記号をマークしなさい。

(1) (a) ecologically   (b) marginally   (c) menially   (d) efficiently

(2) (a) mental   (b) mandatory   (c) radical   (d) cosignatory

(3) (a) fieldwork   (b) dissention   (c) conflict   (d) capacity

(4) (a) accord   (b) mentor   (c) afford   (d) malign

(5) (a) accountable   (b) furious   (c) peculiar   (d) ordinary

2. 本文の内容と最もよく適合するものを下の(a)～(h)から3つ選び，その記号をマークしなさい。

(a) Gaining a university education involves multiple ways of learning.

(b) University students have plenty of time to become engaged in full-time jobs.

(c) Students should spend four times more studying outside of class than inside a classroom.

(d) Students around the world are very busy during their university careers.

(e) A large majority of students cannot graduate from university these days.

(f) Working a part-time job while in university poses little risk for students.

(g) Students should aim to focus mostly on studying while in university.

(h) A large number of students devote themselves too much to their studies.

2 次の英文が完成した文章になるように，その文意に沿って，(1)～(3)の[　　　]中の(a)～(f)をそれぞれ並べ替えなさい。
そして，1番目，3番目，6番目にくるものを1つずつ選び，その記号をマークしなさい。

　　　The earliest known book was printed in China in the year 868 and metal type was in use in Korea at the beginning of the 15th century, but it was in Germany around the year 1450 that a printing press using moveable metal type was invented.

　　　Capitalism turned printing from an invention into an industry.　Right from the start, book printing and publishing were organized on capitalist lines.　The biggest sixteenth century printer, Plantain of Antwerp, had 24 printing presses and employed more than 100 workers.　Only (1) [(a) of the (b) fraction (c) literate, but (d) population (e) was (f) a small] the production of books grew at an extraordinary speed.　By 1500, some 20 million volumes had already been printed.

　　　The immediate effect of printing was to increase the circulation of works that were already popular in a handwritten form, while less popular works went out of circulation.　Publishers were (2) [(a) in books (b) interested only (c) sufficient numbers (d) fairly (e) quickly in (f) that would sell] to cover the costs of production and make a profit.　Thus, while printing enormously increased access to books by making cheap, high-volume production possible, it also reduced choice.

　　　The great cultural impact of printing was that it facilitated the growth of national languages.　Most early books were printed in Latin, the language of educated people, but the market for Latin was limited, and in its pursuit of larger markets the book trade soon produced translations into languages emerging at this time.　Printing indeed (3) [(a) by fixing (b) and stabilizing (c) in standardizing (d) played a key (e) these languages (f) role] them in print, and producing dictionaries and grammar books.　Latin fell into disuse as national literatures were established in the 16th century.

3 次の文章の下線部(A)の和訳と下線部(B)の英訳を別紙解答欄に記入しなさい。

Rapid technological change, low initial cost and even planned obsolescence (the manufacturer's conscious decision to produce a consumer product that will become out of date in a defined time frame) have resulted in a dramatic increase in the amount of electronic waste disposed of each year. In most cases, electronic waste consists of products which are now considered obsolete or unrepairable. 廃棄物として分類されてはいるが，廃棄された電子製品は，再利用することに適しているため，ときに貴重である。For example, many fully functional computers and components are discarded during upgrades.

4 次の英文(1)～(5)の応答として最も適切なものを，それぞれ下の(a)～(d)の中から1つずつ選び，その記号をマークしなさい。

(1) Would you like to have coffee with me sometime?
　(a) Yes, I would really like to do that.
　(b) I might not be available then.
　(c) Sometimes we take our coffee black.
　(d) That seems to be a troublesome time.

(2) My family is traveling to Sweden next summer.
　(a) I'm not sure if it was ready at the time.
　(b) Great! Was it an interesting trip?
　(c) Really? What are you going to do there?
　(d) I heard that he isn't going either.

(3) Is it all right if I come over tonight?
　(a) We should do it soon.
　(b) I haven't come over yet.
　(c) She isn't that fascinating.
　(d) Sure. That's a great idea!

(4) This summer has been very hot, hasn't it?
　(a) It seems the streets get busier every year.
　(b) Yes. I'm having trouble sleeping at night.
　(c) I can't believe it happened so close to us.
　(d) Next summer should not be as cold as this one.

(5) I'm not ready for tomorrow's test.
　(a) Didn't you study enough?
　(b) Today is a good day for a test.
　(c) It isn't allowed to come.
　(d) Was the test difficult?

5 次の英文(1)～(6)の下線部(a)～(d)の中で，英語の表現として<u>最も不適切なもの</u>をそれぞれ1つずつ選び，その記号をマークしなさい。

(1) SNS and Twitter <u>are playing</u> important <u>roles</u> as <u>a mean</u> of <u>spreading</u> information.
　　　　　　　　　　　　 (a)　　　　　　　　　　(b)　　　(c)　　　　(d)

(2) There were a <u>few</u> cases <u>where</u> students had failed <u>providing</u> <u>an answer</u>.
　　　　　　　　 (a)　　　　(b)　　　　　　　　　　　(c)　　　　(d)

(3) Ken <u>was appointed</u> manager, but he was <u>transferred</u> <u>in</u> a tiny branch <u>in</u> the countryside.
　　　　 (a)　　　　　　　　　　　　　　　　　(b)　　(c)　　　　　　　(d)

(4) Many <u>elderly</u> people <u>are complaining</u> about their <u>decay</u> <u>teeth</u>.
　　　　　 (a)　　　　　　 (b)　　　　　　　　　　(c)　　(d)

(5) Their <u>careful</u> written letter <u>implies</u> that they <u>will</u> sue me if I <u>don't</u> make up for the damage.
　　　　　 (a)　　　　　　　　 (b)　　　　　　　(c)　　　　　 (d)

(6) He was <u>the last</u> person whom I expected <u>him</u> <u>to be</u> <u>successful</u> in business.
　　　　　 (a)　　　　　　　　　　　　 (b)　 (c)　 (d)

6 次の英文 (1) ~ (10) の空欄を補充するのに最も適切なものを，下の (a) ~ (d) の中からそれぞれ 1 つずつ選び，その記号をマークしなさい。

(1) The painting (   ) displayed in the foyer of the hotel was donated by a local artist.
　(a) merely　　　　　(b) markedly　　　　(c) prominently　　　(d) rigorously

(2) Violence has become so (   ) in movies these days that I no longer want to let my children watch them.
　(a) resolute　　　　　(b) eloquent　　　　(c) pervasive　　　　(d) skeptical

(3) The price of fresh fruit and vegetables (   ) considerably throughout the whole year.
　(a) peaks　　　　　(b) raises　　　　　(c) fluctuates　　　　(d) ascends

(4) We don't encourage (   ) behavior such as vandalism or disturbing the public.
　(a) anti-social　　　(b) multi-celled　　　(c) predominant　　　(d) cooperative

(5) The training seminar on the weekend is (   ), although all staff members are encouraged to attend.
　(a) rational　　　　(b) optional　　　　(c) invaluable　　　　(d) compulsory

(6) The court issued (   ) for his arrest on a charge of murder last Friday afternoon.
　(a) a grant　　　　(b) an assurance　　　(c) a warrant　　　　(d) a guarantee

(7) This new type of tent has a special design that makes it very (   ), even in windy conditions.
　(a) secure　　　　(b) security　　　　　(c) secured　　　　　(d) securely

(8) The company has had a lot of success recently (   ) the use of a humorous advertising campaign.
　(a) into　　　　　(b) beyond　　　　　(c) of　　　　　　　(d) through

(9) The lecturer waited patiently for the noise in the auditorium to (   ) before starting his talk.
　(a) carry over　　　(b) die down　　　　(c) smooth out　　　　(d) count off

(10) *The Tale of Genji* is an ancient (   ) work with which Japanese people have been fascinated for a long time.
　(a) literature　　　(b) literal　　　　　(c) literary　　　　　(d) literate

7 次の (1) ~ (5) のそれぞれ 4 つの単語の中から，下線部の発音が他のものと異なるものをそれぞれ 1 つずつ選び，その記号をマークしなさい。

(1)　(a) devour　　　　(b) flour　　　　　(c) pour　　　　　　(d) sour
(2)　(a) conceive　　　(b) forfeit　　　　(c) seize　　　　　　(d) receipt
(3)　(a) awkward　　　(b) hallway　　　　(c) howl　　　　　　(d) laundry
(4)　(a) courier　　　(b) cousin　　　　(c) double　　　　　(d) southern
(5)　(a) cosmos　　　(b) decease　　　　(c) disease　　　　　(d) lose

数　学

問題　　　29年度

次の　□　に適切な解を入れよ．複数の解がある場合は，コンマで区切ってすべての解を記入すること．

1. x, y を 1 以上の整数とする．

(1) $xy = 12$ を満たす x, y の組み合わせをすべて求めると $(x, y) = $ ① となる．

(2) $xy + 2x - y - 14 = 0$ を満たす x, y の組み合わせをすべて求めると $(x, y) = $ ② となる．

(3) $\dfrac{4}{x} - \dfrac{5}{y} + 1 = 0$ を満たす x, y の組み合わせをすべて求めると $(x, y) = $ ③ となる．

2. $0 \leqq x \leqq \pi$ のとき，$f(x) = \displaystyle\int_x^{2x} \sin 2t \, dt$ は $x = $ ④ で最小値 ⑤ をとる．また，最大値は ⑥ である．

3. $a_n = n^2 - n + 1$ で定められる数列 $\{a_n\}$ があり，$b_k = a_{3k-1}$ と定められる数列を $\{b_k\}$ とする．ただし，n と k は 1 以上の整数とする．

　　b_k が 3 桁の整数であるとき，k の最小値を ℓ，最大値を m とすると $\ell = $ ⑦ であり，$m = $ ⑧ である．このとき，$\displaystyle\sum_{k=\ell}^{m} b_k = $ ⑨ となる．

4. xy 座標平面上の 4 つの点が $(x_n, y_n) = \left(\cos\left(\theta + \dfrac{n\pi}{2} \right), \ c + \sin\left(\theta + \dfrac{n\pi}{2} \right) \right)$, $(n = 0, 1, 2, 3)$ で与えられるとき，これら 4 つの点を順に結んでできる正方形を考える．ただし，c は実数，$0 \leqq \theta < \dfrac{\pi}{4}$ とする．

(1) この正方形の 1 辺の長さは ⑩ である．

(2) どのような $\theta \left(0 \leqq \theta < \dfrac{\pi}{4} \right)$ の値に対しても，この正方形が x 軸と共有点をもつ c の範囲は ⑪ である．

(3) $c = \dfrac{\sqrt{3}}{2}$ のとき，この正方形が x 軸と共有点をもつ θ の範囲は ⑫ である．

5. 毎回，同じ確率で A，B，C，D のいずれかの記号が出るクジがある．

(1) 4 回引いて，4 種類がすべて出る確率は ⑬ である．

(2) 5 回引いて，いずれか 2 種類のみが出る確率は ⑭ である．

(3) 5 回目に初めて 4 種類がすべて出る確率は ⑮ である．

6. 次の計算をしなさい．

(1) $x > 0$ のとき，$\dfrac{d}{dx}(x^{\cos x}) = $ ⑯

(2) 不定積分 $\displaystyle\int \dfrac{4}{x^7(x^{-6} + 1)^{\frac{1}{3}}} \, dx = $ ⑰

物 理　　　問題　　29年度

物理量は SI 国際単位系で表現してある。解答欄に [　] がある所はその単位を SI 国際単位系による簡潔な形で記入せよ。

1 図1-1のように，水平な直線レール上を右向きに走る列車がある。質量 m の小さなボールを，列車の天井に固定された点Pより静かに放す。点Pの真下にある列車の床の点をOとする。この点Oを原点とし，右向きを x 軸正の向きとする，列車に固定された座標系を考える。OP間の距離を h，重力加速度の大きさを g として以下の問いに答えよ。ただし，ボールの運動は，x 軸を含む床に鉛直な平面に限られるとする。また，列車は十分に長く，ボールの大きさや空気抵抗は無視できるとする。以下に述べる列車の運動は，地上から見たものとする。列車は適切な速度で走っており，減速しても左向きに走ることはないものとする。

(1) 列車が止まっているとき，ボールが天井から離れて床に達するまでの時間は，どのように表されるか。

(2) 列車が一定の速度 v_0 で走っているとき，ボールが床に当たる位置の x 座標はいくらか。

(3) 列車が一定の加速度の大きさ $a(a > 0)$ で減速している場合，ボールが床に当たる位置の x 座標はいくらか。

(4) 列車の速度が一定の加速度 $-\dfrac{g}{20}$ で変化しているとき，ボールの運動を列車内で見ると，図1-2のように，鉛直に対し x 軸正の向きに角度 θ 傾いた方向にボールの落下が始まったとする。$\tan\theta$ の値はいくらになるか。数値で答えよ。

(5) 列車が一定の加速度 $-\dfrac{g}{20}$ で運動している。列車の速度が v の瞬間にボールを落とすと，列車が停止すると同時にボールは列車の床に当たった。OP間の距離 h はどのように表されるか。

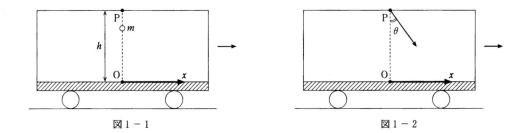

図1-1　　　　　　　　図1-2

2 分子量 M の単原子分子理想気体 1.00 mol がなめらかに動くピストンの付いた円筒容器に入れられている。図2に示すように，はじめの状態Aから過程Ⅰ，Ⅱ，Ⅲの順でこの気体の状態を変化させたところ，等温変化，定積変化，定圧変化，断熱変化のうちの異なる3つの過程を経て，はじめの状態Aに戻った。途中の状態を順次，状態B，状態Cとする。状態Bにおける圧力は，状態Aにおける圧力の x 倍である。断熱変化においては，圧力 P と体積 V の間に，$PV^{\frac{5}{3}} = (一定)$ の関係がある事が知られている。アボガドロ定数を N_A として，以下の問いに答えよ。それぞれの問いで指定される記号や数値は，他の問いの解答には用いないこと。

(ア) この気体分子1個の質量はどのように表されるか。

(イ) 気体分子の2乗平均速度を v とすると，この気体の内部エネルギーの大きさは，v を用いてどのように表されるか。

(ウ) 絶対温度を T，気体定数を R とすると，この気体の内部エネルギーの大きさはどのように表されるか。

(エ) 圧力が 2.15×10^4 Pa，体積が 3.00×10^{-1} m^3 のとき，この気体の内部エネルギーの大きさを有効数字2桁で求めよ。

(オ) 状態Aにおける圧力を P_A，体積を V_A とすると，状態Aにおける分子の2乗平均速度はどのように表されるか。

(カ) 分子量を $M = 1.00 \times 10$，状態Aにおける圧力を $P_A = 4.00 \times 10^4$ Pa，体積を $V_A = 1.20 \times 10^{-1}$ m^3 として，状態Aにおける分子の2乗平均速度を有効数字2桁で求めよ。

(キ) 過程Ⅲは，等温変化，定積変化，定圧変化，断熱変化のうちのどれか。

(ク) 状態Aから過程Ⅰを行って状態Bに達したときに，気体分子の2乗平均速度はどれほど増加したか，理由をつけて答えよ。

(ケ) 状態Cにおける体積は，状態Aにおける体積V_Aを用いてどのように表されるか。

(コ) 状態Aにおける圧力をP_A，体積をV_Aとすると，過程Ⅱで気体が外部にした仕事の大きさはいくらか。

(サ) 過程Ⅲにおいて，気体の受け取った熱量は，(正，負，ゼロ)のいずれか。

(シ) 過程Ⅲにおいて，気体が外部にした仕事は，(正，負，ゼロ)のいずれか。

(ス) 状態Cの温度は，状態Aにおける温度T_Aを用いてどのように表されるか。

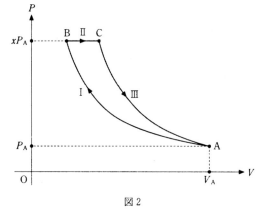

図2

3 図3－1のような，同じ形の2枚の広い極板A，Bを向い合せた平行板コンデンサーがある。極板の面積はSで，極板の間隔は，はじめdに保たれているとする。極板A，Bにそれぞれ，$+Q$，$-Q$の電荷が与えられている。コンデンサーはすべて真空中にあるものとし，真空の誘電率をε_0として，以下の問いに答えよ。

(1) コンデンサーの電気容量，極板間の電位差の大きさ，コンデンサー内の電界の強さはいくらか。

(2) コンデンサーが蓄えている静電エネルギーはいくらか。

(3) 電荷が逃げないようにしながら，極板に一定の外力を加えて極板の間隔をゆっくりと広げ，極板間隔を$d+x$とした。この状態でコンデンサーの蓄えている静電エネルギーはいくらか。

(4) (3)において，外力のした仕事はいくらか。

(5) (3)において，加えた外力が極板間に働いている引力に等しいとすると，極板間に働いている引力はいくらか。

(6) コンデンサーを間隔dのはじめの状態に戻し，広い極板M，Nを持つ，別の帯電していない平行板コンデンサーと図3－2のようにつないだ。極板M，Nは同じ形で，ともに面積はS_1で，極板の間隔はdであるとする。十分に時間が経った時の極板M，N間の電位差の大きさはいくらか。

(7) (6)の状態から，極板A，Bの間隔をゆっくりと広げ，極板A，Bの間隔を$2d$としたところ，極板Mの電気量は$\dfrac{Q}{6}$増加した。極板Mの面積S_1はどのように表されるか。ただし，$S_1 < S$であるとする。

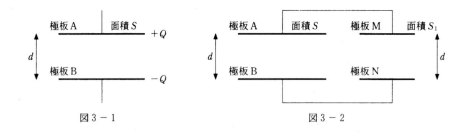

図3－1　　　　　　　　図3－2

化 学

問題

29年度

全問をとおして，必要があれば次の原子量を用いよ。

H = 1.0，C = 12，N = 14，O = 16，Na = 23，Al = 27，Cl = 35.5，Ca = 40，Ni = 59，Zn = 65，Ag = 108

---

1 次の文章を読み，以下の問いに答えよ。

0.10 mol/L 硫酸に電極 A，B を浸し接続した。電極 A として金属 a～d を用い，電極 B として Pt を使用して起電力の測定をしたところ，右表の結果となった。ただし，金属 a～d は Ag，Al，Ni，Zn のいずれかである。なお，気体は理想気体かつ標準状態として扱い，数値を問う設問に関しては特に指定がない限り有効数字 2 桁で答えよ。必要な場合は，$\log_{10} 2 = 0.30$，$\log_{10} 3 = 0.48$ を使用すること。

条件	電極 A	電極 B	起電力[V]
1	a	Pt	1.68
2	b	Pt	0.76
3	c	Pt	0.26
4	d	Pt	0.00

(1) 条件 1～3 のすべてにおいて Pt 電極で気体が生じた。この時，Pt 電極上で起こっている反応を電子 e⁻ を用いた反応式で示せ。

(2) 条件 4 では起電力が生じなかった。その理由を簡潔に記せ。

(3) 電極 A として金属 a を用い，電極 B として金属 c を使用したところ，電池が形成された。この時，ア) 正極となる電極（A または B），イ) 正極に使われた金属の名称，ウ) 起電力，エ) 電池全体の反応式を答えよ。

(4) (3)の電池において，放電後しばらくすると電圧が低下した。この現象を何と呼ぶか。

(5) 条件 1 の電池において，Pt 電極から 112 mL の気体が生じるまで放電を行った。電解質溶液の体積は 80 mL であり，反応によって体積は変化しなかった。また，反応後の電極 A の質量が減少した。この時，ア) 電池から取り出せる電子の物質量，イ) 電極 A の質量の減少量，ウ) 反応後の電解質溶液の pH を答えよ。なお pH は小数第一位まで答えること。

---

2 炭酸ナトリウムはガラス製品等に使われる重要な物質で，①～⑤に示す方法で工業的に製造される。以下の問いに答えよ。

① 物質 A を熱分解して，酸化カルシウムと物質 B を得る。

② 物質 C の飽和水溶液にアンモニアを充分に吸収させてから物質 B を吹き込むと物質 D と物質 E が生成し，そのうち物質 D は沈殿物として得られる。

③ 沈殿した物質 D を分離して加熱すると炭酸ナトリウムが得られる。この熱分解の際に生成した物質 B は②の反応に利用される。

④ ①の反応で生成した酸化カルシウムと水を反応させ，物質 F を得る。

⑤ ②の反応で生成した物質 E と④の反応で生成した物質 F とを反応させ，アンモニアを回収する。

(1) 物質 A，C，F の名称を答えよ。

(2) ③と⑤の化学反応式を書け。

(3) ②の反応系には 4 種のイオンが共存する。その 4 種のイオンの化学式を書け。また，そのイオンの組み合わせのうち，物質 D だけが沈殿する理由を物質 D の化学式とともに簡潔に記せ。

(4) 物質 D には胃薬としての用途がある。これは，物質 D のどのような性質を利用したものかを簡単に説明し，その要因となる化学反応式を書け。

(5) 水溶液より結晶化させた炭酸ナトリウムは無色透明の水和物である。この結晶を空気中に放置すると水和水の大部分を失い，白色の粉末となる。このような現象を何と呼ぶか。

(6) 物質Cを2340 kg使用するとき，得られる製品の炭酸ナトリウムは何kgか。また，その量の炭酸ナトリウムを製造するのに必要なアンモニアの体積は300 K，1.00×10^5 Paで何Lか。すべての反応は完全に進行するものとして，有効数字3桁で答えよ。ただし，アンモニアは理想気体として扱い，気体定数は$R = 8.31 \times 10^3$ Pa·L/(K·mol)とする。また，炭酸ナトリウムはすべて無水塩(無水物)とする。

3 アニリン，o-キシレン，o-クレゾール，サリチル酸を0.1 Lのジエチルエーテルに溶解させた混合溶液について，下図に示す順序で分離操作を行った。以下の問いに答えよ。ただし，構造式は例にならって記すこと。

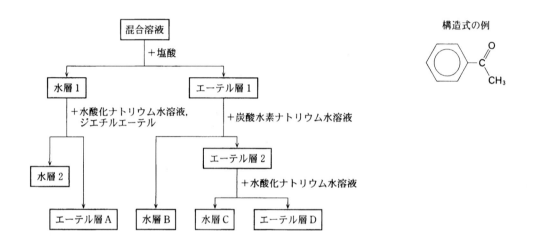

(1) この分離操作に用いる主要な実験器具の名称を答えよ。
(2) A～Cの各層には，どの化合物がどのような状態で含まれているか。構造式で答えよ。
(3) A層からジエチルエーテルを蒸発させたのち，残った液体に無水酢酸を加えて反応させ生成物を得た。下線部の反応を化学反応式で示せ。
(4) B層に塩酸を加えてからろ過し，白色固体を得た。これをメタノールに溶解し，少量の濃硫酸を加えてから加熱して生成物を得た。下線部の反応を化学反応式で示せ。
(5) 混合溶液の作成に用いた4種類の化合物のうち，単独で塩化鉄(Ⅲ)水溶液に加えたときに青～赤紫色に呈色しないものをすべて選び名称を答えよ。また，その理由を簡潔に記せ。
(6) D層からジエチルエーテルを蒸発させたのち，残った液体に酸化バナジウム(V)を加えてから加熱して生成物を得た。得られた化合物の名称を答えよ。
(7) 図と同様の操作を，次の化合物を溶解したジエチルエーテル溶液に対して行うと，それぞれはどの層に分離されるか。A～Dの記号で答えよ。
① 1-ナフトール   ② シクロヘキサン   ③ 安息香酸

生　物

問題　29年度

1　タンパク質は，生体内において様々なはたらきを担っている。生体内の化学反応を促進するタンパク質である酵素のほかにも，細胞や組織の構造の維持にはたらく骨格タンパク質や，細胞膜において物質の輸送や外界からの刺激の受容や情報の伝達のはたらきをするタンパク質，免疫で異物の排除にはたらく抗体など，多種多様なタンパク質がさまざまな生命現象に関係している。

問1　細胞外に分泌されて酵素としてはたらくタンパク質を語群の中から全て選び，記号で答えなさい。

問2　ATP分解酵素としてはたらくタンパク質を語群の中から全て選び，記号で答えなさい。

問3　細胞膜に埋め込まれた形で存在するタンパク質を語群の中から全て選び，記号で答えなさい。

問4　ヘムを含むタンパク質を語群の中から全て選び，記号で答えなさい。

問5　血しょうタンパク質および血しょうタンパク質が酵素によって分解されて生じるタンパク質を語群の中から全て選び，記号で答えなさい。

問6　同種のタンパク質が多数集合して繊維状の構造物を形成するタンパク質を語群の中から全て選び，記号で答えなさい。

[語群]　　(ア) アクアポリン　　(イ) アルブミン　　(ウ) カドヘリン　　(エ) コラーゲン

　　　　　(オ) ダイニン　　　　(カ) ミオグロビン　　(キ) DNAポリメラーゼ　(ク) トリプシン

　　　　　(ケ) トロポニン　　　(コ) トロンビン　　　(サ) フィブリン　　(シ) ペプシン

　　　　　(ス) ヘモグロビン　　(セ) ミオシン　　　　(ソ) ロドプシン

2　ある地域に生息する同種の集団がもつ遺伝子の全体を（　1　）という。この中には何種類かの対立遺伝子がある。その対立遺伝子の遺伝子頻度が世代を経て変化することを（　2　）という。

　　いま，2倍体生物において，互いに独立な2つの遺伝子座を考える。1つの遺伝子座にはMとmの2つの対立遺伝子があるとし，集団中のMとmの遺伝子頻度をそれぞれp，$1-p$とする。もう1つの遺伝子座にはAとaの対立遺伝子があり，集団中のAとaの遺伝子頻度をそれぞれs，$1-s$とする。

問1　文中の（　1　），（　2　）に適切な語句を入れよ。

問2　この集団内で任意に交配が起こるとき，次世代として生まれるMM，Mm，mmの遺伝子型の頻度をそれぞれ求めよ。

問3　aa個体だけを集めた部分集団をつくったとき，部分集団中でのmmの遺伝子型頻度を求めよ。

問4　問3の部分集団中でのmの遺伝子頻度を求めよ。

問5　問2で生まれるaaかつmmの遺伝子型頻度を求めよ。

問6　問2で生まれるmmの個体をすべて集団から排除して得られる部分集団中でのMMとMmの遺伝子型頻度をそれぞれ求めよ。

問7　問6の部分集団中でのmの遺伝子頻度を求めよ。

3 A 個体群の特徴を考える上で重要な尺度として（　1　）と（　2　）がある。これらは，生物によって使い分けられる場合が多い。島や湖にすむ生物においては，個体群の境界がはっきりしているため，（　1　）は明確に定義できる。しかし，連続して広がる森林にすむネズミのような生物では個体群の境界がはっきりしない。このような場合には，（　2　）が用いられることが多い。

　生物の分布状態は，いくつかに区別できる。ある地域の生物は，個体が集中して分布している場合や, 一定の間隔をおいて分布している場合，また個体がでたらめに分布している場合が見られる。
　　　　　　　　　　　　　　　　　　　　　　ａ　　　　　　　　　　　　　　　ｂ
　　　　　　　　　　　　　ｃ

問1　文中の（　1　），（　2　）に適切な語句を入れよ。
問2　文中の下線ａ，ｂ，ｃのそれぞれの分布の名称を書け。

B 出生後，産まれた子の数が時間経過とともに，どのように変化して行くかを示した表を（　3　）という。これをグラフにしたものを（　4　）という。表1は，モンシロチョウの齢ごとに，はじめの生存個体数とその期間内の死亡率を，一部示したものである。（　4　）の形は種によってさまざまである。大別すると図1のA，B，Cのように3つの型に区分される。この図の縦軸は出生数を1000に換算している。

問3　文中の（　3　）と（　4　）の中に適切な語句を入れよ。
問4　表中の（　5　）と（　6　）にそれぞれ数値を入れよ。四捨五入し，小数点第1位までで表せ。
問5　下記の(ア)，(イ)，(ウ)はそれぞれ図1中の，A，B，Cのどれにあてはまるか。
　　(ア) イワシやアサリなどのように水中で浮遊生活する幼生期をもつ生物
　　(イ) 大きな卵や子を少数産み，親が子を保護する動物
　　(ウ) 小型の鳥類やトカゲなどのハ虫類
問6　今，卵の数を X_0 とする。死亡率が齢にかかわらず一定でその値を d とする。また，n 齢の個体数を X_n とする（$n=1, 2, 3, ……$）。このとき，1齢の個体数 X_1 を X_0 と d を用いて表せ。
問7　n 齢の個体数 X_n を X_{n-1}，d を用いて表せ。
問8　n 齢の個体数 X_n を X_0，d，n を用いて表せ。
問9　$\log_{10} X_n$ を，X_0，d，n を用いて表せ。
問10　死亡率が一定の生物を図1中のA，B，Cの中から選べ。

表1

齢	はじめの生存個体数	期間内の死亡率(%)
卵	780	（　5　）
1齢	580	（　6　）
2齢	300	

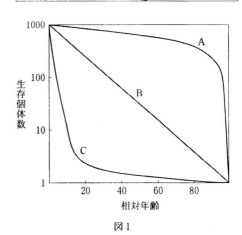

図1

4 大腸菌は培地にグルコースが含まれているかぎり，ラクトース(乳糖)を加えてもそれを利用することはないが，ラクトースしか含まない培地に移すと，それまで十分に発現していなかった，ラクトースをグルコースとガラクトースに加水分解する酵素であるβガラクトシダーゼやラクトースを細胞内に輸送するタンパク質などの合成が誘導されて，ラクトースを分解して利用できるようになる。

　これらのタンパク質をコードしている遺伝子はDNA上で隣り合って存在しており，（　1　）という転写単位を構成して1本のmRNAとして転写される。（　1　）を構成する遺伝子群は，1つの（　2　）のもとでまとまって調節タンパク質による転写調節を受ける。ラクトースがないときには，リプレッサーとよばれる調節タンパク質が（　3　）とよばれる調節領域に結合しているためRNAポリメラーゼが（　2　）に結合できず，mRNAの転写が妨げられる。グルコースがなくラクトースがあるときには，リプレッサーにラクトースの代謝産物が結合することでリプレッサーはその立体構造が変化し，（　3　）に結合できなくなる。その結果，RNAポリメラーゼが（　2　）に結合し，遺伝子が転写されるようになる。このような転写調節のしくみは（　ア　）と（　イ　）によって最初に提唱された。

問1　上の文中の（　1　）～（　3　）に入る適切な語句を答えよ。

問2　上の文中の（　ア　），（　イ　）に入る人名の組合せとして適切なものを下の(a)～(e)の中から選び，記号で答えよ。

(a) (ア) グリフィス　　(イ) エイブリー　　(b) (ア) ジャコブ　　(イ) モノー
(c) (ア) ハーシー　　(イ) チェイス　　(d) (ア) メセルソン　　(イ) スタール
(e) (ア) ワトソン　　(イ) クリック

問3　大腸菌をグルコースと過剰量のラクトースの両方を含む培地で増殖させたところ，増殖に伴う大腸菌数の変化の時間経過は右の図2のようになった。同時に培地中の2つの糖の濃度を測定すると，グルコースは時間経過とともにきわめて低濃度にまで減少するが，ラクトースは時間経過の終わりまで一定量以上(2g/L)の濃度を維持した。一方βガラクトシダーゼは100分以上経過するまで発現が誘導されなかった。大腸菌数の変化のグラフがこのような形状になる理由を100字以内で説明せよ。

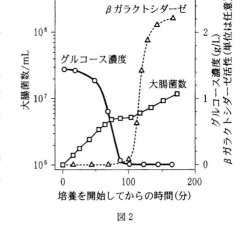

図2

問4　次のA，Bのような性質を持つ大腸菌の突然変異株は，上記の転写調節のしくみのどの位置に変異がおこったものであると考えられるか，A，Bそれぞれについて答えよ。

A　培地中にラクトースがないにもかかわらずβガラクトシダーゼの発現量が多く，その程度はグルコースを含まずラクトースを含む環境において野生株が発現する量と同様である。

B　培地中にグルコースがなくラクトースがあるにもかかわらずβガラクトシダーゼの発現量が少なく，その程度はラクトースを含まない環境において野生株が発現する量と同様である。

英　語

解答

29年度

1

〔解答〕

1. (1) (d)　(2) (b)　(3) (a)　(4) (c)　(5) (a)

2. (a), (d), (g)

〔出題者が求めたポイント〕

1. 選択肢訳

(1) (a) 生態学的に　(b) わずかに
　　(c) 卑しく　(d) 効率的に

(2) (a) 精神の　(b) 義務的な
　　(c) 過激な　(d) 連署の

(3) (a) フィールドワーク　(b) 意見の相違
　　(c) 闘争　(d) 収容能力

(4) (a) 一致する　(b) 指導者
　　(c) 費用負担できる　(d) 悪意ある

(5) (a) 責任がある　(b) 激怒した
　　(c) 奇妙な　(d) 普通の

2. 選択肢訳

(a) 大学教育を受けることは多様な学習法を伴う。
　（2パラ、3パラから）

(b) 大学生は、常勤の職につける十分な時間を持つ。

(c) 学生は教室内の授業の4倍の時間を教室外の勉強に費やさねばならない。

(d) 世界中の学生は、大学在学中とても忙しい。（1パラ第3文から）

(e) 大多数の学生は最近、大学を卒業することができない。

(f) 大学在学中にバイトをすることは、学生にほとんどリスクを与えない。

(g) 学生は大学在学中、大部分は勉強に集中するよう心掛けるべきだ。（5パラ第4文から）

(h) 数多くの学生は自分の勉強に没頭しすぎる。

〔全訳〕

　世界中のたいていの学生は18歳で大学をスタートする。標準的な学士号取得年限は4年で、これを終えると卒業生は、自分が学んだ分野の仕事をすべく実社会に入る。大学でのこの4年間は、学生に多くの課題を提示する。具体的に言うと、学生は授業に出席するために時間を割き、勉強とバイトをしなければならない。その間ずっと忙しいスケジュールを効率的にこなせる必要がある。こうした課題すべてを(1)効果的に処理できないと、大学を卒業できるかどうかが大きく影響を受ける。

　大学生の主な仕事は授業に出席することだ。授業で費やされる時間は国によって異なり、通う大学によってさえ様々だ。しかしたいていの国で学生は、週10ないし15時間は授業に出ることが求められる。これらは、講義形式の授業か小グループで教授されるゼミナールだ。こうした授業への出席は通常(2)義務である。学生は、講義を聞くこと、ノートを取ること、そして教授が出す宿題にしっかり取り組むことが求められる。

　学生の時間に対する第二の要求は、彼らが授業外で勉強に使う時間の量だ。通常は、授業で1時間過ごすのに対し、学生は授業外の勉強に2～3時間費やす必要がある。これには、教科書を学ぶこと、研究室の実験に時間を使うこと、また講座のための(3)フィールドワークがあるだろう。実際にある場所へ出かけることや、授業やゼミナールのために調査を行うことを含むかも知れない。明らかに学生は、授業の中よりも授業外でより多くの時間を過ごす。

　最後に、多くの学生は自分の大学での勉強を(4)賄うためにバイトをする。大学生は、レストランやバーで、家庭教師として、さらにはスーパーやデパートで働く。彼らはしばしば最低賃金で働くので、趣味や友人とのお出かけの費用を支払うため、通常できるだけ多く働こうとする。しかし彼らはまた、自分のバイトが実際の勉強を邪魔しないよう注意しなければならない。

　結論として、大学生であることは、あらゆる人の人生の重要な一部である。なぜなら、そのおかげで卒業と同時に実社会に出る準備ができるからだ。しかし、学生であることは必ずしも容易なことではない。学生はまだ、その後の人生で彼らが就く職業における仕事のプレッシャーには出会ってないが、大学4年間で行うあらゆることに対して、誠実に(5)責任をもつ必要がある。このことによって、勉強から最大のものを得られること、将来の成功の好機を自分に与えられること、が確実になるだろう。

2

〔解答〕

(1) 1番目：f　2番目：a　3番目：c

(2) 1番目：b　2番目：f　3番目：c

(3) 1番目：d　2番目：c　3番目：a

〔出題者が求めたポイント〕

正解の英文

(1) f-b-a-d-e-c a small fraction of the population was literate, but

(2) b-a-f-d-e-c interested only in books that would sell fairly quickly in sufficient numbers

(3) d-f-c-b-e-a played a key role in standardizing and stabilizing these languages by fixing

〔全訳〕

　知られる限り最古の本は西暦868年に中国で印刷され、金属活字は15世紀初めに朝鮮で使われたが、金属可動活字を使用した印刷機が発明されたのは1450年頃のドイツだった。

　資本主義が印刷を発明から産業へと変えた。ごく初期から、本の印刷と出版は資本家の生産ライン上で組織された。16世紀最大の印刷業者であるPlantain of Antwerpは、24台の印刷機を持ち、100人以上を雇っていた。人口のごく一部しか読み書きは出来なかったが、本の出版は驚くべきスピードで成長した。1500年までには、す

でに 2,000 万冊が印刷されていた。

印刷の直接的影響は、手書きの形ですでに人気のあった作品の流通を増やしたことであり、一方、不人気の作品は流通しなくなった。出版社は、製作費を賄い利益を出すために、十分な数が相当速やかに売れるだろう本にのみ興味を示した。それゆえ印刷は、安い大量生産を可能にすることで、ものすごく本を入手しやすくしたが、選択肢を減らすことにもなった。

印刷の大きな文化的影響は、それが国家言語の成長を促進したことだ。たいていの初期の本は、教養人の言語であるラテン語で印刷された。しかし、ラテン語のマーケットは限られており、より大きな市場を求め、出版業はすぐに当時の新興言語への翻訳を出版した。印刷は実際、印刷物の中にこれら言語を固定することと、辞書や文法書を出版することによって、こうした言語を標準化し安定させるのに、重要な役割を果たした。

❸
〔解答〕
(A) たいていの場合、電子廃棄物は、今では時代遅れか修理不能と見なされる製品からなる。
(B) Though classified as waste products, discarded electronic products are sometimes valuable because they are fit for recycling.

〔出題者が求めたポイント〕
英文和訳と和文英訳

〔全訳〕
急速な技術変化、安い初期費用、そして計画された陳腐化（決まった期間内で流行遅れになる消費財を作るという製造業者の意図的な決断）さえもが、毎年捨てられる電子廃棄物の量の劇的な増加をもたらしてきた。たいていの場合、電子廃棄物は、今では時代遅れか修理不能と見なされる製品からなる。廃棄物として分類されてはいるが、廃棄された電子製品は、再利用することに適しているため、ときに貴重である。例えば、多くの十分に機能するコンピュータや部品がアップグレードに際して捨てられる。

❹
〔解答〕
(1) (a)　　(2) (c)　　(3) (d)　　(4) (b)　　(5) (a)

〔出題者が求めたポイント〕
設問・選択肢訳
(1) いつか私と一緒にコーヒーいかがですか？
　(a) ええ、是非そうさせていただきたいです。
　(b) 私はその時、手が空いていないかも。
　(c) 時々、我々はブラックコーヒーを飲みます。
　(d) それは面倒な時間らしい。
(2) 私の家族は来年スウェーデンに旅行する予定です。
　(a) 当時それが準備できていたかどうか、定かではない。
　(b) すばらしい！　面白い旅でしたか？
　(c) ホント？　そこで何をするつもり？

(d) 彼も行かないと聞きました。
(3) 今晩そっちに行っても大丈夫？
　(a) 我々はそれをすぐにやらねば。
　(b) 私はまだ到着していません。
　(c) 彼女はそれほど魅力的ではない。
　(d) もちろん。それはいい考えだ。
(4) 今年の夏はとても暑いよね。
　(a) 年々通りは交通量が増えているようです。
　(b) ええ、夜寝るのに苦労している。
　(c) それがこんな近くで起こったとは信じられない。
　(d) 来年の夏は今年ほど寒くないはずだ。
(5) 明日のテストの準備はまだです。
　(a) 十分勉強しなかったの？
　(b) 今日はテストに良い日だ。
　(c) それは来ることが許されていない。
　(d) テストは難しかったですか？

❺
〔解答〕
(1) (c)　　(2) (c)　　(3) (c)　　(4) (c)　　(5) (a)
(6) (b)

〔出題者が求めたポイント〕
(1) a mean of → a means of（「手段」は means。単複同形なので a がつく）
(2) providing → to provide（fail to V「～できない」）
(3) in → to（be transferred to ～「～へ移動させられる」）
(4) decay → decayed（decayed teeth「虫歯」）
(5) careful → carefully（written にかかるので、副詞の carefully が適切）
(6) him → 不要（expect の目的語は関係代名詞の whom なので him は不要）

〔全訳〕
(1) SNS とツイッターは、情報拡散の手段として重要な役割を果たしている。
(2) 学生が解答を出せなかったケースがいくつかあった。
(3) Ken は任命されたマネージャーだったが、田舎の小さな支店に移動させられた。
(4) 多くの高齢者は自分の虫歯についてぶつぶつ言っている。
(5) 彼らの注意深く書かれた手紙は、もし私が損害の弁償をしないなら、私を訴えるとほのめかしている。
(6) 彼は、事業で成功すると私が最も予想しない人だ。

❻
〔解答〕
(1) (c)　　(2) (c)　　(3) (c)　　(4) (a)　　(5) (b)
(6) (c)　　(7) (a)　　(8) (d)　　(9) (b)　　(10) (c)

〔出題者が求めたポイント〕
(1) そのホテルのロビーに目立って展示されている絵画は、地元の画家によって寄贈された。
　(a) 単に　　(b) 著しく　　(c) 目立って

(d) 厳格に

(2) 最近の映画にはあまりに暴力がまん延しているので、私はもはや自分の子供には見せたくない。
 (a) 断固たる　　(b) 雄弁な　　(c) まん延する
 (d) 懐疑的な

(3) 新鮮な果物と野菜の価格は、一年を通してかなり変動する。
 (a) 最高になる　(b) 上昇させる　(c) 変動する
 (d) 上昇する

(4) 公共物破壊や大衆を動揺させるなどの反社会的行動を我々は奨励しない。
 (a) 反社会的　(b) 多細胞の　(c) 支配的な
 (d) 協力的な

(5) 週末の訓練セミナーは、全スタッフが参加を推奨されるが、参加は任意だ。
 (a) 理性的な　(b) 任意の　(c) 非常に貴重な
 (d) 義務的な

(6) 先週金曜の午後、裁判所は殺人罪で彼を逮捕するための令状を出した。
 (a) 補助金　(b) 保証　(c) 令状　(d) 保証

(7) この新しいタイプのテントは、風の強い状況下でも非常に安定した特別なデザインのものだ。
 (a) 安定した［形容詞］　(b) 安全性［名詞］
 (c) 担保つきの　(d) しっかりと

(8) その会社は、ユーモアのある広告キャンペーンによって、最近大いに成功している。
 (a) 〜の中へ　(b) 〜を越えて　(c) 〜の
 (d) 〜によって

(9) その講演者は話を始める前、講堂の騒がしさが静まるのを忍耐強く待った。
 (a) 持ち越す　(b) 静まる　(c) しわを伸ばす
 (d) 数を確かめる

(10) 『源氏物語』は、日本人が長年にわたって魅了されてきた古代の文学作品だ。
 (a) 文学［名詞］　(b) 文字通りの
 (c) 文学の［形容詞］　(d) 識字能力のある

7
〔解答〕
 (1) (c)　(2) (b)　(3) (c)　(4) (a)　(5) (b)
〔出題者が求めたポイント〕
発音の異同

久留米大学（医）29年度 （18）

数　学

解答

29年度

1

〔解答〕

(1)① $(1, 12), (2, 6), (3, 4), (4, 3)$
$(6, 2), (12, 1)$

(2)② $(2, 10), (3, 4), (4, 2), (5, 1)$

(3)③ $(16, 4), (6, 3), (1, 1)$

〔出題者が求めたポイント〕

式の計算，整数

(1) x に 12 の約数を代入していく。

(2)(3) $(x-n)(y-m)=k$ と変形し，(1)と同様に $x-n$ に k の約数を代入する。

〔解答のプロセス〕

(1) $xy=12$，12 の約数は，1，2，3，6，12，
$(x, y)=(1, 12), (2, 6), (3, 4), (4, 3)$
$(6, 2), (12, 1)$

(2) $xy+2x-y-14=0$ より $(x-1)(y+2)=12$

$x-1$	1	2	3	4	6	12
$y+2$	12	6	4	3	2	1
x	2	3	4	5	7	13
y	10	4	2	1	0	-1

$(x, y)=(2, 10), (3, 4), (4, 2), (5, 1)$

(3) $4y-5x+xy=0$ より $(x+4)(y-5)=-20$
$x+4 \geqq 5$ なので，$x+4=5, 10, 20$

$x+4$	5	10	20
$y-5$	-4	-2	-1
x	1	6	10
y	1	3	4

従って，$(x, y)=$
$(1, 1), (6, 3), (10, 4)$

2

〔解答〕

④ $\dfrac{\pi}{2}$　　⑤ -1　　⑥ $\dfrac{9}{16}$

〔出題者が求めたポイント〕

三角関数，積分法

積分して，$f(x)$ を求める。$2x=\theta$ とする。

$0 \leqq x \leqq \pi$ のとき，$0 \leqq \theta \leqq 2\pi$

$f(x)$ を $\cos\theta$ で平方完成して，最小値，最大値を求める。

$\cos 2\theta = 2\cos^2\theta - 1$

〔解答のプロセス〕

$f(x)=\displaystyle\int_x^{2x} \sin 2t\,dt = \left[-\dfrac{1}{2}\cos 2t\right]_x^{2x}$

$\quad = -\dfrac{1}{2}\cos 4x + \dfrac{1}{2}\cos 2x$

$2x=\theta$ とする。$0 \leqq x \leqq \pi$ より $0 \leqq \theta \leqq 2\pi$

$f(x)=-\dfrac{1}{2}(2\cos^2\theta -1)+\dfrac{1}{2}\cos\theta$

$\quad = -\cos^2\theta + \dfrac{1}{2}\cos\theta + \dfrac{1}{2}$

$\quad = -\left(\cos\theta - \dfrac{1}{4}\right)^2 + \dfrac{9}{16}$

$\cos\theta =1$ のとき，$(\theta = 0, 2\pi)$　$f(x)=0$

$\cos\theta =-1$ のとき，$(\theta = \pi)$　$f(x)=-1$

$2x=\pi$ より $x=\dfrac{\pi}{2}$ のとき，最小値 -1

最大値は，$\dfrac{9}{16}\left(\cos 2x=\dfrac{1}{4}$ のとき $\right)$

3

〔解答〕

⑦ 4　　⑧ 11　　⑨ 3912

〔出題者が求めたポイント〕

数列

b_k を求めて，$100 \leqq b_k < 1000$ とする。

$a \leqq k(k-1) < b$ の形に変形し，k に数を代入していく。

$\displaystyle\sum_{k=1}^n k^2 = \dfrac{n(n+1)(2n+1)}{6}$，$\displaystyle\sum_{k=1}^n k = \dfrac{n(n+1)}{2}$

$\displaystyle\sum_{k=1}^n b_k$ を求めて，$n=m$ を代入したものから，

$n=l-1$ を代入したものを引く。

〔解答のプロセス〕

$b_k = (3k-1)^2 - (3k-1)+1$
$\quad = 9k^2 - 9k + 3$

$100 \leqq 9k^2 - 9k + 3 < 1000$

$97 \leqq 9k(k-1) < 997$

$10.7\cdots \leqq k(k-1) < 110.7\cdots$

k	3	4	5	6	7	8	9	10	11	12
$k-1$	2	3	4	5	6	7	8	9	10	11
$k(k-1)$	6	12	20	30	42	56	72	90	110	132
b_k	57	111	183	273	381	507	651	813	993	1191

従って，最小値が 4，最大値が 11

$\displaystyle\sum_{k=1}^n (9k^2 - 9k + 3)$

$= 9\dfrac{n(n+1)(2n+1)}{6} - 9\dfrac{n(n+1)}{2} + 3n$

$= \dfrac{1}{2}n(6n^2 + 9n + 3 - 9n - 9 + 6) = 3n^3$

$3(11)^3 - 3(4-1)^3 = 3993 - 81 = 3912$

4

〔解答〕

(1)⑩ $\sqrt{2}$　　(2)⑪ $-\dfrac{\sqrt{2}}{2} \leqq c \leqq \dfrac{\sqrt{2}}{2}$

(3)⑫ $0 \leq \theta \leq \dfrac{1}{6}\pi$

〔出題者が求めたポイント〕

三角関数

(1) $(x_0,\ y_0)$ と $(x_1,\ y_1)$ の距離を求める。

(2) y の値が最大となるのは，y_1，y の値が最小となるのは，y_3，よって，$y_3 \leq 0,\ 0 \leq y_1$

(3) $\sin\left(\theta + \dfrac{3}{2}\pi\right) < -\dfrac{\sqrt{3}}{2}$ なる $\theta + \dfrac{3}{2}\pi = \alpha$ を求めて，$\dfrac{3}{2}\pi \leq \theta + \dfrac{3}{2}\pi \leq \alpha$

〔解答のプロセス〕

(1) $(x_0,\ y_0) = (\cos\theta,\ c + \sin\theta)$

$x_1 - x_0 = \cos\left(\theta + \dfrac{\pi}{2}\right) - \cos\theta = -\sin\theta - \cos\theta$

$y_1 - y_0 = c + \sin\left(\theta + \dfrac{\pi}{2}\right) - c - \sin\theta = \cos\theta - \sin\theta$

一辺の長さを l とすると，

$l^2 = (-\sin\theta - \cos\theta)^2 + (-\sin\theta + \cos\theta)^2$

$\qquad = 2$

$\qquad l = \sqrt{2}$

(2) y の最大値は y_1，最小値は y_3。θ が与えられた範囲では，y_1 が減少関数，y_3 が増加関数であるから。

$\theta = \dfrac{\pi}{4}$ のときの y_1 より y_1 は大きいし，$\theta = \dfrac{\pi}{4}$ のときの y_3 より y_3 は小さい。

$y_1 = c + \sin\left(\dfrac{\pi}{4} + \dfrac{\pi}{2}\right) = c + \dfrac{1}{\sqrt{2}} = c + \dfrac{\sqrt{2}}{2}$

$y_3 = c + \sin\left(\dfrac{\pi}{4} + \dfrac{3}{2}\pi\right) = c - \dfrac{1}{\sqrt{2}} = c - \dfrac{\sqrt{2}}{2}$

よって，$c - \dfrac{\sqrt{2}}{2} \leq 0,\ c + \dfrac{\sqrt{2}}{2} \geq 0$

従って，$-\dfrac{\sqrt{2}}{2} \leq c \leq \dfrac{\sqrt{2}}{2}$

(3) y_3 の値が一番小さいので

$\dfrac{\sqrt{3}}{2} + \sin\left(\theta + \dfrac{3}{2}\pi\right) \leq 0,\ \dfrac{3}{2}\pi \leq \theta + \dfrac{3}{2}\pi$

$\sin\left(\theta + \dfrac{3}{2}\pi\right) \leq -\dfrac{\sqrt{3}}{2}$，で $\sin\dfrac{5}{3}\pi = -\dfrac{\sqrt{3}}{2}$ より

$\dfrac{3}{2}\pi \leq \theta + \dfrac{3}{2}\pi \leq \dfrac{5}{3}\pi,\ \dfrac{5}{3}\pi - \dfrac{3}{2}\pi = \dfrac{1}{6}\pi$

従って，$0 \leq \theta \leq \dfrac{1}{6}\pi$

5

〔解答〕

(1) ⑬ $\dfrac{3}{32}$　　(2) ⑭ $\dfrac{45}{256}$　　(3) ⑮ $\dfrac{9}{64}$

〔出題者が求めたポイント〕

確率

(1) A，B，C，D を並べる順列。4!

(2) 4種類から2つ選ぶ。$_4\mathrm{C}_2$，2つが5回でる確率から

1つが5回でる確率を2倍して引く。

(3) 4回で2回でる文字，最後の文字を選ぶ。$_4\mathrm{P}_2$

4回で2回でる文字ののる場所を選び，$_4\mathrm{C}_2$ 残りは2文字を並べる。2!

〔解答のプロセス〕

(1) A，B，C，D を並べる。$4! = 24$（通り）

確率は，$\dfrac{24}{4^4} = \dfrac{6}{64} = \dfrac{3}{32}$

(2) 4つから2つ選ぶ。$_4\mathrm{C}_2 = 6$（通り）

5回とも2つが出る確率は，$\left(\dfrac{1}{2}\right)^5 = \dfrac{1}{32}$

5回とも1つが出る確率は，$\left(\dfrac{1}{4}\right)^5 = \dfrac{1}{1024}$

$6\left(\dfrac{1}{32} - 2\dfrac{1}{1024}\right) = 6\dfrac{15}{512} = \dfrac{45}{256}$

(3) 4回で2つ出る文字を選ぶ。$_4\mathrm{C}_1 = 4$（通り）

最後に出る文字を選ぶ。$_3\mathrm{C}_1 = 3$（通り）

4回で2つ出る場所を選び，残り2文字を選べる。

$_4\mathrm{C}_2 \cdot 2! = 12$（通り）

$\dfrac{4 \times 3 \times 12}{4^5} = \dfrac{9}{4^3} = \dfrac{9}{64}$

6

〔解答〕

(1) ⑯ $x^{\cos x}\left(\dfrac{\cos x}{x} - \sin x \log x\right)$

(2) ⑰ $-(x^{-6} + 1)^{\frac{2}{3}} + C$

〔出題者が求めたポイント〕

微分積分

(1) $y = x^{\cos x}$ として，両辺を自然対数にとる。

両辺微分する。$(\log y)' = \dfrac{1}{y}\dfrac{dy}{dx}$

(2) $t = x^{-6} + 1$ とおいて積分する。

〔解答のプロセス〕

(1) $y = x^{\cos x}$ とする。$\log y = \cos x \log x$

$\dfrac{1}{y}\dfrac{dy}{dx} = -\sin x \log x + \cos x \dfrac{1}{x}$

$y' = x^{\cos x}\left(\dfrac{\cos x}{x} - \sin x \log x\right)$

(2) $t = x^{-6} + 1$ とする。$dt = -6x^{-7}dx$

$\displaystyle\int \dfrac{4}{x^7(x^{-6} + 1)^{\frac{1}{3}}}dx = \int 4x^{-7}(x^{-6} + 1)^{-\frac{1}{3}}dx$

$\displaystyle = \int 4t^{-\frac{1}{3}} \cdot \dfrac{1}{-6}dt = -\dfrac{2}{3}\int t^{-\frac{1}{3}}dt$

$= -\dfrac{2}{3}\dfrac{3}{2}t^{\frac{2}{3}} + C = -(x^{-6} + 1)^{\frac{2}{3}} + C$

物 理　　　　解答　　　　29年度

❶
〔解答〕

(1) $\sqrt{\dfrac{2h}{g}}$ [s]　　(2) 0 [m]　　(3) $\dfrac{a}{g}h$ [m]

(4) 0.05　　(5) $\dfrac{200v^2}{g}$ [m]

〔出題者が求めたポイント〕

電車内の物体の落下運動，慣性力

〔解答のプロセス〕

(1) ボールが床に達するまでの時間を t_1 [s] とすると

$$h=\frac{1}{2}gt_1{}^2 \quad \therefore \quad t_1=\sqrt{\frac{2h}{g}}\ [\text{s}] \quad \cdots(\text{答})$$

(2) 列車が等速で運動するとき，ボールに慣性力は働かないから，列車内で見て点 P の真下に落下する。よって $x=0$ [m] $\cdots$(答)

(3) 列車の加速度の向きは左向きであるから，ボールには右向きに大きさ ma の慣性力が働く。したがって，列車内で見るとボールは水平方向には加速度 a で運動するから，t_1 の時間に x 方向に進む距離は

$$x=\frac{1}{2}at_1{}^2=\frac{a}{g}h\ [\text{m}] \quad \cdots(\text{答})$$

(4) 列車内で見たとき，ボールの加速度の水平成分は $a_x=\dfrac{g}{20}$，鉛直成分は下向きに $a_y=g$ とかけるから

$$\tan\theta=\frac{a_x}{a_y}=\frac{1}{20}=0.05 \quad \cdots(\text{答})$$

(5) 時刻 t における列車の速度 V [m/s] は

$$V=v-\frac{g}{20}t$$

とかける。時刻 t_1 に $V=0$ となるから

$$0=v-\frac{g}{20}\sqrt{\frac{2h}{g}} \quad \therefore \quad h=\frac{200v^2}{g}\ [\text{m}] \quad \cdots(\text{答})$$

❷
〔解答〕

(ア) $\dfrac{M\times 10^{-3}}{N_A}$ [kg]　　(イ) $\dfrac{1}{2}Mv^2\times 10^{-3}$ [J]

(ウ) $\dfrac{3}{2}RT$ [J]　　(エ) 9.7×10^3 [J]

(オ) $\sqrt{\dfrac{3P_A V_A}{M}\times 10^3}$ [m/s]　　(カ) 1.2×10^3 [m/s]

(キ) 断熱変化

(ク) 過程 I は等温変化で内部エネルギーは不変であるから，分子の 2 乗平均速度の変化は 0。

(ケ) $x^{-\frac{3}{5}}V_A$ [m³]

(コ) $\left(x^{\frac{2}{5}}-1\right)P_A V_A$ [J]　　(サ) ゼロ　　(シ) 正

(ス) $x^{\frac{2}{5}}T_A$ [K]

〔出題者が求めたポイント〕

気体分子の運動，状態変化

〔解答のプロセス〕

(ア) 分子量 M の気体 $M\times 10^{-3}$ [kg] 中の分子の数が N_A 個であるから，気体分子 1 個の質量 m [kg] は

$$m=\frac{M\times 10^{-3}}{N_A}\ [\text{kg}] \quad \cdots(\text{答})$$

(イ) 気体分子の運動エネルギーの総和が内部エネルギー U [J] であるから

$$U=N_A\times\frac{1}{2}mv^2=\frac{1}{2}Mv^2\times 10^{-3}\ [\text{J}] \quad \cdots(\text{答})$$

(ウ) $U=\dfrac{3}{2}RT$ [J] $\cdots$(答)

(エ) 気体の圧力を P [Pa]，体積を V [m³] とすると，状態方程式 $PV=RT$ より

$$\begin{aligned}
U&=\frac{3}{2}PV=\frac{3}{2}\times 2.15\times 10^4\times 3.00\times 10^{-1}\\
&=9.675\times 10^3\\
&\fallingdotseq 9.7\times 10^3\ [\text{J}] \quad \cdots(\text{答})
\end{aligned}$$

(オ) 状態 A における気体分子の 2 乗平均速度を v_A [m/s] とすると

$$\frac{1}{2}Mv_A{}^2\times 10^{-3}=\frac{3}{2}P_A V_A$$

$$\therefore \quad v_A=\sqrt{\frac{3P_A V_A}{M}\times 10^3}\ [\text{m/s}] \quad \cdots(\text{答})$$

(カ) 上式に数値を代入して

$$\begin{aligned}
v_A&=\sqrt{\frac{3\times 4.00\times 10^4\times 1.20\times 10^{-1}}{1.00\times 10}\times 10^3}\\
&=1.2\times 10^3\ [\text{m/s}] \quad \cdots(\text{答})
\end{aligned}$$

(キ) 過程 II は定圧変化である。等温変化と断熱変化では断熱変化の方が P-V グラフの傾きが急になるから，過程 I が等温変化，過程 III が断熱変化である。

(ク) 気体分子の運動エネルギーが内部エネルギーに等しいから，等温変化で内部エネルギーが不変のとき，分子の 2 乗平均速度も不変である。

(ケ) 状態 C における体積を V_C [m³] とすると，断熱変化の関係式より

$$xP_A V_C{}^{\frac{5}{3}}=P_A V_A{}^{\frac{5}{3}}$$

$$\therefore \quad V_C=x^{-\frac{3}{5}}V_A\ [\text{m}^3] \quad \cdots(\text{答})$$

(コ) 状態 B での体積を V_B [m³] とすると，ボイルの法則より

$$xP_A V_B=P_A V_A \quad \therefore \quad V_B=\frac{1}{x}V_A$$

よって，過程 II で気体がした仕事 W_{II} [J] は

$$\begin{aligned}
W_{II}&=xP_A(V_C-V_B)\\
&=xP_A\left(x^{-\frac{3}{5}}-x^{-1}\right)V_A\\
&=\left(x^{\frac{2}{5}}-1\right)P_A V_A\ [\text{J}] \quad \cdots(\text{答})
\end{aligned}$$

(サ) 過程Ⅲは断熱変化であるから，気体が受け取った熱量はゼロ。 …(答)

(シ) 過程Ⅲでは体積が増加しているから，気体は外部に仕事をしている。よって，仕事は正。 …(答)

(ス) 状態Cの温度を T_C[K]とすると，ボイル・シャルルの法則より

$$\frac{P_A V_A}{T_A} = \frac{x P_A V_C}{T_C}$$

$$\therefore\quad T_C = \frac{x \times x^{-\frac{3}{5}} V_A}{V_A} T_A = x^{\frac{2}{5}} T_A \text{[K]} \quad \cdots(答)$$

3

〔解答〕

(1) 電気容量： $\dfrac{\varepsilon_0 S}{d}$ [F] 電位差： $\dfrac{Qd}{\varepsilon_0 S}$ [V]

 電場： $\dfrac{Q}{\varepsilon_0 S}$ [V/m]

(2) $\dfrac{Q^2 d}{2\varepsilon_0 S}$ [J]   (3) $\dfrac{Q^2(d+x)}{2\varepsilon_0 S}$ [J]

(4) $\dfrac{Q^2 x}{2\varepsilon_0 S}$ [J]   (5) $\dfrac{Q^2}{2\varepsilon_0 S}$ [N]

(6) $\dfrac{Qd}{\varepsilon_0(S+S_1)}$ [V]   (7) $\dfrac{S}{2}$ [m²]

〔出題者が求めたポイント〕

コンデンサーの接続，極板間の引力

〔解答のプロセス〕

(1) 電気容量を C[F]とおくと

$$C = \frac{\varepsilon_0 S}{d} \text{[F]} \quad \cdots(答)$$

 極板間の電位差 V[V]は

$$V = \frac{Q}{C} = \frac{Qd}{\varepsilon_0 S} \text{[V]} \quad \cdots(答)$$

 電場の強さ E[V/m]は

$$E = \frac{V}{d} = \frac{Q}{\varepsilon_0 S} \text{[V/m]} \quad \cdots(答)$$

(2) 蓄えられている静電エネルギー U[J]は

$$U = \frac{Q^2}{2C} = \frac{Q^2 d}{2\varepsilon_0 S} \text{[J]} \quad \cdots(答)$$

(3) 電気量は Q で不変だから，極板間隔を $d+x$ に広げたときの静電エネルギー U'[J]は

$$U' = \frac{Q^2(d+x)}{2\varepsilon_0 S} \text{[J]} \quad \cdots(答)$$

(4) 外力がした仕事 W[J]は，静電エネルギーの変化分に等しいから

$$W = U' - U = \frac{Q^2 x}{2\varepsilon_0 S} \text{[J]} \quad \cdots(答)$$

(5) 極板間の引力の大きさを F[N]とすると，外力がした仕事は Fx とかけるから

$$Fx = \frac{Q^2 x}{2\varepsilon_0 S} \quad \therefore\quad F = \frac{Q^2}{2\varepsilon_0 S} \text{[N]} \quad \cdots(答)$$

(6) 極板M，N間のコンデンサーの電気容量 C_1[F]は

$$C_1 = \frac{\varepsilon_0 S_1}{d}$$

接続後の極板Aおよび極板Mの電気量を Q_0[C]，Q_1[C]，極板間の電圧を V_1[V]とおくと

$$Q_0 = CV_1, \quad Q_1 = C_1 V_1$$

また，電気量保存より

$$Q_0 + Q_1 = Q$$

以上より

$$CV_1 + C_1 V_1 = Q$$

$$\therefore\quad V_1 = \frac{Q}{C+C_1} = \frac{Qd}{\varepsilon_0(S+S_1)} \text{[V]} \quad \cdots(答)$$

(7) 極板A，Bの間隔を $2d$ に広げたとき，電気容量 C'[F]は

$$C' = \frac{\varepsilon_0 S}{2d}$$

極板A，Bの間隔を広げた後の極板間の電位差を V_1'[V]とおくと，極板Aおよび極板Mの電気量を Q_0'[C]，Q_1'[C]として

$$Q_0' = C'V_1', \quad Q_1' = C_1 V_1'$$

また，電気量保存より

$$Q_0' + Q_1' = Q$$

以上より

$$V_1' = \frac{Q}{C'+C_1} = \frac{2Qd}{\varepsilon_0(S+2S_1)}$$

よって，極板Mの電気量は

$$Q_1' = C_1 V_1' = \frac{2S_1}{S+2S_1} Q$$

一方，広げる前の極板Mの電気量 Q_1 は

$$Q_1 = \frac{S_1}{S+S_1} Q$$

したがって，$Q_1' - Q_1 = \dfrac{Q}{6}$ より

$$\frac{2S_1}{S+2S_1} - \frac{S_1}{S+S_1} = \frac{1}{6}$$

これを整理して

$$2S_1^2 - 3SS_1 + S^2 = 0$$

$$(2S_1 - S)(S_1 - S) = 0$$

$S_1 < S$ より $S_1 = \dfrac{S}{2}$ [m²] …(答)

化　学

解答　29年度

1

〔解答〕
(1) $2H^+ + 2e^- \longrightarrow H_2$
(2) 金属 d と電極の Pt は，どちらも水素よりイオン化傾向が小さいため電子を出して陽イオンにならない。
(3) ア) 正極：B
　　イ) ニッケル
　　ウ) 1.42〔V〕
　　エ) $2Al + 6H^+ \longrightarrow 2Al^{3+} + 3H_2$
(4) 分極
(5) ア) 1.0×10^{-2} (mol)
　　イ) 9.0×10^{-2} (g)
　　ウ) pH：1.1

〔出題者が求めたポイント〕
電池の起電力，極板の変化，pH に関する基本問題

〔解答のプロセス〕
(1) イオン化傾向：Al＞Zn＞Ni＞(水素)＞Pt
水素よりイオン化傾向の大きい金属は，酸と反応して，水素を発生する。この酸化還元反応を，酸化反応(負極)と還元反応(正極)にわけて起こしたのが，電池である。
負極では，次の反応が起こる。
　　金属 $\longrightarrow$ 金属イオン＋電子 e^-
e^- は外の導線を通って Pt 上で次の反応をする。
　　(正極)：$e^- + H^+ \longrightarrow (1/2)H_2$
正極の Pt では，水素が発生する。
　　$2H^+ + 2e^- \longrightarrow H_2$　…(答)

(2) 起電力 0 V なので，金属 d の酸化と H^+ の還元は起こっていないことを意味する。金属 d に相当するのは Ag のため(後出)，硫酸とは反応しない。Pt も硫酸と反応せず電位差を生じない。

(3) ア) Pt 電極で起こる還元反応 $2H^+ + 2e^- \longrightarrow H_2$ の電位を 0 V とすると，Pt 以外の金属の還元反応の電位は，a は－1.68 V，b は－0.76 V，c は－0.26 V，d は 0 V である(次図)。

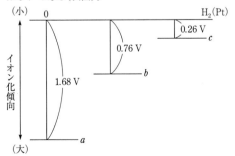

金属のイオン化傾向が水素から離れれば離れるほど，負の電位が小さくなる。金属 a と金属 c の間で電池を作ると，a は c より水素からイオン化傾向が離れているので，a は負極(電極 A)，c は正極(電極 B)となる。つまり，B が正極。　…(答)

一般に，正極はイオン化傾向の小さい金属となる。
イ) 金属のイオン化傾向と電位を対比させる。
　　a＞b＞c＞d
　　Al＞Zn＞Ni＞Ag
ゆえに，電極 A はアルミニウム，電極 B はニッケル(答)である。　…(答)
ウ) 起電力は金属 a と c の起電力の差，
　　－0.26－(－1.68)＝1.42 (V)　…(答)
エ) 負極 Al での反応：$Al \longrightarrow Al^{3+} + 3e^-$ ……①
　　正極 Ni での反応：$2H^+ + 2e^- \longrightarrow H_2$ ……②
①×2＋②×3 で，e^- を消す。
　　$2Al + 6H^+ \longrightarrow 2Al^{3+} + 3H_2$　…(答)
(4) 分極という。ボルタ電池の類推で解答する。
(5) ア) 前問(4)の②式から，H_2 1 mol は e^- 2 mol に相当。
$$e^- の物質量 = \frac{112 \times 10^{-3}}{22.4} \times 2 = 1.0 \times 10^{-2} (mol)$$
　…(答)
イ) ①式から，減少する Al の物質量は e^- の(1/3)。
　　Al＝27
　　Al の質量 ＝ $27 \times 1.0 \times 10^{-2} \times (1/3)$
　　　　　　 ＝ 9.0×10^{-2} (g)　…(答)
ウ) $H_2SO_4 \longrightarrow 2H^+ + SO_4^{2-}$
また，前問②式から，e^- と反応した H^+ の物質量は等しい。
反応後の H^+ の物質量(p)〔mol〕
　　＝始めの H^+ の物質量－反応した H^+ の物質量
また，反応後の $[H^+] = p \times (1000/80)$ (mol/L)
反応後：$[H^+] = \left(0.10 \times 2 \times \frac{80}{1000} - 1.0 \times 10^{-2}\right) \times \frac{1000}{80}$
　　　　　　＝ $7.5 \times 10^{-2} = 75 \times 10^{-3}$ (mol/L)
pH ＝ $-\log[H^+] = 3 - \log(3 \times 5^2)$
　　　　　　＝ $3 - (0.48 + 2 \times 0.70) = 1.12 ≒ 1.1$
　…(答)
注，$\log 5 = \log(10/2) = 1 - 0.30 = 0.7$

2

〔解答〕
(1) A：炭酸カルシウム　　C：塩化ナトリウム
　　F：水酸化カルシウム
(2) ③：$2NaHCO_3 \longrightarrow Na_2CO_3 + H_2O + CO_2$
　　⑤：$2NH_4Cl + Ca(OH)_2 \longrightarrow CaCl_2 + 2H_2O + 2NH_3$
(3) 4 種のイオン：Na^+　Cl^-　NH_4^+　HCO_3^-
　　理由：Na^+ と HCO_3^- の組み合わせ $NaHCO_3$(化合物 D)が最も溶解度が小さいため沈殿する。
(4) 胃の中の酸を中和する働きがあるから。
　　$NaHCO_3 + HCl \longrightarrow NaCl + H_2O + CO_2$
　　また，弱い塩基なので，胃を荒さない。
(5) 風解
(6) 生成する炭酸ナトリウム(kg)：2.12×10^3
　　必要なアンモニア(L)：9.97×10^5

〔出題者が求めたポイント〕
アンモニアソーダ法に関する基礎的な問題
〔解答のプロセス〕
アンモニアソーダ法
① $CaCO_3$(物質A) $\longrightarrow$ $CaO + CO_2$(物質B)
② $NaCl$(物質C) $+ NH_3 + CO_2$(物質B) $+ H_2O$
$\longrightarrow NaHCO_3$(物質D) $+ NH_4Cl$(物質E)
③ $2NaHCO_3$(物質D)
$\longrightarrow Na_2CO_3 + H_2O + CO_2$(物質B)
④ $CaO + H_2O \longrightarrow Ca(OH)_2$(物質F)
⑤ $2NH_4Cl$(物質E) $+ Ca(OH)_2$(物質F)
$\longrightarrow CaCl_2 + 2H_2O + 2NH_3$
(1) A：炭酸カルシウム(石灰石)
C：塩化ナトリウム(食塩)
F：水酸化カルシウム(消石灰)
酸化カルシウムに水を反応させると強く発熱し，水酸化カルシウムが生成する。
(2) 〔解答〕参照
(3) 4種のイオン(Na^+, Cl^-, NH_4^+, HCO_3^-)の生成は次の反応による。
① 塩化ナトリウムの電離
$NaCl \longrightarrow Na^+ + Cl^-$
② アンモニアと二酸化炭素の反応と生成物の電離
$NH_3 + CO_2 + H_2O \longrightarrow NH_4^+ + HCO_3^-$
逆に，陽イオンと陰イオンの組み合わせで，4種類の塩が考えられる。
$NaCl$, $NaHCO_3$, NH_4Cl, NH_4HCO_3
溶解度が最も小さいのは $NaHCO_3$ で，これが溶液から沈澱する。
(4) 胃の中は，胃酸により塩酸酸性である。胃のむかつきなどの症状は，胃粘膜が荒れているときにおこる。原因として最も多いのは胃酸の出過ぎである。胃の中の酸性を弱めるために，$NaHCO_3$ が使われることがある。
$NaHCO_3 + HCl \longrightarrow NaCl + H_2O + CO_2$
(5) 風解という。
析出した結晶：$Na_2CO_3 \cdot 10H_2O \longrightarrow Na_2CO_3 \cdot H_2O$
(6) 生成する Na_2CO_3 の質量
反応式②，③から，$NaCl$ 1 mol から，$NaHCO_3$ 1 mol が生成し，$NaHCO_3$ 2 mol から Na_2CO_3 が 1 mol 生成する。つまり，$NaCl$ 1 mol から Na_2CO_3 (1/2) mol 生成する。
$NaCl = 58.5$　　$Na_2CO_3 = 106$
$\dfrac{2340 \times 10^3}{58.5} = 4.0 \times 10^4$ (mol)$\cdots NaCl$ の物質量
生成する $Na_2CO_3 = (1/2) \times 4.0 \times 10^4 \times 106$
$= 2.12 \times 10^6$ (g) $= 2.12 \times 10^3$ (kg)
…(答)
・必要なアンモニア
②式から，NH_3 と $NaCl$ は同じ物質量になる。
NH_3 の体積を V (L) とする。
$1.00 \times 10^5 \times V = (4.0 \times 10^4) \times 8.31 \times 10^3 \times 300$
$V = 9.97 \times 10^5$ (L)　…(答)

3
〔解答〕
(1) 分液ロート
(2)

A：

B：

C：

(3)

(4)

(5) アニリン，o-キシレン
理由：ベンゼン環に OH が結合した構造(フェノール性ヒドロキシ基)を持たないから。
(6) 無水フタル酸
(7) ①：水層 C
②：エーテル層 D
③：水層 B

〔出題者が求めたポイント〕
芳香族化合物の分離，性質，反応に関する基本的な問題
〔解答のプロセス〕
(1) 分液ロートを用いる。
(2) アニリン：$C_6H_5NH_2$　　o-キシレン：$C_6H_4(CH_3)_2$
o-クレゾール：$C_6H_4(CH_3)OH$
サリチル酸：$C_6H_4(OH)COOH$
① 塩酸に塩を作って溶けるのは，塩基性のアニリン。
$C_6H_5NH_2 + HCl \longrightarrow C_6H_5NH_3^+ + Cl^-$
② アニリン塩酸塩を NaOH で塩基性にするとアニリンが遊離し，エーテルで抽出できる。
$C_6H_5NH_3^+ + NaOH \longrightarrow C_6H_5NH_2 + Na^+ + H_2O$
エーテル層 A：アニリン：$C_6H_5NH_2$　…(答)
③ エーテル層 1 に $NaHCO_3$ を加えると，カルボン酸(サリチル酸)は炭酸塩を分解して，塩をつくり溶ける。
$C_6H_4(OH)COOH + NaHCO_3$
$\longrightarrow C_6H_4(OH)COONa + H_2O + CO_2$
水層 B：サリチル酸ナトリウム：$C_6H_4(OH)COONa$
…(答)
なお，o-クレゾールも酸性だが，ベンゼン環に OH が結合したフェノール性ヒドロキシ基は炭酸塩より酸性が弱く，$NaHCO_3$ を分解しない。
④ エーテル層 2 に NaOH を加えると，弱酸(フェノ

ール性ヒドロキシ基)は塩をつくり水に溶ける。

$C_6H_4(CH_3)OH + NaOH$
$$\longrightarrow C_6H_4(CH_3)ONa + H_2O$$

水層 C：o-クレゾールのナトリウム塩
$$C_6H_4(CH_3)ONa \quad \cdots(答)$$

⑤ エーテル層 D は，中性の o-キシレンが溶解している。

エーテル層 D：o-キシレン：$C_6H_4(CH_3)_2$ …(答)

(3) アセチル化の反応

$C_6H_5NH_2 + (CH_3CO)_2O$
$$\longrightarrow C_6H_5NHCOCH_3 + CH_3COOH \quad \cdots(答)$$
（アセトアニリド）

(4) 塩酸により Na がとれて，サリチル酸となる。

$C_6H_4(OH)COONa + HCl$
$$\longrightarrow C_6H_4(OH)COOH + NaCl$$

メタノールとのエステル化反応が起こる。

$C_6H_4(OH)COOH + CH_3OH$
$$\longrightarrow C_6H_4(OH)COOCH_3 + H_2O\cdots(答)$$
（サリチル酸メチル）

(5) 塩化鉄(Ⅲ)反応をするのは，ベンゼン環に OH が結合した構造(フェノール性ヒドロキシ基)を持つ化合物。o-クレゾール，サリチル酸は陽性だが，アニリン，o-キシレンは陰性。 …(答)

(6) o-キシレンを酸化バナジウム(Ⅴ)で酸化すると，無水フタル酸が生成する。

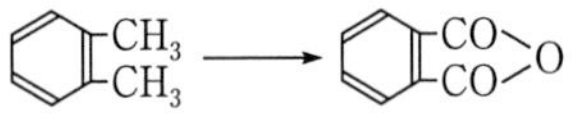

…(答)

(7) ① 1-ナフトールはナフタレン環に OH が結合した構造で，炭酸より弱い酸性。o-クレゾールと似た性質を持つ。
　　・水層 C に溶解する…(答)

② シクロヘキサン C_6H_{12} は中性で，o-キシレンに似ている。
　　・エーテル層 D に溶解する …(答)

③ 安息香酸 C_6H_5COOH は，カルボキシ基を持ちサリチル酸と似た構造で酸性。
　　・水層 B にナトリウム塩として溶解する …(答)

生 物

解答

29年度

1

〔解答〕

A 問1 ク, コ, シ 　問2 オ, セ
　問3 ア, ウ 　問4 カ, ス 　問5 イ, コ, サ
　問6 エ, サ, セ

〔出題者が求めたポイント〕

　各種タンパク質の役割などの特徴の理解を問う問題である。

問1 　該当するタンパク質として，消化酵素(アミラーゼ，ペプシン，トリプシン，リパーゼなど)や血しょう中で働く酵素(トロンビン，トロンボプラスチンなど)があげられる。

問2 　該当するタンパク質としてモータータンパク質(ダイニン，キネシン，ミオシンなど)や，ポンプなどがあげられる。

問3 　ロドプシンも，生体膜に存在する膜貫通タンパク質であるが，視細胞の外節内にある円盤膜に埋め込まれている。問いは，細胞膜とあるので該当しない。

問4 　血液の色素タンパク質であるヘモグロビンや，筋細胞に含まれるミオグロビンなどが該当する。ミオグロビン遺伝子は，ヘモグロビン遺伝子の遺伝子重複によりできたものである。

問5 　フィブリノーゲンはフィブリンに，プロトロンビンはトロンビンに限定分解して作られる。アルブミンは，血しょうに含まれる最も多いタンパク質である。

問6 　結合組織の細胞外マトリックスの主成分であるコラーゲンや，筋原繊維を構成するミオシン，アクチンなどが該当する。

2

〔解答〕

問1 　(1) 遺伝子プール 　(2) 小進化
問2 　$MM : Mm : mm = p^2 : 2p(1-p) : (1-p)^2$
問3 　$(1-p)^2$ 　問4 　$1-p$ 　問5 　$(1-p)^2(1-s)^2$
問6 　$MM : p/(2-p)$ 　$Mm : (2-2p)/(2-p)$
問7 　$1-p/2-p$

〔出題者が求めたポイント〕

　集団遺伝の理論問題である。

問1 　集団中の遺伝子頻度に変化が生じることを小進化と言い，種分化が起きることを大進化という。

問2 　集団内のMの遺伝子頻度を p，mの遺伝子頻度を q とする$(p+q=1)$。集団内で任意の交配が起こると，$(pM+qm)^2 = p^2MM + 2pqMm + q^2mm$ となり，次世代のMM : Mm : mm = $p^2 : 2pq : q^2 = p^2 : 2p(1-p) : (1-p)^2$ となる。

問3 　aとmは独立であるので，aaの部分集団中のMM : Mm : mmの値は，全体の集団の比と変わることがない。よってmmの遺伝子型頻度は$(1-p)^2$となる。

問4 　部分集団のmの遺伝子頻度も全体の集団でのmの遺伝子頻度と変わることはない。

問5 　aとmは独立であるので，aaの遺伝子型頻度とmmの遺伝子型頻度の積になる。

問6 　MMとMmの部分集団全体は，$p^2+2p(1-p)$ であるので，MMの遺伝子型頻度，Mmの遺伝子型頻度は，それぞれ $p^2/\{p^2+2p(1-p)\}$ と $2p(1-p)p^2/\{p^2+2p(1-p)\}$ と式が成り立つ。

問7 　部分集団内のmの遺伝子頻度は，$\{(2-2p)/(2-p)\}/\{2p/(2-p)+2(2-2p)/(2-p)\}$ と式が成り立つ。

3

〔解答〕

A 問1 　(1) 個体数 　(2) 個体群密度
　問2 　a. 集中分布 　b. 一様分布 　c. ランダム分布
B 問3 　(3) 生命表 　(4) 生存曲線
　問4 　(5) 25.6% 　(6) 48.3%
　問5 　(ア) C 　(イ) A 　(ウ) B
問6 　$X_1 = X_0(1-d)$ 　問7 　$X_n = (1-d)X_{n-1}$
問8 　$X_n = (1-d)^n X_0$
問9 　$\log_{10}X_n = n\log_{10}(1-d) + \log_{10}X_0$ 　問10 　B

〔出題者が求めたポイント〕

　個体群の大きさと個体群の成長に関する問題である。

問1 　個体群の特徴を考えるうえで重要な尺度として，個体群の大きさと個体群の密度がある。

問4 　卵の死亡率は$(780-580)/780×100$，1齢の死亡率は$(580-300)/580×100$ で求められる。

問6～9 　1つ前の齢の個体数に死亡率 d を掛けた値が減少する個体数である。つまり，各齢の個体数は，$X_n = X_{n-1} - dX_{n-1} = (1-d)X_{n-1}$ となる。あとは式の変換である。

問10 　Bが死亡率が一定の生物の生存曲線になる。小型の鳥類やトカゲなどのは虫類の生存曲線がこのタイプになる。

4

〔解答〕

問1 　(1) オペロン 　(2) プロモーター 　(3) オペレーター
問2 　(b)
問3 　最初はグルコースを優先的に利用して増殖する。グルコースの減少に従い，成長速度が低下し，枯渇すると増殖は一旦停止する。その後，ラクトースオペロンが発現しラクトースを利用できるようになり増殖を再開する。(99字)
問4 　A 　調節遺伝子またはオペレーターに変異が起きたか，その両方に変異が起きた。
　B 　調節遺伝子またはプロモーターに変異が起きたか，その両方に変異が起きた。

〔出題者が求めたポイント〕

　原核生物の遺伝子の発現調節(オペロン説)に関する頻出問題である。

問1　調節配列と構造遺伝子群の配列には，それぞれ名前が付けられている。

問3　カタボライトリプレッションにより，個体群の成長曲線は二段階成長になる。これは，グルコースが培地に存在する時には，優先的に利用される。グルコースが枯渇すると，他の糖を利用するための酵素などの発現が初めて起こる。これは，余計なエネルギーの利用を抑えることに繋っている。

問4　転写調節にはたらく調節遺伝子(リプレッサーの遺伝子)，プロモーター(RNAポリメラーゼ結合部位)，オペレーター(リプレッサー結合部位)のどの配列に変異が起きたかを考える問題である。Aのラクトースがなくてもβガラクトシダーゼの発現があるのは，リプレッサーが働いていないことである。つまり，調節遺伝子かオペレーターに変異があると推測できる。Bのラクトースのみを含む培地にも関わらずに，βガラクトシダーゼの発現がないのは，RNAポリメラーゼがプロモーターに結合できないか，リプレッサーにラクトースの代謝産物が結合できないかが考えられる。

平成28年度

問　題　と　解　答

英　語

問題

28年度

1 次の英文を読んで，下記の問いに答えよ。

　　　The working environment is changing rapidly as workers are expected to respond immediately to the demands of the global economy. Instant replies to work queries and immediate action are frequently the norm. More research is needed on the effect of this on people's lives, but increasingly workers, including those at the managerial level, find themselves with heavy workloads and unable or unwilling to take their full holiday (　1　). This essay aims to look at the issue of limiting the hours that people can work each week and enforcing break times by legislation, and to show how it is an advisable option.

　　　There are strong arguments, for example from business sources, that people should be allowed to work as long as they want without limitations (　2　) by the state. While it may be desirable that the state should not interfere too much in people's working lives, workers also need protection from possible exploitation. A manager in a large firm, for example, may be forced unwittingly to work for excessive numbers of hours without personal benefit. From the health perspective, it is unwise for employees to do work which is mentally or physically demanding, such as in a bank or factory, without taking sufficient breaks. An overworked bank employee could make an expensive mistake by keying in numbers incorrectly. Likewise, it is possible for a worker such as an employee on a construction site to cause injury through tiredness. The consequences to the health of the individual and the healthcare system as a whole may be largely (　3　), if the potentially negative effects of working long hours on physical health are cause for concern.

　　　Productivity is sometimes cited as a reason for making people work harder. This argument does not, perhaps, stand up to scrutiny. If workers are exhausted, then tiredness can have an effect on workers' productivity. This phenomenon has been given the informal term 'presenteeism', which refers to excessive numbers of hours worked at an unproductive rate. A workforce that is relaxed and fit is more likely to be efficient and produce more. Furthermore, instead of making employees work longer hours, companies could employ more workers even on a (　4　) basis, which would further boost productivity. The legislation mentioned above could therefore ensure increased productivity through a relaxed and happy workplace covering both workers and managers rather than have the contrary effect.

　　　In conclusion, it seems that, despite arguments put forward against using the law to enforce breaks at work, there is a need for legislation to guarantee the protection of workers from exploitation. This legislation could allow some (　5　) of the law in certain cases, for example when a manufacturing company needs to produce more products such as cars or white goods like refrigerators at short notice for a short period of time, but situations like this would need to be monitored carefully to avoid abuse and worker exploitation.

1. 本文の空所(1)～(5)に入れるのに最も適切な語を，下記の(a)～(d)からそれぞれ1つずつ選び，その記号をマークせよ。

(1) (a) encroachment　(b) enlightenment　(c) entitlement　(d) endorsement

(2) (a) supposed　(b) exposed　(c) deposed　(d) imposed

(3) (a) experimental　(b) detrimental　(c) supplemental　(d) coincidental

(4) (a) rotary　(b) temporary　(c) budgetary　(d) binary

(5) (a) inhibition　(b) abolition　(c) relaxation　(d) elevation

2. 本文の内容と最もよく適合するものを下記の(a)～(g)から3つ選び，その記号をマークせよ。

(a) Regular breaks are important for those who work in challenging positions.

(b) We are unable to describe workers who produce too much, as they work too little.

(c) Research has not been conducted on the effects on limiting working hours.

(d) Workers require legal assurance that they will not be asked to work too much.

(e) Regular workers are often required to work long hours to their own detriment.

(f) Mathematical errors at work are related more to worker intelligence than they are to fatigue.

(g) Employees who are not producing enough should obviously work longer hours.

2 次の英文が完成した文章になるように，その文意に沿って，(1)～(3)の(a)～(f)をそれぞれ並べ替えよ。そして，1番目，3番目，6番目にくるものを1つずつ選び，その記号をマークせよ。

A researcher who hopes to design new cancer drugs based on the DNA missing from tumor cells has won a $1 million prize aimed to encourage innovative new cancer treatments. The prize is being offered in the hope that new methods for curing different types of cancer will be found.

The first annual Gotham Prize for Cancer Research went to Alexander Varshavsky, a Russian researcher who hopes to further his research with the prize money. Many current treatments have potential side effects and are not specific to any one type of cancer. "The one that he is proposing is very specific and has the potential to have few side-effects or even none," said Dr. Gary Curhan of Harvard Medical School, who teamed up with two hedge fund managers to develop the prize.

Last May, (1) [(a) a web site and a cash prize (b) from the private investment firm (c) Curhan joined (d) to announce they had established (e) two hedge fund managers (f) Gotham Capital]. They said federal funding of cancer research has been reduced, and the system of seeking money to do research is based around pleasing either National Institutes of Health supervisors or people in charge at the advocacy organizations that pay for research on specific types of cancer. The group firmly believes that making progress in cancer research means sharing ideas and encouraging original thinking. Varshavsky proposed an idea he called deletion-specific targeting, (2) [(a) but found in (b) is missing (c) based on (d) from tumor cells (e) DNA that (f) normal healthy cells]. He hopes that his method can be further researched in the coming years in order to find treatment methods that have so far gone unnoticed and unused. It involves finding a genuine weakness of cancer cells: their potentially vulnerable feature that won't change during tumor progression.

When (3) [(a) for the prize, the group (b) from all sources, (c) including from people (d) evaluating proposals (e) who are not experts in cancer (f) wanted to get ideas]. The goal of the project is to gather as many ideas as possible in order to find a cure for one of the world's oldest diseases.

3 次の文章の下線部(A)の和訳と下線部(B)の英訳を解答欄に記入せよ。

Conservation groups are stepping up efforts to capture the feral cats living in the Ogasawara Islands in an effort to protect indigenous rare birds. More than 400 feral cats, descendants of pets brought to the islands, have been captured over the past decade and sent to animal hospitals for checks before being adopted by new owners. Fewer cats meant that there was a sharp increase in the number of local birds. But cats that have yet to be captured are so cautious they rarely get caught in the traps set by conservation workers. The island chain, a World Natural Heritage site about 1,000 km south of Tokyo, has developed a unique ecosystem. 二つの大きな島に連れてこられたネコは，住民が戦争の間避難を強いられた時に，捨てられた。They became feral and natural predators of indigenous rare birds, such as endemic subspecies of black wood pigeons.

4 次の英文(1)～(5)の応答として最も適切なものを，下記の(a)～(d)の中からそれぞれ1つずつ選び，その記号をマークせよ。

(1) How are preparations going for Jim's party next week?
  (a) You won't prepare at all next week.
  (b) There is still a lot to do.
  (c) The preparations are later than that.
  (d) I'm not convinced by Jim at all.

(2) Can you help me with this equation? It's really difficult.
  (a) I'm sure you're happy to have done so.
  (b) Sorry, but that's our policy.
  (c) Sure, what's the problem?
  (d) It can't be helped at all.

(3) Hi, I'd like to borrow these six books for a week, please.
  (a) Sorry, but we only allow four books per person.
  (b) Sorry, but we don't have time to read them.
  (c) I had to charge you for four of them.
  (d) OK. What is the price of each one?

(4) What happened to the summer? It seems like it flew by!
  (a) I haven't flown anywhere in a while.
  (b) It seems like it was June just yesterday.
  (c) Maybe next summer will be as hot.
  (d) I remember how fun last spring was.

(5) Excuse me, but where is the nearest ATM?
  (a) Did you go there again?
  (b) I'm not sure if I went there at all.
  (c) I don't really need to get any money right now.
  (d) It's just across the street next to the pharmacy.

5 次の英文(1)〜(6)の下線部(a)〜(d)の中で，英語の表現として最も不適切なものをそれぞれ１つずつ選び，その記号をマークせよ。

(1) Giving the unstable market conditions, managers found themselves in an acute dilemma.
    (a)   (b)   (c)   (d)

(2) Don't let early failure discourage you from stick to your purpose.
         (a)   (b)   (c)   (d)

(3) Five months are too short a time to carry out the plan.
                (a)   (b) (c) (d)

(4) A mere condemn of the aggression will not lend to any solution of the dispute.
      (a)   (b)   (c)   (d)

(5) He lay on the sofa with his arms folded and soon fallen asleep.
       (a)   (b)   (c)   (d)

(6) In the late half of the 1990's, Internet use in the world doubled every 100 days.
            (a)   (b)   (c)   (d)

6 次の英文(1)〜(10)の空欄を補充するのに最も適切なものを，下記の(a)〜(b)の中からそれぞれ1つずつ選び，その記号をマークせよ。

(1) My brother had a remarkable (   ) for languages and decided to become a professional translator.
　(a) incapacity　　　(b) multitude　　　(c) aptitude　　　(d) infinity

(2) New drugs could minimize or even eliminate illnesses that have (   ) us for hundreds of years.
　(a) afflicted　　　(b) indicted　　　(c) deflected　　　(d) inflicted

(3) We need a good engineer, but it's not easy to find a (   ) person in such a limited time.
　(a) conceited　　　(b) competent　　　(c) deficient　　　(d) feeble

(4) The teenager was scared that her father would (   ) when he saw the scratch on his new car.
　(a) hit the roof　　　(b) ring a bell　　　(c) break the ice　　　(d) play it safe

(5) In (   ) of others who wish to speak, please make your comments short.
　(a) consideration　　　(b) comparison　　　(c) contemplation　　　(d) cooperation

(6) The number of people attending (   ) than I had expected.
　(a) was more large　　　(b) was many greater　　　(c) was much greater　　　(d) was more greater

(7) After John's death, his property was divided equally (   ) his children.
　(a) between　　　(b) over　　　(c) of　　　(d) in

(8) The president expressed his desire to see (   ) the company's top executives as possible on the factory floor.
　(a) as much　　　(b) anyone for　　　(c) everyone of　　　(d) as many of

(9) (   ) an ever-increasing tax burden, the population of the country started to show signs of unrest.
　(a) Judging from　　　(b) Faced with　　　(c) Voting for　　　(d) Impressed by

(10) If the managing director (   ) today, all of the workers would be more content with the situation.
　(a) is coming　　　(b) comes　　　(c) had been coming　　　(d) was coming

7 次の(1)〜(5)のそれぞれ4つの単語の中から，下線部の発音が他のものと異なるものをそれぞれ1つずつ選び，その記号をマークせよ。

(1)　(a) b<u>oa</u>t　　　(b) abr<u>oa</u>d　　　(c) c<u>oa</u>st　　　(d) l<u>oa</u>n
(2)　(a) kn<u>ow</u>　　　(b) b<u>ow</u>l　　　(c) thr<u>ow</u>　　　(d) br<u>ow</u>
(3)　(a) temp<u>t</u>　　　(b) corp<u>s</u>　　　(c) <u>p</u>eace　　　(d) <u>c</u>ypress
(4)　(a) z<u>ea</u>lous　　　(b) c<u>ea</u>se　　　(c) m<u>ea</u>nt　　　(d) p<u>ea</u>sant
(5)　(a) ar<u>ch</u>aic　　　(b) ba<u>ch</u>elor　　　(c) <u>ch</u>ide　　　(d) or<u>ch</u>ard

数　学

問題　　28年度

次の □ に適切な解を入れよ。複数の解がある場合は，コンマで区切ってすべての解を記入すること。

1. 座標平面上の 2 直線 $mx - y + 1 = 0$，$x + my - m - 2 = 0$ の交点を P とする。ここで，m は実数とする。

(i) m の値が変化するとき，点 P が描く軌跡の方程式は □①□ である。ただし，点 $(0, 1)$ を含まない。

(ii) m の値が $\dfrac{1}{\sqrt{3}} \leqq m \leqq 1$ のとき，点 P が描く曲線の長さは □②□ である。

2. 正八面体について考える。(ii)〜(iv)において，回転すると重なる並び方は同じとする。

(i) 頂点の数は □③□ 個ある。

(ii) 頂点に 1，2，…と順に番号を付けていくとき，番号の付け方は □④□ 通りある。

(iii) 2 つの面を赤に，残りの 6 つの面を白に塗るとき，塗り方は □⑤□ 通りある。

(iv) 3 つの面を赤に，残りの 5 つの面を白に塗るとき，塗り方は □⑥□ 通りある。

3. 次の計算をしなさい。対数は自然対数とする。

$$\int_0^3 \frac{x^2}{\sqrt{1+x}}\, dx = \boxed{\text{⑦}}\ ,\quad \int_1^{\sqrt{3}} 2x \log(1 + x^2)\, dx = \boxed{\text{⑧}}$$

4. 座標平面上で，関数 $f(x) = \sqrt{6 - x}$ で表される曲線 $C : y = f(x)$ を考える。$4 \leqq t \leqq 5$ を満たす実数 t に対して，曲線 C 上の点 $(t, f(t))$ と $(t, 0)$，$(2, 0)$ および $(2, f(t))$ の 4 つの点を頂点とする四角形の面積を $S(t)$ とする。

(i) $S(t)$ を t を用いて表すと □⑨□ となる。

(ii) $S(t)$ は $t = \boxed{\text{⑩}}$ のとき最大値 □⑪□ をとり，$t = \boxed{\text{⑫}}$ のとき最小値 □⑬□ をとる。

(iii) 区間 $[4, 5]$ を n 等分してその端点と分点を小さい順に $t_0 = 4$，t_1，t_2，…，$t_n = 5$ とする。極限値 $\displaystyle\lim_{n \to \infty} \frac{1}{n} \sum_{k=1}^{n} S(t_k)$ の値を求めると □⑭□ となる。ただし，n は正の整数とする。

5. 数列 $\{a_n\}$ が $3\,(a_{n+1})^2 = (a_n)^3$ の関係を満たしているとする。ただし，a_n は正の実数で，n は正の整数とする。

(i) $\log a_n$ を n と a_1 を用いて表すと □⑮□ となる。

(ii) 数列 $\{a_n\}$ が収束するような a_1 の値の範囲は □⑯□ である。

6. 平面上に三角形 △ABC と点 P があり，$9\overrightarrow{PA} + 4\overrightarrow{PB} + 2\overrightarrow{PC} = \overrightarrow{0}$ を満たしている。三角形 △PAB，△PBC，△PCA の面積をそれぞれ S_1，S_2，S_3 とするとき，面積比を求めると $S_1 : S_2 : S_3 = \boxed{\text{⑰}}$ となる。

物理

問題　28年度

物理量はSI国際単位系で表現してある。解答欄に[　]がある所はその単位をSI国際単位系による簡潔な形で記入せよ。

1. 図1のように，大小のなめらかな半円形のレールが，水平でなめらかな床と点Oで接して鉛直に立てられている。この半円形のレールの内側に沿って，質量mの2つの小球を運動させる。どちらのレールに沿って小球を運動させるかは選ぶことができ，瞬時に切り替えられるようになっている。点Oを原点として，水平方向にx軸を，鉛直方向にy軸を取る。すべての運動は，このx-y平面内に限られるとする。大きい半円形のレールの直径はh_1であり，小さい半円形のレールの直径はh_2である。大きい半円の最高点を点P_1，小さい半円の最高点を点P_2とする。小球は，x軸の正の方向から運動してきて，点Oを速さv_0で通過し，レールから離れることなく点P_1あるいは点P_2に到達して，そこから落下をする。床は取り外すことができ，球は，床には衝突しないものとする。空気の抵抗は無視できるとする。一つ目の小球Aが時刻t_1に点P_1を通過し，二つ目の小球Bが時刻t_2に点P_2を通過した。重力加速度の大きさをgとして以下の問いに答えよ。

(1) 点P_1を小球Aが通過するときの速さはいくらか。

(2) 時刻$t(t > t_1)$における小球Aのy座標はいくらか。

(3) 時刻$t(t > t_2)$における小球Bのx座標はいくらか。

(4) 落下した小球Aと小球Bがx軸上で衝突した場合，初期の速さv_0はいくらか。時刻t，t_1，t_2を含まない形で答えよ。

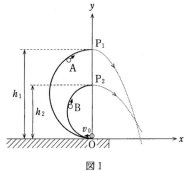

図1

2. 縦波音波の屈折を考える。図2-1，図2-2は，水中に置かれた，氷でできた平凸レンズ，平凹レンズの断面を示している。凸，凹面は，大きい球面の一部で，その半径はrである。この球面の中心を点Oとする。音波はレンズの軸に平行に進み，レンズの平らな面上の点Aを通り，面に垂直に氷中へ入射する。その後，レンズ球面上の点Bで屈折し，水中へ進む。氷，水の境界面は，点Bで球面に接する平面（その断面を直線D，Eで示す）で表現できる。入射角θ_i，屈折角θ_tは，この平面の法線（点Bと点Oを通る）と音波の進む向きのなす角である。図において，音波の進む方向は模式的に示してある。点Bからのレンズの軸への垂線とレンズの軸との交点をCとし，BC間の距離をhとする。ここに$h = r\sin\theta_i$（…①）の関係がある。水中，氷中での縦波音波の速さをそれぞれV_w，V_Iとする。以下の問いに答えよ。

(1) 入射角θ_iと屈折角θ_tの関係（…②）をV_w，V_Iを用いて表せ。

(2) それぞれのレンズについて，音波が図中レンズの右側でレンズの軸と交点Fを持つ条件を，入射，屈折角の大小関係で表せ。音波の速さが，$V_w = 1500$ m/s，$V_I = 3200$ m/sであるとき，この条件にあうレンズは平凸レンズと平凹レンズのどちらか。また条件にあうレンズについて，CF間の距離（…③）は，θ_i，θ_t，hを用いてどのように表されるか。

(3) 入射する音波がレンズの軸近くを通り，屈折した音波がレンズの軸と交点Fを持ち，入射角，屈折角が十分小さく，$V_I > V_w$であるとき，距離CFは，音速の比nと曲面の半径rとを用いてどのように表されるか。ここで，$n = V_I/V_w$である。式①，②，③と，$\theta \ll 1$のとき，$\sin\theta \fallingdotseq \tan\theta \fallingdotseq \theta$等と近似できることを用いよ。

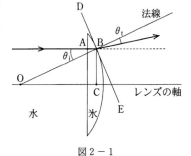

図2-1

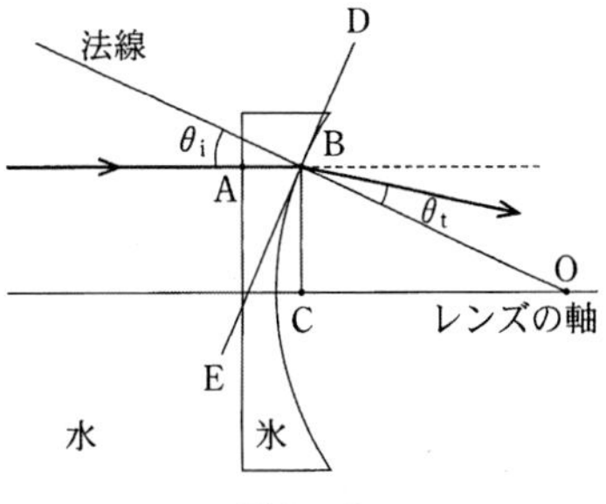

図2-2

3 2枚の広い正方形の極板A，Bを平行に向い合せて電池をつなぎ，この極板の間で，質量mと電荷$q(q>0)$を持つ粒子の運動を観測する。極板の1辺の長さは$2L$で極板間の間隔dよりも十分に長く，極板間の電場は均一とみなせる。極板間の中心点を座標の原点Oとし，極板に平行にx軸を，垂直にy軸をとる。空気抵抗や重力の効果は無視できるとして，以下の問いに答えよ。

Ⅰ) 電圧Vの電池を極板に接続する。
(1) 図3-1のように，原点Oに粒子を初速度0で置いた。極板間の電場の強さと粒子に作用する力の大きさを求めよ。また，粒子が原点Oからy軸正方向に距離$0.5d$だけ移動するのにかかる時間を求めよ。
(2) 図3-2のように，粒子をx軸正方向に速さv_0で原点Oを通過させたところ，粒子は極板に衝突することなく運動した。粒子のx座標がLとなる点のy座標はいくらか。また，その点での粒子のy軸方向の速さはいくらか。粒子が原点Oからx座標Lまで運動した時に，電場がした仕事はいくらか。
(3) 図3-2のように，粒子がx軸正方向に速さv_0で原点Oを通過するときに，極板A，B間に電場と同時に磁場を加える。粒子の運動が，x軸上正方向の速さv_0の等速直線運動となるとき，磁束密度の大きさはいくらか。また，磁場はどのような向きに加えればよいか。

Ⅱ) 図3-3のように，スイッチSと電圧V_0の電池を極板に接続し，時刻$t=0$に原点Oに粒子を初速度0で置いた。スイッチを切り替えることによって，極板Bに対する極板Aの電位は瞬時に変えられる。図3-4は，極板Bの電位を基準0としたときの極板Aの電位の時間変化を示す。粒子は極板A，Bに衝突することなく運動した。
(4) 時間$t=0$から$t=6t_0$までの，粒子のy軸方向の速度と時間の関係を図示せよ。その際に，縦軸の主要な目盛も記入すること。また，粒子が極板に衝突しないt_0の条件は，どのように表されるか。

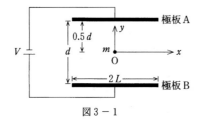
図3-1

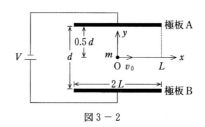
図3-2

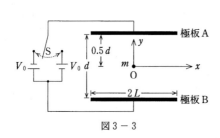
図3-3

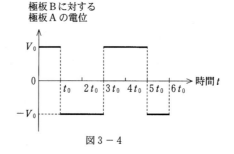
図3-4

化 学

問題

28年度

全問をとおして，必要があれば次の原子量を用いよ。H = 1.0, C = 12, N = 14, O = 16, S = 32

1 気体の発生を伴う反応(ア)～(キ)について，以下の問いに答えよ。

構造式の例

$$CH_2=C-C-OH$$
（上に CH_3、下に O）

(ア) 塩化ナトリウムに濃硫酸を加えて加熱すると，気体 A が発生する。

(イ) 硫化鉄(Ⅱ)に希塩酸を加えると，気体 B が発生する。

(ウ) フッ化カルシウムの粉末に濃硫酸を加えて加熱すると，気体 C が発生する。

(エ) 塩素酸カリウムに少量の酸化マンガン(Ⅳ)を加えて加熱すると，気体 D が発生する。

(オ) 亜硫酸ナトリウムに希硫酸を加えると，気体 E が発生する。

(カ) 銅と希硝酸を反応させると，気体 F が発生する。

(キ) 酢酸ナトリウムを水酸化ナトリウムと混合し加熱すると，気体 G が発生する。

(1) 反応(エ)，(オ)，(カ)について，それぞれの化学反応式を答えよ。

(2) 気体 A と気体 C のうち，沸点が高い方を分子式で答えよ。

(3) 気体 C の最も適切な捕集方法を次の(a)～(c)の中から選び，記号で答えよ。

　　(a) 水上置換　　　　(b) 上方置換　　　　(c) 下方置換

(4) 標準状態(273 K, 1.013×10^5 Pa)で X mL の気体 E を，硫酸酸性の 0.0150 mol/L 過マンガン酸カリウム水溶液 50.0 mL に少しずつ通じた。気体 E が全て反応したことを確認後，残った過マンガン酸カリウムの物質量を調べると 2.50×10^{-4} mol だった。気体 E の体積 X は何 mL か。ただし，気体 E は理想気体として取り扱い，答えは有効数字 2 桁で示すこと。

(5) 気体 B と気体 E を反応させた場合の化学反応式を答えよ。

(6) ニトログリセリンは体内に吸収されて分解すると，気体 F を放出する。気体 F には血管を一時的に弛緩させる働きがあるため，ニトログリセリンは狭心症発作の治療薬として使われる。ニトログリセリンの構造式を例にならって答えよ。

(7) 気体 G の名称を答えよ。また，気体 G は，極性分子か無極性分子か。解答欄の適当な方を○で囲め。

2 不斉炭素を 1 つ含むアルコール A 3.7 mg を完全燃焼させたところ，4.5 mg の水と，8.8 mg の二酸化炭素が生じた。アルコール A の分子量を測定したところ 74 であることがわかった。またアルコール A に二クロム酸カリウムの硫酸酸性溶液を加えて，十分に作用させると，化合物 B が得られた。アルコール A と酢酸の混合物に少量の濃硫酸を加えて加熱すると，芳香をもつ化合物 C が生成した。一方，アルコール A を濃硫酸とともに約 100 ℃ で加熱すると，化合物 D，E，F を生じた。化合物 D と E は立体異性体であることがわかった。化合物 F に臭化水素を付加反応させると，おもに化合物 G を生じた。以下の問いに答えよ。

(1) アルコール A と化合物 B の名称を答えよ。

(2) 下線部の反応の化学反応式を答えよ。ただし，構造式は例にならって記せ。

(3) 化合物 D，E，F，G の名称を答えよ。

3 次の設問(1)~(5)に答えよ。ただし、気体定数は R $= 8.3 \times 10^3$ Pa・L/(K・mol)とする。なお気体はすべて理想気体として扱い、数値を問う設問に関しては有効数字2桁で解答せよ。

(1) 1.0 mol の一酸化炭素と 2.0 mol の水素を混合し、1.0×10^7 Pa，480 K とした際の混合気体の体積は何 L となるか。

(2) (1)の条件において、適当な触媒を加えたところメタノールが生じた。この時の化学反応式を記せ。

(3) (2)の化学反応を圧力，温度一定(1.0×10^7 Pa，480 K)の条件下において、体積可変の容器中で行った。その結果、反応が平衡に達した後の体積が反応開始前の 40 % となった。この時、(a)反応で生じたメタノールの物質量と(b)反応の平衡定数を求めよ。

(4) (3)の平衡状態にある混合気体を 1.0 L の容器に移し、メタノールだけを取り除いた。これに新たに一酸化炭素と触媒を加え、(3)と同じ温度に保ち反応させた。平衡状態に達した際、メタノールの分圧が水素の分圧の 2.0 倍となった。この時、(a)平衡時のメタノールの物質量と(b)加えた一酸化炭素の物質量はいくらか。

(5) 上記の設問では全ての気体を理想気体として扱ったが、実在気体は理想気体とは異なる挙動を示す。その原因となる実在気体の性質を2つ答えよ。

4 α-アミノ酸は側鎖の違いによりその性質が決まっており、結晶中では双性イオンとして存在するが、酸性溶液中では（ ア ）イオンに変化する。タンパク質は多数の α-アミノ酸が脱水縮合により（ イ ）結合を形成してできている。タンパク質のポリ（ イ ）鎖を構成する α-アミノ酸の（ ウ ）を、タンパク質の一次構造という。また、ポリ（ イ ）鎖では $\diagdown$C=O と H—N$\diagup$ との間で（ エ ）結合が数多く形成されて、α-ヘリックスや β-シートのような構造が作られる。これらの構造をタンパク質の二次構造という。以下の問いに答えよ。

(1) （ ア ）~（ エ ）にあてはまる適切な語句を答えよ。

(2) α-アミノ酸 $C_3H_7NO_2S$ は、2分子の側鎖間でジスルフィド結合を形成することができる。この α-アミノ酸の名称と双性イオンの状態での構造式を答えよ。ただし、構造式は例にならって記し、立体構造を示す必要はないが、不斉炭素原子を C^* で表せ。

(3) タンパク質を構成する α-アミノ酸のうち、光学異性体が存在しないものの名称を答えよ。

(4) タンパク質水溶液に濃硝酸を加えて加熱すると黄色になり、冷却後にアンモニア水を加えて塩基性にすると橙黄色になる。この反応の名称を答えよ。

(5) ある食品 5.0 g に水酸化ナトリウム水溶液を加えて加熱したところ、0.34 g のアンモニアが発生した。アンモニアの窒素はすべてタンパク質から生じたものとして、この食品のタンパク質含有率を有効数字2桁で求めよ。ただし、タンパク質中の窒素含有率は 16 % とする。

生 物

問題 28年度

1 脊椎動物の発生において，器官は 2 つ以上の胚葉が相互作用を及ぼすことで形成されることが多い。消化管の発生では，その内面を覆う（　ア　）から生じた上皮組織と，その外側に位置する（　イ　）から生じた間充織の二つの部分からなる管状の構造ができた後，間充織からは結合組織や平滑筋が生じる。この管状の構造からは，胃や小腸などの消化器官が生じる他，さまざまな器官が形成される。

　ニワトリの有精卵をふ卵器で培養して消化器官の発生過程を観察した。ニワトリの胃は前胃と砂嚢からなり，ふ卵後 5 日から 6 日目の胚では消化管にくびれが生じて前胃と砂嚢が明瞭に区別できるようになるが，この時期までは前胃と砂嚢の上皮組織の細胞は形態的にほとんど違いが認められない。前胃ではふ卵 6 日目から上皮組織の一部が間充織中に陥入して腺構造を形成しはじめる。一方，砂嚢では上皮組織はこの時期には腺構造を形成することはない。このようにして形成された前胃の腺上皮細胞は，ふ卵 9 日頃から胃が産生する消化酵素の前駆体であるペプシノーゲン遺伝子(ECPg)を発現するようになる。一方，砂嚢上皮は cSP 遺伝子を発現する。前胃での ECPg と cSP の発現のパターンは一方が発現すると他方は発現せず，ニワトリの胃において ECPg を発現している細胞は腺上皮，cSP を発現している細胞は砂嚢上皮へ分化したことを示している。このように遺伝子の発現の有無を調べることで細胞分化を確認することができる遺伝子のことを分化マーカーと呼ぶ。消化管上皮の分化に対する間充織の影響を調べるために，これらの分化マーカーを用いて以下のような実験をおこなった。

　ふ卵 6 日目の胚の前胃，砂嚢を取り出し，トリプシンで処理することで上皮と間充織を分離して，以下のように組合せて 3 日間結合培養実験を行ったところ，次のような結果が得られた。

(1) 前胃上皮を前胃間充織とともに培養すると，一部の上皮組織の細胞は腺構造を形成して ECPg を発現する。

(2) 前胃上皮を砂嚢間充織とともに培養すると，すべての上皮組織の細胞が ECPg を発現せず，cSP を発現する。

(3) 砂嚢上皮を前胃間充織とともに培養すると，一部の上皮組織の細胞は腺構造を形成して ECPg を発現する。

(4) 砂嚢上皮を砂嚢間充織とともに培養すると，すべての上皮組織の細胞が ECPg を発現せず，cSP を発現する。

問 1　問題文中の（　ア　），（　イ　）にあてはまる語句を答えなさい。

問 2　下線部について，この管状の構造から形成される器官を次の(a)～(f)の中から全て選び，記号で答えなさい。

　　(a) 甲状腺　　　(b) 肺　　　(c) 心臓　　　(d) 肝臓　　　(e) 腎臓　　　(f) 脊髄

問 3　(1)～(4)の培養実験の結果をもとにして，ニワトリの前胃・砂嚢の上皮・間充織の間でどのような相互作用がはたらいているか，100 字以内で答えなさい。

2　植物ホルモンであるオーキシンは茎頂部でつくられ，主に木部柔組織を通って根端の方向へ輸送される。この輸送現象のことは（　1　）と呼ばれる。柔組織を構成する細胞の細胞膜にはオーキシンを細胞内に取り込む AUX タンパク質と，細胞外へ排出する PIN タンパク質が存在する。このうちオーキシンを細胞外へ排出する PIN タンパク質は幼葉鞘や茎部の細胞では鉛直方向下部側の細胞表面に局在しているためにオーキシンは茎頂から根端の方向性をもって輸送されることが知られている。

　　オーキシンは植物の重力屈性現象に関与している。植物の芽生えを水平におくと，茎は重力の方向とは反対方向に屈曲し，根は重力方向に屈曲する。この重力刺激は植物細胞内にあるアミロプラストの移動によって感知され，結果としてオーキシンの輸送方向が変化することによって濃度勾配に変化が生じるために屈性が生じると考えられている。生物の種類によって重力刺激を感知する構造はさまざまであり，ヒトの頭部には体が傾くと（　2　）が移動して（　3　）が変形することで重力刺激を感知する構造が存在している。

　　細胞内に取り込まれたオーキシンのうちの一部は，細胞質に存在する TIR 1 とよばれるオーキシン受容体タンパク質に結合する。TIR 1 はオーキシンと結合すると，オーキシンの作用に関連する遺伝子の発現を抑制する働きを持つ制御タンパク質の分解を促進する働きを持っているため，それまで抑制されていたオーキシンのホルモン作用が発現するようになる。

　　一方，ブラシノステロイドは植物細胞の細胞膜上にある受容体と結合する植物ホルモンであり，これらの受容体は細胞質のタンパク質をリン酸化する酵素活性をもち，ホルモンに結合すると酵素活性が亢進してホルモン作用の発現に必要な目的タンパク質をリン酸化することで機能を発揮する。

問1　上の問題文中の（　1　）～（　3　）にあてはまる適切な語句を答えなさい。

問2　以下の(ア)～(カ)の植物の環境応答にかかわる植物ホルモンを語群中から選びなさい。

　　(ア) 果実の成熟促進　　　(イ) 気孔の閉鎖　　　(ウ) 茎の肥大成長　　　(エ) 花芽の分化誘導

　　(オ) 植物種子の休眠　　　(カ) 植食性動物の傷害に対する抵抗反応

　　[語群]　アブシシン酸　　　エチレン　　　サイトカイニン　　　ジベレリン　　　ジャスモン酸
　　　　　　ブラシノステロイド　　　フロリゲン

問3　下線部について，植物の重力屈性の発現の際にオーキシンの輸送方向の変化が生じるが，その際に細胞膜に存在する PIN タンパク質が細胞膜ごと内部に取り込まれて別の場所へ輸送される現象がおこることが知られている。このようにタンパク質とともに細胞膜が小胞として内部に取り込まれる現象のことを何と呼ぶか答えなさい。

問4　ホルモンの受容体にはブラシノステロイド受容体のように細胞膜上に存在するものとオーキシン受容体のように細胞質に存在する2つのタイプのものがある。動物のペプチドホルモンであるインスリンの受容体は2つのタイプのうちのどちらであると考えられるか，30字以内で理由を付して答えなさい。

3　真核生物は，細胞内に核などの細胞小器官を持つ。化石の証拠によると，真核生物は（　1　）よりかなり遅れて約21億年前になって初めて出現している。複雑な細胞小器官をもつ真核生物は，かつては，（　1　）が細胞内の構造を発達させて進化してきたと考えられていた。しかし最近では，真核生物の細胞構造のうち，（　2　）は細胞内に好気性細菌が入り込んだ結果で，（　3　）はシアノバクテリアが細胞内に入り込んだ結果できたという（　4　）が有力である。

　　細胞の構造に着目すると生物は，（　1　）と真核生物に二分される。DNAの（　5　）に基づいた系統解析がおこなえるようになると，（　1　）には2つの異なる系統の生物群が存在することが明らかになってきた。その後，すべての生物がもつ（　6　）の（　5　）を用いて，全生物の系統関係が調べられ，ウーズらの研究によって，真核生物は1群にまとまるが，（　1　）は2群に分かれて，全体で3群に分かれることが明らかになった。2群に分かれた一方は，大腸菌などの比較的なじみ深い生物を含み，（　7　）と呼ばれる。もう1群は超高熱菌，高度好塩菌，メタン菌などヒトにとっての極限環境に生息する（　1　）が多く含まれる（　8　）と名付けられた。（　7　），（　8　），真核生物は生物の世界の（　9　）と呼ばれている。

問1　文中の（　1　）～（　9　）の中に適切な語句を入れよ。
問2　下線部(a)の根拠を2つあげよ。
問3　下線部(b)において，（　7　）と（　8　）のうち，真核生物に系統的に近いのはいずれであると推測されているか。番号で書け。

4　脊椎動物の中枢神経は，脳とそれに続く脊髄からできている。脳は，大脳，間脳，（　1　），（　2　），（　3　）などからなる。間脳は，視床と（　4　）からなる。視床は，多くの感覚神経が大脳へいたる途中の中継地点となっている。（　4　）は，体内部の状態を常に監視し制御する自律機能の調節・統合の重要な中枢で，血糖・体温・血圧・食欲・水分などの調節に関与している。（　1　）は姿勢の維持，眼球運動や瞳孔の大きさの制御などにかかわる中枢である。（　2　）は体の平衡を制御し随意運動の総括的な統合をおこなう中枢である。（　3　）は生命維持に欠くことのできない呼吸や血液量の調節などを行っている。このように脳は多くのユニットからできており，動物が生きていくうえで重要な機能や活動の制御をそれぞれ別々に役割分担している。

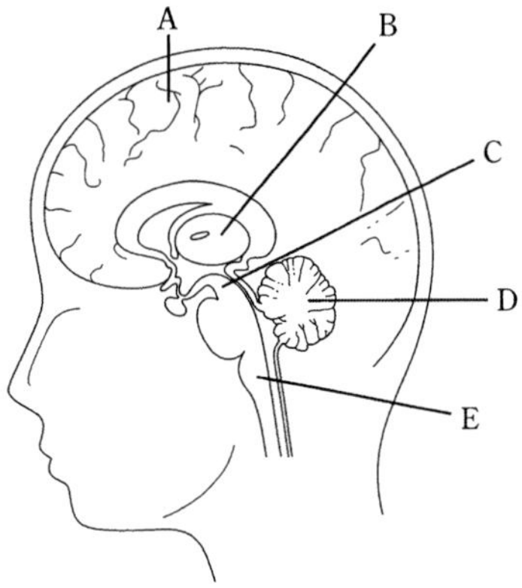

　　中枢神経系と体の各部との間をつないでいる神経を（　5　）という。これは機能の面で感覚や随意運動に関与し，感覚神経と運動神経からなる（　6　）と，意思とは無関係に働き，交感神経と副交感神経とからなる（　7　）に分けられる。刺激に対して無意識に起こる反応を（　8　）という。（　8　）では，刺激の受容から反応が起こるまでに，単純な神経経路をとり，すばやく反応が起こる。この興奮の伝わる神経の経路を（　9　）という。（　8　）の中心となる部分を（　10　）という。（　10　）は脊髄あるいは脳幹に存在する。

問1　文中の（　1　）～（　10　）の中に適切な語句を入れよ。
問2　右の図は，ヒトの頭部を示している模式図である。文中の（　1　），（　2　），（　3　）に該当する箇所を，図中のA～Eの中からそれぞれ1つ選べ。
問3　ヒトにおいて，文中の下線部(a)の末端部で主に分泌する神経伝達物質名を書け。
問4　下線部(b)の経路を下に記している。「ア」と「イ」の中に適切な語句を書け。
　　　刺激　→　「　ア　」　→　感覚神経　→　脊髄　→　運動神経　→　「　イ　」　→　反応
問5　下線部(c)において，脊髄および脳幹が（　10　）となる（　8　）の例をそれぞれ1つ挙げよ。

英　語

解答　28年度

久留米大学（医）28年度（15）

1 〔解答〕
1. (1) c　(2) d　(3) b　(4) b　(5) c
2. a, d, e

〔出題者が求めたポイント〕
長文中の空所補充、内容把握

〔選択肢の意味〕
1. (1) (a) 侵害　(b) 啓発　(c) 権利
　　 (d) 支持
　(2) (a) 推測されて　(b) 晒されて
　　 (c) 退けられて　(d) 課されて
　(3) (a) 実験的な　(b) 有害な　(c) 補足の
　　 (d) 同時的な
　(4) (a) 回転式の　(b) 一時的な　(c) 予算上の
　　 (d) 2つの
　(5) (a) 禁止　(b) 廃止　(c) 緩和　(d) 上昇
2. 選択肢の意味（下線部が本文と合わないところ）
　(a) 厳しい地位にある人にとって、定期的な休憩は重要である。
　(b) 生産の多すぎる労働者を働きが少なすぎると言うことはできない。
　(c) 労働時間を制限することの影響に関して研究はされてこなかった。
　(d) 労働者は過度に働かされないための法的保証を必要としている。
　(e) 正規労働者はしばしば害のあるほどの長時間労働を要求される。
　(f) 仕事における数字上の間違いは、労働者の疲れよりも知性に関係している。
　(g) 十分に生産していない社員は、明らかにもっと長い時間働くべきである。

〔全訳〕
　労働者が世界経済の需要に即座に対応することが求められるにつれて、労働環境は急激に変化している。労働の要求にすぐに応えること、そして直ちに行動することが、しばしば基準になっている。このことが人々の生活にどのように影響するのかをもっと研究する必要があるが、管理者の立場にある人々も含めて、労働者はしだいに重い仕事の負担を背負い、完全な休暇(1)取得権を行使できないあるいは行使する気がない状況に陥っている。この論文の目的は、人々が一週間に働くことのできる時間を制限し法規制によって休憩を取らせるという問題を検討し、それがいかに賢明な選択であるかを明らかにすることである。
　たとえばビジネス業界からは強い反対意見がある。人は国に(2)課された制限なしに好きなだけ長く働くことを許されるべきだというものだ。国が人々の労働生活に過度に干渉すべきでないというのは望ましいことかもしれないが、労働者は起こり得る搾取からの保護も必要である。例を挙げると、ある大企業の管理者は個人的な報酬なしに数時間の超過勤務を、知らず知らずのうちに強い

られている。健康の観点から言えば、社員がたとえば銀行や工場などでの精神的肉体的に大変な仕事を、十分な休憩なしにするのは賢いことではない。オーバーワークの銀行員は数字を間違って打ち込むことで代償の大きい誤りを犯すかもしれない。同じように建設現場の作業員のような労働者が疲れによってけがを負うこともあり得る。もし体の健康に与える長時間労働の潜在的な悪影響が懸念の要因ならば、個人の健康と全体の医療制度に与えるこの結果はおおむね(3)有害であろう。
　人々をもっと働かせる理由として、生産性というのが時々引用される。この意見はおそらく精査に耐えるものではない。労働者が疲れれば、疲労が労働者の生産性に影響することがある。この現象は「プレゼンティズム」という非公式な用語を与えられてきた。これは非生産的になるほど働いた超過の労働時間のことを指している。リラックスして健康な労働総体は効率的で生産性が高い。さらに会社は、社員をもっと長く働かせる代わりに、(4)一時的であれもっと多くの労働者を雇うことができ、これがさらに生産性を高めるだろう。よって、上に述べた法規制は、労働者と管理者の双方を含む、リラックスした幸せな労働総体を通じた生産性の向上を約束するのであって、その反対の影響があるのではない。
　結論を言えば、法律を使って仕事の休憩を強要することに反対の意見があるにもかかわらず、労働者を搾取から守ることを保証する法規制は必要だということである。この法規制はある場合においては、規制の(5)緩和を許すこともあるだろう。たとえばメーカーが自動車や冷蔵庫のような白物家電を急に限られた時間で増産する必要ができたときなどである。しかしこのような状況は、酷使と労働者搾取を避けるために、注意深く監視しなければならないだろう。

2 〔解答〕
(1) 1番目　c　3番目　b　6番目　a
(2) 1番目　c　3番目　b　6番目　f
(3) 1番目　d　3番目　f　6番目　e

〔出題者が求めたポイント〕
整序英作文

〔完成した英文〕
(1) Curhan joined two hedge fund managers from the private investment firm Gotham Capital to announce they had established a web site and a cash prize.
(2) based on DNA that is missing from tumor cells but found in normal healthy cells
(3) evaluating proposals for the prize, the group wanted to get ideas from all sources including from people who are not experts in cancer

〔全訳〕

　がん細胞から失われた DNA を基にして新しいがん治療薬を作りたいと思っている研究者が、革新的な新しいがん治療法開発の奨励を目的とした 100 万ドルの賞を獲得した。賞は、さまざまなタイプのがんを治す新しい方法が発見されることを願って贈られる。

　最初の「がん研究のためのゴータム賞」はアレクサンダー・ヴァルシャフスキーというロシアの研究者に贈られたが、彼は賞金で彼の研究をさらに進めたいとしている。現在ある多くの治療法には潜在的に副作用があるし、どれかひとつのタイプのがんに特効があるというのではない。「彼が提案しているものには非常に特効があり、副作用がほとんどあるいは全くない可能性があります。」とハーバード医科大学のゲイリー・カーハン博士は言った。彼はこの賞を作るために 2 つのヘッジファンドマネジャーと協力した。

　去年の 5 月に、(1)カーハンは民間の投資会社 Gotham Capital の 2 人のヘッジファンドマネジャーと共同で、彼らがウェブサイトと賞金つきの賞を立ち上げたと発表した。彼らが言うには、がん研究に対する国の資金援助は削減されていて、研究をするためのお金を求めるしくみは、国立衛生研究所の管理官か、特定のがんの研究にお金を払う支持団体の係官に要請するというあたりが基本になっているという。このグループは、がん研究を進歩させるということはアイディアを共有し、最初の考えを進めていくことなのだと固く信じている。ヴァルシャフスキーは、(2)がん細胞から失われ普通の健康な細胞の中で見つかる DNA に基づいて、彼のいわゆる deletion-specific targeting(DST)のアイディアを提案した。彼はこの方法が、今まで気づかれたり使われたりしてこなかった治療法を見つけ出すために、これからさらに研究されていくことを希望している。これにはがん細胞の真の弱点を見つけることも含まれる。つまり、がん細胞が潜在的に持つ、腫瘍が進行している間にも変化しない脆弱性のことである。

　(3)賞への申し込みを評価するとき、グループは、がんの専門家ではない一般の人びとを含むすべての分野からアイディアを得たいと考えた。プロジェクトの目的は、世界最古の病気のひとつの治療法を見つけるために、可能な限り多くのアイディアを集めることである。

3 〔解答〕

(A) 「島々に持ち込まれたペットの子孫である 400 匹を越える野生のネコは、ここ 10 年にわたって捕獲され、新しい飼い主にもらわれるまで検査のために動物病院に送られてきた。」

(B) Cats brought to the two big islands were abandoned when the residents were forcedly evacuated during the war.

〔出題者が求めたポイント〕
英文和訳と和文英訳

〔全訳〕

　保護活動グループは、先住の希少な鳥を保護しよう

と、小笠原諸島に住んでいる野生のネコを捕獲する活動をさらに進めようとしている。(A)島に持ち込まれたペットの子孫である 400 匹を越える野生のネコは、ここ 10 年にわたって捕獲され、新しい飼い主にもらわれるまで検査のために動物病院に送られてきた。ネコが減ることで地域の鳥の数の急激な増加がみられた。だが、まだ捕まえられていないネコは非常に用心深くなっているので、保護活動家がしかけたわなに捕まることはめったにない。東京の約 1000 キロ南にある世界遺産であるこの島の連なりは、独自の生態系を発達させてきた。(B)二つの大きな島に連れてこられたネコは、住民が戦争の間避難を強いられた時に、捨てられた。ネコたちは野生になり、クロモリバトの固有亜種などもともといた希少種の鳥の、自然の捕食者となった。

4 〔解答〕
(1) b 　(2) c 　(3) a 　(4) b 　(5) d
〔出題者が求めたポイント〕
英問英答
〔全訳〕
(1) 来週のジムのパーティーの準備はどのように進んでいますか。
　(a) あなたは来週は全く準備しないでしょう。
　(b) まだやるべきことがたくさんあります。
　(c) 準備はそれより遅れています。
　(d) ジムには全然納得できません。
(2) この方程式を教えてくれない？　ほんとに難しいんだ。
　(a) そのようにしたことできっとあなたは嬉しいでしょうね。
　(b) ごめんなさい、でもそれが私たちの方針なのです。
　(c) いいよ、どこが問題なの？
　(d) 全くどうにもしようがない。
(3) こんにちは。この 6 冊を 1 週間借りたいのですが。
　(a) すみませんが、おひとり 4 冊までなのです。
　(b) すみませんが、それを読む時間がないのです。
　(c) そのうちの 4 冊は料金がかかります。
　(d) はい。それぞれの値段はいくらですか。
(4) 夏はどうなったんだろう！　飛んで行っちゃったみたい。
　(a) まもなくどこにも飛んで行ったことがない。
　(b) 6 月がほんの昨日のことみたいだね。
　(c) たぶん次の夏も同じくらい暑いだろうね。
　(d) この前の春がどんなに楽しかったか思い出すよ。
(5) ちょっとお聞きしますが、一番近い ATM はどちらですか？
　(a) またそこに行ったのですか？
　(b) はたしてそこに行ったのかどうかよくわかりません。
　(c) いますぐ絶対お金が必要というのではないです。
　(d) 通りの向こうの薬局の隣りです。

5 〔解答〕

(1) a　(2) d　(3) a　(4) b　(5) d
(6) a

〔出題者が求めたポイント〕

正誤問題

〔英文の意味と訂正〕

(1) 「市場の状況が不安定になって、経営者たちは深刻な窮地に立たされているとわかった。」
　Giving → Given　（主語が「managers」の分詞構文）
(2) 「初めの頃に失敗したからといって、目的を目指すのをやめたりしないように。」
　stick → sticking　（from の後は動名詞）
(3) 「その計画を実行するのに5か月は短すぎる。」
　are too short → is too short　（まとまりのある時間は単数名詞扱い）
(4) 「攻撃に対して単に非難するだけでは議論の解決にはならない。」
　condemn → condemnation　（前後関係から名詞が適切）
(5) 「彼は腕を組んでソファーに横になり、すぐに眠りに落ちた。」
　fallen → fell　（全体が過去の表現なので動詞は過去形）
(6) 「1990年代の後半、世界のインターネット使用は100日ごとに倍になった。」
　late → latter　（「後半」は latter half）

6 〔解答〕

(1) c　(2) a　(3) b　(4) a　(5) a
(6) c　(7) a　(8) d　(9) b　(10) d

〔出題者が求めたポイント〕

空所補充

〔英文の意味と解法のヒント〕

(1) 弟は語学の才能があるので、プロの翻訳家になることに決めた。
　(a) 不適正　(b) 多数　(c) 才能　(d) 無限大
(2) 新薬は私たちを数百年苦しめてきた病気を減らし、あるいは除去さえするかもしれない。
　(a) （人）を苦しめる　(b) 指し示す　(c) そらす
　(d) （苦痛など）を与える
(3) 私たちは優れたエンジニアを必要としているが、そのような限られた時間で有能な人を見つけるのは簡単ではない。
　(a) 思い上がった　(b) 有能な　(c) 欠陥のある
　(d) 優柔不断な
(4) そのティーンエイジャーは父親が自分の新しい車に傷がついているのを見たら激怒するだろうと思って怖かった。
　(a) 激怒する　(b) 記憶を呼び起こす
　(c) 話の口火を切る　(d) 用心する
(5) しゃべりたい他の人たちのことを考慮して、コメントは短くしてください。
　(a) 考慮　(b) 比較　(c) 計画　(d) 協力
(6) 出席者の数は私が予想していたよりずっと多かっ

た。
　比較級の強調は much
(7) ジョンの死後、彼の財産は子どもたちの間で平等に分けられた。
　「〜の間で分ける」は divide（物）among 〜
(8) 社長はなるべく多くの会社幹部たちと工場のフロアで会いたいと言った。
　as 〜 as possible の形にする。executives（複数名詞）の前は much は不可
(9) その国の国民はずっと増えていく税の負担に直面して不穏な兆候を見せ始めた。
　(a) 判断して　(b) 直面して　(c) 賛成表明して
　(d) 感動して
(10) その社長が今日来ることになっていたら、社員たちはみんなその状況にもっと満足していただろう。
　仮定法過去

7 〔解答〕

(1) b　(2) d　(3) b　(4) b　(5) a

〔出題者が求めたポイント〕

発音の異同

数 学

解 答　28年度

1

〔解答〕

① $(x-1)^2+(y-1)^2=1$　② $\dfrac{1}{6}\pi$

〔出題者が求めたポイント〕平面図形・軌跡

(i) 2つの方程式を連立させて，m を消去させる。

(ii) $\cos\theta=\dfrac{x}{r}$ より θ の範囲を求める。

半径 r，中心角が θ の扇形の弧の長さは，$r\theta$

〔解答のプロセス〕

(i) $mx-y+1=0$ より $m=\dfrac{y-1}{x}$

$x+\dfrac{y-1}{x}y-\dfrac{y-1}{x}-2=0$

従って，$(x-1)^2+(y-1)^2=1$

(ii) また，$mx-y+1=0$ より $y=mx+1$

$x+m(mx+1)-m-2=0$

$(1+m^2)x=2$　よって，$x=\dfrac{2}{1+m^2}$

$\dfrac{1}{\sqrt{3}}\le m\le 1$ より $1\le x\le\dfrac{3}{2}$　よって，$y>1$

円の中心$(1,1)$を①，$(2,1)$ を Q とし，$m=1$ のとき
の $\angle POQ=\alpha$, $m=\dfrac{1}{\sqrt{3}}$ のときの $\angle POQ=\beta$ とする
と，P が描く弧の中心角 Q は $Q=\alpha-\beta$。半径 1 より，

$\cos\alpha=\dfrac{1-1}{1}=0$ より $\alpha=\dfrac{1}{2}\pi$

$\cos\beta=\dfrac{\frac{3}{2}-1}{1}=\dfrac{1}{2}$ より $\beta=\dfrac{1}{3}\pi$

$\theta=\dfrac{1}{2}\pi-\dfrac{1}{3}\pi=\dfrac{1}{6}\pi$

従って，曲線の長さは，$\dfrac{1}{6}\pi\cdot 1=\dfrac{1}{6}\pi$

2

〔解答〕

③ 6　④ 15　⑤ 3　⑥ 3

〔出題者が求めたポイント〕場合の数

(i) 展開図を書いて数える。展開図を書いたとき，共通
な点となるところを見きわめる。

(ii) 右図で，AとB，C
とD, EとFが正反対
にくる。従って，各々
が数字 m と n で逆に
なっても回転すると
同じになる。1～6 を
2つずつ3組に分ける。

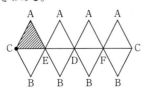

(iii) 1つをどこの面に赤を塗っても同じなので，1ヶ所赤
にして，隣りの面を1，その隣りの面を2，その隣りの
面を3，…として，それらの数字を1つ選ぶことになる。

(iv) 展開図で1ヶ所塗ってある面を左上にして，残り2ヶ
所を塗ってみる。白の面で赤の面の隣を1，次の面を
2として，回転したら同じ位置になるものを探す。

〔解答のプロセス〕

(i) 右図，展開図で複
数のA, B, Cは同
じ点となる。従って，
頂点は6個。

(ii) AとB, CとD,
EとFが逆の数字に
なっても回転すると同じになる。よって，1～6を2
つずつ3組に分ける分け方となる。

$\dfrac{{}_6C_2\cdot{}_4C_2\cdot{}_2C_2}{3!}=\dfrac{15\times 6\times 1}{6}=15$

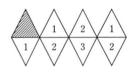

(iii) 1つの面を赤にすると，
赤面と隣りの面を1，そ
の隣りの面を2，その隣
りの面を3とする。(右図)
数字が同じものは回転さ
せると同じ位置にくる。従って，3通り。

(iv) 展開図で1ヶ所塗ってある面を左上にもってくると
残り2ヶ所を塗るのは下図のように21通りある。塗っ
てある面と隣の面を1，次の面を2とすると下図のよ
うになる。

(1) 塗ってない面がすべて1になる。
　　(③, ④, ⑨, ⑪, ⑬, ⑭, ⑯, ⑲, ⑳)
　他は2の面がでてくる。

(2) 塗ってある面と2の面がたがいちがいになる。
　　2を②としてある。(⑫, ⑮, ⑱)

(3) (2)以外で2の面がでてくる。
　　(①, ②, ⑤, ⑥, ⑦, ⑧, ⑩, ⑰, ㉑)

(1), (2), (3)のそれぞれの中では，回転すると同じにな
る。従って，3通りである。

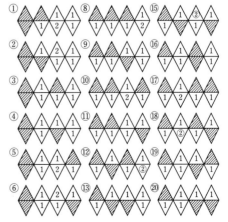

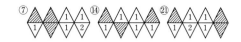

3
〔解答〕

⑦ $\dfrac{76}{15}$　⑧ $6\log 2 - 2$

〔出題者が求めたポイント〕積分法

置換積分

閉区間 $[a, b]$ で関数 $f(x)$ が連続であるとする。$x = g(t)$ とおくとき，$a = g(p)$，$b = g(q)$ で $g(t)$ が微分可能かつ $g'(t)$ が連続であるとき，

$$\int_a^b f(x)dx = \int_p^q f(g(t))g'(t)dt$$

⑦ $\sqrt{1+x} = t$ とする。　⑧ $1+x^2 = t$ とする。

$\int \log x\, dx = x\log x - x + c$（部分積分）

〔解答のプロセス〕

$\sqrt{1+x} = t$ とすると，$1+x = t^2$

$2t\dfrac{dt}{dx} = 1$　よって，$dx = 2t\,dt$

また，$x = t^2 - 1$ より $x^2 = t^4 - 2t^2 + 1$

$x = 0 \sim 3$ のとき，$t = 1 \sim 2$

$$\int_0^3 \dfrac{x^2}{\sqrt{1+x}}dx = \int_1^2 \dfrac{t^4 - 2t^2 + 1}{t} 2t\,dt$$
$$= \int_1^2 (2t^4 - 4t^2 + 2)dt$$
$$= \left[\dfrac{2}{5}t^5 - \dfrac{4}{3}t^3 + 2t\right]_1^2$$
$$= \dfrac{92}{15} - \dfrac{16}{15} = \dfrac{76}{15}$$

$1 + x^2 = t$ とすると，$\dfrac{dt}{dx} = 2x$

よって，$dx = \dfrac{dt}{2x}$

$x = 1 \sim \sqrt{3}$ のとき，$t = 2 \sim 4$

$$\int_1^{\sqrt{3}} 2x\log(1+x^2)dx = \int_2^4 2x \log t \dfrac{dt}{2x}$$
$$= \int_2^4 \log t\, dt = \left[t\log t - t\right]_2^4$$
$$= 8\log 2 - 4 - (2\log 2 - 2)$$
$$= 6\log 2 - 2$$

4
〔解答〕

⑨ $(t-2)\sqrt{6-t}$　⑩ $\dfrac{14}{3}$　⑪ $\dfrac{16}{9}\sqrt{3}$

⑫ 4　⑬ $2\sqrt{2}$　⑭ $\dfrac{56\sqrt{2}-34}{15}$

〔出題者が求めたポイント〕微分法・積分法

(i) $S(t)$ は横が $t-2$，縦が $f(x)$ の長方形の面積

(ii) $S(t)$ を微分して，増減表をつくる。

(iii) $\int_4^5 S(t)dt$ を求める。

3 と同様に $\sqrt{6-t} = x$ とおく。

〔解答のプロセス〕

(i) $S(t) = (t-2)\sqrt{6-t}$

(ii) $S'(t) = \sqrt{6-t} + (t-2)\dfrac{1}{2}(6-t)^{-\frac{1}{2}}(-1)$

$\qquad = \dfrac{2(6-t)-(t-2)}{2\sqrt{6-t}} = \dfrac{-3t+14}{2\sqrt{6-t}}$

$S'(t) = 0$ のとき，$t = \dfrac{14}{3}$

$S(4) = 2\sqrt{2}$，$S(5) = 3$　$(2\sqrt{2} < 3)$

$S\left(\dfrac{14}{3}\right) = \dfrac{8}{3}\sqrt{\dfrac{4}{3}} = \dfrac{16}{9}\sqrt{3}$

t	4		$\dfrac{14}{3}$		5
$S'(t)$		+	0	−	
$S(t)$	$2\sqrt{2}$	↗	$\dfrac{16}{9}\sqrt{3}$	↘	3

$t = \dfrac{14}{3}$ のとき，最大値 $\dfrac{16}{9}\sqrt{3}$

$t = 4$ のとき，最小値 $2\sqrt{2}$

(iii) $\int_4^5 (t-2)\sqrt{6-t}\,dt$

$\sqrt{6-t} = x$ とおく。$t = 6-x^2$

$-2x\dfrac{dx}{dt} = 1$ より　$dt = -2x\,dx$

$t = 4 \sim 5$ のとき，$x = \sqrt{2} \sim 1$

$\displaystyle\lim_{n\to\infty}\dfrac{1}{n}\sum_{k=1}^n S(t_k) = \int_4^5 (t-2)\sqrt{6-t}\,dt$

$\int_4^5 (t-2)\sqrt{6-t}\,dt = \int_{\sqrt{2}}^1 (4-x^2)x(-2x\,dx)$

$\qquad = \int_1^{\sqrt{2}} (8x^2 - 2x^4)dx$

$\qquad = \left[\dfrac{8}{3}x^3 - \dfrac{2}{5}x^5\right]_1^{\sqrt{2}}$

$\qquad = \dfrac{56\sqrt{2}-34}{15}$

5
〔解答〕

⑮ $\left(\dfrac{3}{2}\right)^{n-1}\log\dfrac{a_1}{3} + \log 3$　⑯ $a_1 = 3$

〔出題者が求めたポイント〕数列

(i) 両辺を自然対数にとる。$b_n = \log a_n$ として，$b_{n+1} - c = r(b_n - c)$ の形にすると，

$b_n - c = r^{n-1}(b_1 - c)$

(ii) ar^{n-1} は $|r|<1$，$r=1$ のとき収束する。$|r|>1$ のときは，$a=0$

〔解答のプロセス〕

(i) 両辺を自然対数にとる。$\log 3(a_{n+1})^2 = \log (a_n)^3$

よって、$2\log a_{n+1} + \log 3 = 3\log a_n$

$\log a_n = b_n$ とする。$2b_{n+1} + \log 3 = 3b_n$

より $b_{n+1} - \log 3 = \dfrac{3}{2}(b_n - \log 3)$

よって、$b_n - \log 3 = \left(\dfrac{3}{2}\right)^{n-1}(b_1 - \log 3)$

$b_1 = \log a_1$ より

$\log a_n = \left(\dfrac{3}{2}\right)^{n-1}(\log a_1 - \log 3) + \log 3$

$\qquad = \left(\dfrac{3}{2}\right)^{n-1}\log \dfrac{a_1}{3} + \log 3$

(ii) $\{a_n\}$ が収束するのは、$\dfrac{3}{2} > 1$ なので、

$\log \dfrac{a_1}{3} = 0$ のとき、$\dfrac{a_1}{3} = 1$ より $a_1 = 3$

6
〔解答〕
⑰ $2:9:4$

〔出題者が求めたポイント〕平面ベクトル
$\overrightarrow{AP}$ を $m\overrightarrow{AB} + n\overrightarrow{AC}$ の形にする。

AP を直線で結んで、BC との交点を Q とする。

BC を $t:1-t$ に内分する点を Q とすると、

$\overrightarrow{AQ} = (1-t)\overrightarrow{AB} + t\overrightarrow{AC}$

AP を $s:s-1$ に外分する点を Q とすると、

$\overrightarrow{AQ} = s\overrightarrow{AP} = s(m\overrightarrow{AB} + n\overrightarrow{AC})$

より、$\overrightarrow{AB}$, $\overrightarrow{AC}$ の係数がそれぞれ等しいことより s, t を求める。

$\triangle ABC$ の面積を S とすると、

$\triangle ABQ = tS$, $\triangle AQC = (1-t)S$

$\triangle PAB = \dfrac{1}{s}\triangle ABQ$, $\triangle PAC = \dfrac{1}{s}\triangle ACQ$

$\triangle PBC = \dfrac{s-1}{s}\triangle ABC$

〔解答のプロセス〕

$-9\overrightarrow{AP} + 4(\overrightarrow{AB} - \overrightarrow{AP}) + 2(\overrightarrow{AC} - \overrightarrow{AP}) = 0$

よって、$\overrightarrow{AP} = \dfrac{4}{15}\overrightarrow{AB} + \dfrac{2}{15}\overrightarrow{AC}$

AP を直線で結んで、BC と
の交点を Q とする。

$BQ:QC = t:1-t$ とする。

(Q は内分点)

$\overrightarrow{AQ} = \overrightarrow{AB} + t\overrightarrow{BC}$

$\qquad = (1-t)\overrightarrow{AB} + t\overrightarrow{AC}$

$AQ:QP = s:s-1$ とする。

(Q は外分点)

$\overrightarrow{AQ} = s\overrightarrow{AP} = \dfrac{4}{15}s\overrightarrow{AB} + \dfrac{2}{15}s\overrightarrow{AC}$

$\overrightarrow{AB} \not\parallel \overrightarrow{AC}$ より $1-t = \dfrac{4}{15}s$, $t = \dfrac{2}{15}s$

$1 - \dfrac{2}{15}s = \dfrac{4}{15}s$ より $s = \dfrac{5}{2}$, $t = \dfrac{1}{3}$

$\triangle ABC = S$ とすると、

$\triangle ABQ = \dfrac{1}{3}S$, $\triangle ACQ = \dfrac{2}{3}S$

$S_1 = \triangle PAB = \dfrac{2}{5}\triangle ABQ = \dfrac{2}{15}S$

$S_2 = \triangle PBC = \dfrac{3}{5}\triangle ABQ + \dfrac{3}{5}\triangle ACQ$

$\qquad = \dfrac{3}{15}S + \dfrac{6}{15}S = \dfrac{9}{15}S$

$S_3 = \triangle PCA = \dfrac{2}{5}\triangle ACQ = \dfrac{4}{15}S$

$S_1 : S_2 : S_3 = \dfrac{2}{15}S : \dfrac{9}{15}S : \dfrac{4}{15}S = 2:9:4$

物　理

解答　28年度

1

〔解答〕

(1) $\sqrt{v_0^2 - 2gh_1}$　　(2) $h_1 - \dfrac{1}{2}g(t-t_1)^2$

(3) $\sqrt{v_0^2 - 2gh_2} \cdot (t-t_2)$　　(4) $\sqrt{2g(h_1+h_2)}$

〔出題者が求めたポイント〕

重力による運動，水平投射

〔解答のプロセス〕

(1) 点 P_1 での小球 A の速さを v_1 とすると，力学的エネルギー保存則より

$$\frac{1}{2}mv_0^2 = \frac{1}{2}mv_1^2 + mgh_1$$

$$\therefore \quad v_1 = \sqrt{v_0^2 - 2gh_1} \quad \cdots(答)$$

(2) y 方向は重力による運動だから，A の y 座標 y_A は

$$y_A = h_1 - \frac{1}{2}g(t-t_1)^2 \quad \cdots(答)$$

(3) 点 P_2 での小球 B の速さを v_2 とすると，力学的エネルギー保存則より

$$\frac{1}{2}mv_0^2 = \frac{1}{2}mv_2^2 + mgh_2$$

$$\therefore \quad v_2 = \sqrt{v_0^2 - 2gh_2}$$

x 方向には等速で運動するから，B の x 座標 x_B は

$$x_B = v_2(t-t_2) = \sqrt{v_0^2 - 2gh_2} \cdot (t-t_2) \quad \cdots(答)$$

(4) 小球 A，B がともに x 軸上に達する時刻を t_0 とすると，A，B の y 座標 y_A，y_B について

$$y_A = h_1 - \frac{1}{2}g(t_0-t_1)^2 = 0 \quad \cdots\cdots①$$

$$y_B = h_2 - \frac{1}{2}g(t_0-t_2)^2 = 0 \quad \cdots\cdots②$$

また，このとき A，B の x 座標が等しいことより

$$\sqrt{v_0^2 - 2gh_1} \cdot (t_0-t_1) = \sqrt{v_0^2 - 2gh_2} \cdot (t_0-t_2)$$
$$\cdots\cdots③$$

①，②より

$$t_0 - t_1 = \sqrt{\frac{2h_1}{g}}, \quad t_0 - t_2 = \sqrt{\frac{2h_2}{g}}$$

③に代入して

$$\sqrt{(v_0^2 - 2gh_1)\frac{2h_1}{g}} = \sqrt{(v_0^2 - 2gh_2)\frac{2h_2}{g}}$$

$$\therefore \quad v_0^2(h_1 - h_2) = 2g(h_1^2 - h_2^2)$$

よって，$h_1 > h_2$ より

$$v_0 = \sqrt{2g(h_1+h_2)} \quad \cdots(答)$$

2

〔解答〕

(1) $\dfrac{\sin\theta_i}{\sin\theta_t} = \dfrac{V_1}{V_W}$

(2) 平凸レンズの条件：$\theta_i < \theta_t$

　　平凹レンズの条件：$\theta_i > \theta_t$

　　条件に合うレンズ：平凹レンズ

距離 CF：$\dfrac{h}{\tan(\theta_i - \theta_t)}$

(3) $\dfrac{nr}{n-1}$

〔出題者が求めたポイント〕

レンズを通る波の進み方

〔解答のプロセス〕

(1) 屈折の法則より

$$\frac{\sin\theta_i}{\sin\theta_t} = \frac{V_1}{V_W} \quad \cdots(答)$$

(2) 音波がレンズの軸方向に屈折するには，平凸レンズの場合は，$\theta_i < \theta_t$，平凹レンズの場合は $\theta_i > \theta_t$ でなければならない。

　ここで，音波の速さの関係は $V_1 > V_W$ であるから，$\theta_i > \theta_t$ である。したがって，条件に合うのは平凹レンズ。

　平凹レンズの図で，音波とレンズの軸との交点 F について，$\angle BFC = \theta_i - \theta_t$ より

$$\frac{\overline{BC}}{\overline{CF}} = \tan(\theta_i - \theta_t)$$

$$\therefore \quad \overline{CF} = \frac{h}{\tan(\theta_i - \theta_t)} \quad \cdots(答)$$

(3) θ_i，θ_t が十分小さいとき，①式より

$$h \fallingdotseq r\theta_i \quad \therefore \quad \theta_i \fallingdotseq \frac{h}{r}$$

②式より音速の比 n は

$$n = \frac{V_1}{V_W} = \frac{\sin\theta_i}{\sin\theta_t} \fallingdotseq \frac{\theta_i}{\theta_t} \quad \therefore \quad \theta_t \fallingdotseq \frac{\theta_i}{n} = \frac{h}{nr}$$

$$\therefore \quad \overline{CF} \fallingdotseq \frac{h}{\theta_i - \theta_t} = \frac{nr}{n-1} \quad \cdots(答)$$

3

〔解答〕

(1) 電場：$\dfrac{V}{d}$　　力：$\dfrac{qV}{d}$　　時間：$d\sqrt{\dfrac{m}{qV}}$

(2) 位置：$\dfrac{qVL^2}{2mdv_0^2}$　　速さ：$\dfrac{qVL}{mdv_0}$

　　仕事：$\dfrac{q^2V^2L^2}{2md^2v_0^2}$

(3) 磁束密度：$\dfrac{V}{dv_0}$

　　方向：紙面に垂直に裏から表の向き

(4)

極板に衝突しない条件：$t_0 < d\sqrt{\dfrac{m}{2qV_0}}$

〔出題者が求めたポイント〕
電磁場中の荷電粒子の運動

〔解答のプロセス〕

I)(1) 電位差 V が極板間距離 d の間に生じているから電場の強さ E は

$$E = \frac{V}{d} \quad \cdots（答）$$

電荷 q の粒子が電場から受ける力 F_E は

$$F_E = qE = \frac{qV}{d} \quad \cdots（答）$$

粒子の y 方向の加速度を a とすると，運動方程式は

$$ma = \frac{qV}{d} \quad \therefore \quad a = \frac{qV}{md}$$

y 方向に $0.5d$ 進むのにかかる時間を t_1 とすると

$$0.5d = \frac{1}{2}at_1^2$$

$$\therefore \quad t_1 = \sqrt{\frac{d}{a}} = d\sqrt{\frac{m}{qV}} \quad \cdots（答）$$

(2) 粒子は x 方向には v_0 の等速で運動する。よって，x 方向に距離 L だけ進むのにかかる時間を t_2 とすると

$$t_2 = \frac{L}{v_0}$$

したがって，$x = L$ のときの y 座標は

$$y = \frac{1}{2}at_2^2 = \frac{qVL^2}{2mdv_0^2} \quad \cdots（答）$$

このときの y 方向の速度成分 v_y は

$$v_y = at_2 = \frac{qVL}{mdv_0} \quad \cdots（答）$$

電場による力 F_E の方向に距離 y だけ進んだから，電場がした仕事 W は

$$W = F_E y = \frac{q^2V^2L^2}{2md^2v_0^2} \quad \cdots（答）$$

(3) 粒子が磁束密度 B の磁場中を速さ v_0 で運動するとき，ローレンツ力 $F_L = qv_0B$ を受ける。粒子が x 軸上を運動するとき，電場による力 F_E とローレンツ力 F_L がつり合っているから

$$\frac{qV}{d} = qv_0B \quad \therefore \quad B = \frac{V}{dv_0} \quad \cdots（答）$$

ローレンツ力は y 軸の負の向きに働けばよいから，フレミング左手の法則を用いて，磁場の向きは紙面に垂直に裏から表の向き。 $\cdots$（答）

II)(4) 電圧が $+V_0$ のとき極板 A 側が高電位であるから，電場による力の向きは y 軸の負の向きとなる。このとき，粒子の加速度を a' として運動方程式より

$$ma' = -\frac{qV_0}{d} \quad \therefore \quad a' = -\frac{qV_0}{md}$$

よって，$0 < t < t_0$ における速度 v は

$$v = a't = -\frac{qV_0}{md}t$$

となり，速度は 0 から減少して $t = t_0$ で $v = -\dfrac{qV_0}{md}t_0$

となる。また，$t_0 < t < 3t_0$ では加速度は y 軸の正の向きとなり，速度は増加する。以上の考察から〔解答〕の図のようになる。

粒子が原点 O から最も離れるのは $t = 2t_0$ のときで，このときの y 座標は $0 < t < 2t_0$ におけるグラフの面積から

$$y = -\frac{1}{2} \cdot 2t_0 \cdot \frac{qV_0t_0}{md} = -\frac{qV_0t_0^2}{md}$$

よって，極板 B に衝突しない条件は

$$\frac{qV_0t_0^2}{md} < 0.5d$$

$$\therefore \quad t_0 < d\sqrt{\frac{m}{2qV_0}} \quad \cdots（答）$$

化　学

解答　28年度

1

〔解答〕

(1) (エ) $2KClO_3 \longrightarrow 2KCl + 3O_2$　（MnO_2 は触媒なので，書かない）

(オ) $Na_2SO_3 + H_2SO_4 \longrightarrow Na_2SO_4 + H_2O + SO_2$

(カ) $3Cu + 8HNO_3 \longrightarrow 3Cu(NO_3)_2 + 4H_2O + 2NO$

(2) HF

(3) (c) （下方置換）

(4) 2.8×10 (mL)

(5) $2H_2S + SO_2 \longrightarrow 3S + 2H_2O$

(6)
$$CH_2-O-NO_2$$
$$|$$
$$CH-O-NO_2$$
$$|$$
$$CH_2-O-NO_2$$

(7) メタン，無極性分子

〔出題者が求めたポイント〕

気体の発生と捕集，水素結合，酸化還元反応などに関する総合的な問題

〔解答のプロセス〕

(1) (ア) $NaCl + H_2SO_4 \longrightarrow NaHSO_4 + HCl$（気体 A）

(イ) $FeS + 2HCl \longrightarrow FeCl_2 + H_2S$（気体 B）

(ウ) $CaF_2 + H_2SO_4 \longrightarrow CaSO_4 + 2HF$（気体 C）

(エ) O_2（気体 D）　(オ) SO_2（気体 E）　(カ) NO（気体 F）

(キ) $CH_3COONa + NaOH$
$$\longrightarrow Na_2CO_3 + CH_4$$（気体 G）

(2) 沸点は，分子量が大きいほど，また水素結合の強いほど高い。HCl の分子量(36.5) > HF(20) の分子量，HF の水素結合 > HCl の水素結合。液体の HF は水素結合で，いくつもの分子が結合しており，水素結合の効果の方が大きいので，HF の沸点 > HCl の沸点。ハロゲン化水素の沸点は次のようである。

$HF(20℃) > HI(-35℃)$
$> HBr(-67℃) > HCl(-85℃)$

(3) HF は水に溶ける。また，常温付近では $(HF)_2$ のように，水素結合で 2 分子が会合している。$(HF)_2$ の分子量 40 は空気の分子量 29 より大きいので，下方置換で捕集する。

(4) （還元剤）$SO_2 + 2H_2O \longrightarrow SO_4^{2-} + 4H^+ + 2e^-$
$$\cdots\cdots①$$

（酸化剤）$MnO_4^- + 8H^+ + 5e^- \longrightarrow Mn^{2+} + 4H_2O$
$$\cdots\cdots②$$

①×5 + ②×2 で，e^- を消去し，両辺から同じ物質をとれるだけ除く。

$5SO_2 + 2MnO_4^- + 2H_2O$
$$\longrightarrow 5SO_4^{2-} + 2Mn^{2+} + 4H^+$$

また，SO_2 と反応した $KMnO_4$ は

$$0.0150 \times \left(\frac{50.0}{1000}\right) - 2.50 \times 10^{-3} = 5.00 \times 10^{-4} \text{ (mol)}$$

SO_2 を a (mol) とすると，反応式から

$a : (5.00 \times 10^{-4}) = 5 : 2$　　$a = 1.25 \times 10^{-3}$ (mol)

$1.25 \times 10^{-3} \times 22.4 \times 10^3 = 28.0$ (mL)…（答）

(5) （還元剤）$H_2S \longrightarrow S + 2H^+ + 2e^-$　……③

（酸化剤）$SO_2 + 4H^+ + 4e^- \longrightarrow S + 2H_2O$　……④

注，この場合，SO_2 は酸化剤として作用する。

③×2 + ④で e^- を消去し，両辺から同じ物質をとれるだけ取り除く。

$$2H_2S + SO_2 \longrightarrow 3S + 2H_2O$$

(6) ニトログリセリンは，グリセリンの硝酸エステル。

$$
\begin{array}{l}
CH_2-OH \\
| \\
CH-OH \\
| \\
CH_2-OH
\end{array}
+ 3HONO_2 \longrightarrow
\begin{array}{l}
CH_2-O-NO_2 \\
| \\
CH-O-NO_2 \\
| \\
CH_2-O-NO_2
\end{array}
+ 3H_2O
$$

(7) メタン分子は C-H 間の電気的な偏り（結合の極性）が打ち消されるので，無極性分子である。

2

〔解答〕

(1) アルコール A：2-ブタノール

化合物 B：エチルメチルケトン（2-ブタノン）

(2)
$$
\begin{array}{l}
CH_3-CH_2-CH-CH_3 \\
\quad\quad\quad | \\
\quad\quad\quad OH
\end{array}
+
\begin{array}{l}
CH_3-C-OH \\
\quad\quad || \\
\quad\quad O
\end{array}
$$
$$
\longrightarrow
\begin{array}{l}
CH_3-CH_2-CH-CH_3 \\
\quad\quad\quad\quad | \\
\quad\quad\quad\quad O-C-CH_3 \\
\quad\quad\quad\quad\quad\quad || \\
\quad\quad\quad\quad\quad\quad O
\end{array}
+ \quad H_2O
$$

(3) 化合物 D：シス-2-ブテン

化合物 E：トランス-2-ブテン

（D と E は逆でも良い）

化合物 F：1-ブテン　　化合物 G：2-ブロモブタン

〔出題者が求めたポイント〕

鎖式アルコールの構造決定，酸化，脱水，付加に関する基本的な問題

〔解答のプロセス〕

(1) 元素組成を求める。$CO_2 = 44$　$H_2O = 18$

$$C : 8.8 \times \left(\frac{12}{44}\right) = 2.4 \text{ (mg)}$$

$$H : 4.5 \times \left(\frac{2}{18}\right) = 0.5 \text{ (mg)}$$

$$O : 3.7 - (2.4 + 0.5) = 0.8 \text{ (mg)}$$

$$C : H : O = \left(\frac{2.4}{12}\right) : \left(\frac{0.5}{1.0}\right) : \left(\frac{0.8}{16}\right) = 4 : 10 : 1$$

$C_4H_{10}O$（式量 = 74）

分子量 74 から，これは分子式でもある。

アルコールは 4 種。

(a) $CH_3CH_2CH_2CH_2OH$：1-ブタノール

(b) $CH_3CH_2C^*H(OH)CH_3$：2-ブタノール…化合物 A

(c) $CH_3CH(CH_3)CH_2OH$：2-メチルプロパノール

(d) $CH_3C(CH_3)_2OH$：2-メチル-2-プロパノール

このうち不斉炭素 C^* があるのは(b)。

(b)は第二級アルコールで，酸化するとケトンを生成する。二クロム酸カリウムの硫酸酸性溶液は酸化剤。

$$CH_3CH_2CH(OH)CH_3 \longrightarrow (酸化 \quad -2H)$$
$$\longrightarrow CH_3CH_2COCH_3：エチルメチルケトン\cdots化合物 B$$

(2) エステル化の反応。

$$CH_3CH_2CH(OH)CH_3 + CH_3COOH \longrightarrow エステル化$$

$$\longrightarrow \begin{array}{c} CH_3CH_2CHCH_3 \\ | \\ OCOCH_3 \end{array} + H_2O$$

(3) 脱水は OH と OH の結合した隣りの C(C^1 または C^3)から H_2O がとれるので2つのパターンがある。

$$CH_3C^3H_2C^2H(OH)C^1H_3$$

① C^2 と C^1 で脱水 $\longrightarrow CH_3CH_2C^2H = C^1H_2\cdots$化合物 F

② C^3 と C^2 で脱水 $\longrightarrow CH_3C^3H = C^2HCH_3$
$$\cdots化合物 D と E$$

②のパターンでは，シス，トランスの立体異性体がある。

化合物 F に H-Br が付加するときは，H の多い C(この場合は C^1)に H が，H の少ない C(この場合は C^2)に Br が付加する。つまり，H の多い方はより H が多くなる(マルコフニコフの法則)。よって化合物 G は

$$CH_3CH_2CHBrCH_3：2-ブロモブタン$$

❸

〔解答〕

(1) 1.2 (L)

(2) $CO + 2H_2 \longrightarrow CH_3OH$

(3) (a) 9.0×10^{-1} (mol) (b) 5.2×10 (L²/mol²)

(4) (a) 8.0×10^{-2} (mol) (b) 9.5×10^{-1} (mol)

(5) 気体分子どうしに引力が働く。気体自身にも体積があり，運動できる空間が少なくなる。

〔出題者が求めたポイント〕

理想気体の化学平衡・平衡定数に関する基本的な問題

〔解答のプロセス〕

(1) 気体は合計 3.0 mol。理想気体の状態方程式から
$$(1.0 \times 10^7) \times V = 3.0 \times (8.3 \times 10^3) \times 480$$
$$V = 1.19 (L) = 1.2 (L)\cdots答$$

(2) メタノールの工業的合成法。

(3) (a) メタノールが x (mol)生成するとき，CO は x (mol)，H_2 は $2x$ (mol)減少する。

$$CO \qquad +2H_2 \qquad \longrightarrow CH_3OH$$
$$(1.0-x) (mol) \quad (2.0-2x) (mol) \qquad x (mol)$$

また，同温，同圧では気体の体積は物質量に比例する。平衡後の体積が 40% になったと言うことは，物質量が 40% になったと言うこと。よって

$$(1.0-x) + (2.0-2x) + x = 3.0 \times \left(\frac{40}{100}\right)$$
$$x = 0.90(mol)\cdots(a)の答$$

(b) 平衡後の体積：$1.2 \times \left(\frac{40}{100}\right) = 0.48$ (L)

また，CO：$1.0 - 0.90 = 0.10$ (mol)
H_2：$2.0 - 2 \times 0.90 = 0.20$ (mol)

$$平衡定数：K = \frac{\left(\dfrac{0.90}{0.48}\right) (mol/L)}{\left(\dfrac{0.10}{0.48}\right)\left(\dfrac{0.20}{0.48}\right)^2 (mol^3/L^3)}$$

$$= 51.8 (L^2/mol^2) = 5.2 \times 10 (L^2/mol^2)$$
$$\cdots(b)の答$$

(4) (a) CO を y (mol)加え，そのうち z (mol)反応し，平衡になったとする。

$$CO：0.10 + y - z \quad (mol)$$
$$H_2：0.20 - 2z \quad (mol)$$
$$CH_3OH：z \quad (mol)$$

ここで，分圧は体積一定(1.0 L)では，物質量に比例する。 $z = 2 \times (0.20 - 2z)$ $z = 0.08$ (mol)$\cdots$(a)の答

(b) CO：$0.02 + y$ (mol) H_2：0.04 (mol)
$CH_3OH：0.08$ (mol)

$$K = \frac{\left(\dfrac{0.08}{1.0}\right) (mol/L)}{\left(\dfrac{0.02+y}{1.0}\right) \times \left(\dfrac{0.04}{1.0}\right)^2 (mol^3/L^3)}$$

$$= 5.2 \times 10 (L^2/mol^2)$$
$$y = 0.946 (mol) = 9.5 \times 10^{-1} (mol)\cdots(b)の答$$

(5) 理想気体の状態方程式は「分子には大きさがなく，分子どうしには力が働かず自由に飛び回ることができる」と言う条件で成立する。

実在する気体は大きさがあり，その分飛び回われる空間は狭くなる。また，極性分子などは相互に引力が働き，自由には飛び回れない。解答にあたっては，分子の大きさと分子間の相互作用を指摘するのが要点となる。

❹

〔解答〕

(1) (ア) 陽(イオン) (イ) ペプチド
(ウ) 並び方(配列順序) (エ) 水素

(2) システイン

$$\begin{array}{c} & & O \\ & & \| \\ HS-CH_2-C^*H-C-O^- \\ & | \\ & NH_3^+ \end{array}$$

(3) グリシン

(4) キサントプロテイン反応

(5) 3.5×10(％)

〔出題者が求めたポイント〕

アミノ酸，タンパク質に関する基本的な問題

〔解答のプロセス〕

(1) α-アミノ酸の一般式 $\begin{array}{c} R-CH-COOH \\ | \\ NH_2 \end{array}$

(ア) 酸性溶液中ではアミノ基が H^+ に中和され，陽イオンとなっている。$R-CH(NH_3^+)-COOH$

(イ) アミノ基とカルボキシ基が脱水縮合することにより，タンパク質(ポリペプチド)となる。この$-NHCO-$結合は一般的にはアミド結合と言われるが，タンパ

ク質ではペプチド結合と言う。

HOOC-(アミノ酸A)-NH$_2$＋HOOC-(アミノ酸B)-NH$_2$

—→ -CO-(アミノ酸A)-NHCO-(アミノ酸B)-NH-＋H$_2$O

(ウ) アミノ酸の結合順序（並び方）はタンパク質により決まっている。これを一次構造と言う。

(エ) ペプチド結合しているタンパク質分子同士は，NHとCOとの間に水素結合が生成する。これを二次結合と言い，α-ヘリックス構造やβ-シート構造がある。

(2) α-アミノ酸は炭素原子にNH$_2$とCOOHが結合した構造をもつので，C$_3$H$_7$NO$_2$Sの分子式からこれらの原子を除くと，-CH$_2$SHが残り，2分子の-SH間でジスルフィド結合-S-S-をつくることができる。

(3) アミノ酸はR-C*H(NH$_2$)-COOHのC*が不斉炭素で，光学異性体を持つ。ただ，RがHの時は不斉炭素とならないので，光学異性体はない。最も構造が簡単なグリシンがこれに相当する。

(4) キサントプロテイン反応では，タンパク質を構成するベンゼン環をもつアミノ酸はHNO$_3$で黄色となり，アルカリでさらに橙黄色に変化する。フェニルアラニンなど。

(5) NH$_3$（分子量 17.0）

発生したNの質量：$\left(\dfrac{0.34}{17.0}\right) \times 14 = 0.28$ (g)

タンパク質の質量をx (g)とすると

$$x \times \left(\dfrac{16}{100}\right) = 0.28 \text{ (g)} \qquad x = 1.75 \text{ (g)}$$

$$\left(\dfrac{1.75}{5.0}\right) \times 100 = 35 = 35 \, (\%) \cdots 答$$

生 物

解答

28年度

1

〔解答〕

問1　ア 内胚葉　イ 中胚葉

問2　(a)　(b)　(d)

問3　前胃間充織は前胃上皮，砂嚢上皮の両方に働きかけて腺構造を形成させ ECPg を発現させるように作用し，砂嚢間充織は前胃上皮と砂嚢上皮の両方に働きかけ cSP を発現させるように作用する。(89字)

〔出題者が求めたポイント〕

出題分野：発生の仕組み

問1　消化管の内壁は内胚葉性であり，その外側の結合組織や内臓筋などは中胚葉性である。

問2　管状の構造とは腸管のことである。腸管は前部・中部・後部からなり，それぞれ分化する器官が異なる。(a)の甲状腺・(b)の肺・(d)の肝臓は，腸管前部から分化する器官である。この他，腸管前部からはえら・中耳・気管・食道・胃・すい臓も分化する。また，腸管中部からは小腸の内面上皮が，後部からは大腸の内面上皮や膀胱が分化する。(c)の心臓は中胚葉由来の側板から分化する。(e)の腎臓は中胚葉由来の腎節から分化する。(f)の脊髄は外胚葉由来の神経管から分化する。

問3　実験(1)(3)から，前胃間充織は前胃・砂嚢上皮の両方に ECPg を発現させるように作用することがわかる。実験(2)(4)から，砂嚢間充織は，前胃・砂嚢上皮の両方に ECPg を発現させず，cSP を発現させるように作用することがわかる。

2

〔解答〕

問1　(1)極性移動　　(2)平衡石　　(3)感覚毛

問2　(ア)エチレン　　(イ)アブシシン酸　(ウ)エチレン
　　　(エ)フロリゲン　(オ)アブシシン酸
　　　(カ)ジャスモン酸

問3　エンドサイトーシス(飲食作用)

問4　インスリンは細胞膜を通過できないため，細胞膜上に存在する。(29字)

〔出題者が求めたポイント〕

出題分野：植物ホルモン　ホルモン

問1　(1)オーキシンは先端部から基部側へ一方向的に移動する。これをオーキシンの極性移動という。(2)(3)内耳には，重力の方向を感じる前庭がある。前庭に存在する感覚細胞の感覚毛は，ゼリー状の物質に覆われており，このゼリー状の物質の上部には，平衡石(炭酸カルシウムの結晶)が多数存在する。体が傾くことで，平衡石が移動し，それに伴って感覚毛が屈曲し，重力刺激を感じることができる。

問2　多くの植物ではエチレンが存在すると，セルロース繊維が細胞壁の表面で縦方向に合成され，細胞の縦方向の伸長成長を抑制する。すなわち，横方向の伸長

成長を促すことになり，茎の肥大成長につながる。逆に，ジベレリンやブラノシステロイドが存在すると，細胞の横方向にセルロース繊維が合成され，縦方向の伸長成長を促すことになる。

食害を受けた葉の師部では，植物ホルモンであるシステミンが合成される。システミンは細胞内に取り込まれ，ジャスモン酸の合成を誘導する。細胞内で合成されたジャスモン酸は，タンパク質分解酵素阻害物質の合成を誘導する。タンパク質分解酵素を摂食した生物は，十分にタンパク質を分解できず，栄養吸収に支障をきたすため，摂食しなくなる。また，ジャスモン酸から合成される揮発性物質は，周囲の植物に同様の防御機構を誘導すると考えられている。

問3　細胞膜を通り抜けることが出来ない物質を細胞膜ごと取り込むことをエンドサイトーシスと言う。取り込む物質が大きい場合は食作用(ファゴサイトーシス)といい，白血球の異物処理の過程等で見られる。取り込む物質が微粒子のように小さい，または液体の場合は飲作用(ピノサイトーシス)といい，多くの細胞で見られる。

問4　インスリンはタンパク質(構成するアミノ酸が比較的少数であるためペプチドとして扱う場合もある)からなるホルモンであるため，細胞膜を通過することができない。そのため，細胞膜上にインスリン受容体が存在する。また，ステロイド系のホルモンは細胞膜を通過できるため，細胞内に受容体が存在する。

3

〔解答〕

問1　(1)原核生物　(2)ミトコンドリア　(3)葉緑体
　　　(4)共生説　(5)塩基配列
　　　(6)rRNA(リボソーム RNA)
　　　(7)細菌(バクテリア)　(8)古細菌(アーキア)
　　　(9)3ドメイン

問2　・ミトコンドリアや葉緑体は独自の DNA を持つ。
　　　・ミトコンドリアや葉緑体のリボソームは原核生物と同様の大きさのリボソームを持つ。
　　　・ミトコンドリアや葉緑体は二重膜で覆われている。
　　　上記から2つ

問3　(8)

〔出題者が求めたポイント〕

出題分野：進化

問1　ウーズは rRNA の塩基配列の解析などから，分類学上の界よりも上位のグループとしてドメインを提唱した。これによると，生物は細菌(バクテリア)・古細菌(アーキア)・真核生物(ユーカリア)の3ドメインに分けられる。

問2　ミトコンドリアのゲノムは α プロテオバクテリ

アと，葉緑体のゲノムはシアノバクテリアのゲノムと酷似しており，代謝経路にも類似点が見られる。リボソームの大きさの指標としてS(スベドベリ)がある。Sは沈降係数の単位で大きいほど密度が大きい。真核細胞のリボソームは80Sと大きいが，原核細胞・ミトコンドリア・葉緑体のリボソームは70Sと小さい。また，一部の藻類の葉緑体にはシアノバクテリアの細胞壁に見られるペプチドグリカン層が見られる。

問3　真核生物ドメインは，細菌ドメインよりも古細菌ドメインと多くの共通点が見られる。そのため，古細菌ドメインの方が真核生物ドメインに近縁であると考えられている。

4

〔解答〕

問1　(1) 中脳　(2) 小脳　(3) 延髄　(4) 視床下部
　　　(5) 末梢神経　(6) 体性神経　(7) 自律神経
　　　(8) 反射　(9) 反射弓　⑽ 反射中枢

問2　(1) C　(2) D　(3) E

問3　アセチルコリン

問4　ア　受容器　イ　効果器

問5　脊髄：屈筋反射・膝蓋腱反射(伸長反射)
　　　脳幹：瞳孔反射・咳反射(咳嗽反射)　などからそ
　　　　　　れぞれ1つ。

〔出題者が求めたポイント〕

出題分野：中枢神経系

問1　ヒトの脳は，大脳・中脳・間脳・小脳・延髄からなり，それぞれ中枢としての働きを持っている。大脳は感覚・随意運動・記憶・判断・本能行動・欲求などの中枢として働く。中脳は，姿勢の保持・眼球反射・瞳孔調節の中枢として働く。小脳は，運動の調節・体の平衡維持の中枢として働く。間脳は，視床と視床下部からなり，自律神経系や体温・血圧調整の中枢として働く。延髄は脳幹とも呼ばれ，心臓の拍動や呼吸運動といった生命の維持に直接関与する中枢である。

　　　ヒトの神経系は脳・脊髄の中枢神経系と，末梢神経系から成る。末梢神経系は，随意運動に関与する体性神経系と，恒常性の維持に関わる不随意な機能に関与する自律神経系に分けられる。

　　　反射は興奮が大脳を経由することなく，感覚神経—反射中枢—運動神経という経路で起こる。この経路のことを反射弓と言う。

問3　副交感神経末端から分泌される神経伝達物質はアセチルコリンである。また，交感神経末端からはノルアドレナリンが分泌されるが，汗腺においてはアセチルコリンが分泌される。

問4　反射経路において，刺激はまず受容器によって受容され興奮が生じる。興奮は感覚神経を経て，反射中枢である脊髄や中脳，延髄に伝達される。その後運動神経を経て効果器へと伝達され，反応として現れる。反射中枢が脊髄にある反射を脊髄反射，中脳や延髄にある反射を脳幹反射と言う。

問5　膝蓋腱反射(伸長反射)は，膝の腱を叩くことで生じる反射である。屈筋反射は熱いものに手を触れた時などに思わず手を引っ込めるなど，屈筋の収縮によって起こる反射のことである。膝蓋腱反射は単シナプス反射，屈筋反射は多シナプス反射である。

　　　瞳孔反射は，網膜で受容した光刺激が，中脳を通って瞳孔を収縮させる筋肉へ伝えられて起こる。そのため，瞳孔反射の中枢は中脳である。また，咳反射(咳嗽反射)の中枢は延髄である。

平成27年度

問 題 と 解 答

平成27年度

英　語

問題　　27年度

1　次の英文を読んで，下記の問いに答えよ。

Imagine a future with no sporting events for paralyzed people, a future in which there is no need, as all the would-be competitors have been cured. This scenario, laughable just a few decades ago, is no longer far-fetched, experts say. Bit by bit, important progress is being made in understanding and tackling aspects of paralysis.

Some believe the time is fast approaching when the major (　1　) problems arising from paralysis — bowel, bladder and sexual dysfunction, breathing complications, declining muscle tone and low bone density — will be treatable, probably through a combination of drugs, cell replacement, physical training and electronic aids. Encouraging signs are also emerging in the quest for the ultimate goal: restoring function to paralyzed limbs.

Paralysis, full or partial, happens when a message from the brain gets lost on its way to the muscles, blocked by illness or damage to the spinal highway.

As recently as 20 years ago, researchers focused not on a cure, but simply on making the person comfortable. "There was a belief that you are born with a certain number of neurons and when they die, they die," said Mark Bacon, research director at Spinal Research, a U.K. charity. That thinking has been swept away, although the available (　2　) remain unchanged. The only licensed treatment is physical rehabilitation, which is useful but limited.

In the lab, though, extraordinary experiments are taking place. These include cell replacement and regeneration, spinal scar-tissue removal, electric muscle stimulation and brain-computer connections. Some are in (　3　) trials — the long process of testing a new drug or medical technique for safety and effectiveness. One promising innovation involves replacing or revitalizing dead or damaged central nervous system cells using stem cells, including cells controversially harvested from *embryos. "We are hopeful of a breakthrough," said Martin McGlynn, president of StemCells Inc., which implants human neural stem cells directly into the spines of paralyzed trial patients. "This therapy has the potential to provide a long-lasting benefit."

The last three years have also seen exciting developments in electrical spinal stimulation. This process bypasses attempts to link the brain to muscles, instead using *electrodes to revive the relatively autonomous nerve networks of the lower spine directly. Some experiments have shown paralyzed people stand on their own two feet and regain limited movement, though apparently no feeling. Some individuals regained varying (　4　) of bladder control and sexual function — a patient population for whom it was always believed that nothing could be done. Among the most thrilling work, though expensive and invasive, is in brain-computer interfaces — using electrodes to read the (　5　) of the brain to make a movement and relaying that message to muscles to enact it. "The brain-machine interface is a promising field, and we are taking the first, uncertain steps," said Nathanael Jarrasse, a robot specialist at the French National Centre for Scientific Research.

As many as 500,000 people per year suffer spinal cord injuries — one of the main causes of paralysis, according to the World Health Organization (WHO).

What are the chances of a cure? Experts believe the answer will be a combination of treatments. Doctors would likely administer a "neuroprotectant" drug as soon as possible after injury to reduce the death of precious nerve cells, said Bacon. This could be followed by a drug to encourage the rerouting of broken nerve connections. Next could be cell replacement therapy to reverse whatever damage could not be stopped. "We are at the beginning of the journey in the same way cancer was 20 or 30 years ago, where we have the prospects of treatments that will improve the outcome, and with time we will refine those," said Bacon.

*embryo　受精卵　　　*electrode　電極

1. 本文の空所（　1　）〜（　5　）に入れるのに最も適切な語を，下記の(a)〜(d)からそれぞれ1つずつ選び，その記号をマークせよ。

(1) (a) elementary　　(b) primary　　(c) secondary　　(d) binary

(2) (a) motions　　(b) options　　(c) potions　　(d) notions

(3) (a) conical　　(b) cervical　　(c) critical　　(d) clinical

(4) (a) digests　　(b) digress　　(c) degrees　　(d) decrees

(5) (a) intent　　(b) element　　(c) implement　　(d) filament

2. 本文の内容と最もよく適合するものを下記の(a)〜(g)から<u>3つ</u>選び，その記号をマークせよ。

(a) Both full and partial paralysis are widely recognized to be main causes of spinal cord injuries.

(b) Health problems caused by paralysis may become increasingly treatable through medication and physical training.

(c) Despite the cost, experts are cautiously optimistic about the use of electrodes in treating spinal cord injuries.

(d) As in the past, experts continue to focus on patient comfort as their primary research objective.

(e) Varying degrees of paralysis occur when communication between the brain and muscles is insufficient.

(f) In recent years, electrical stimulation has allowed some patients to recover sensation in their muscles.

(g) Ultimately, researchers are convinced that death by cancer awaits those with spinal cord injuries.

2 次の英文が完成した文章になるように，その文意に沿って，(1)〜(3)の(a)から(f)をそれぞれ並べ替えよ。そして，1番目，3番目，6番目にくるものを1つずつ選び，その記号をマークせよ。

A new study published in a British medical journal says obesity rates for both adults and children are climbing worldwide, with the greatest gain in weight in developing countries. According to the report, (1) ((a) from 857 million globally in 1980 to (b) last year climbed (c) people carrying (d) extra kilos (e) the number of (f) more than two billion). Researchers report 62 percent of the world's obese individuals live in developing countries. The findings come from an analysis of data gathered from 188 countries published in the British medical journal, *The Lancet*. Investigators (2) ((a) with the biggest increase (b) discovered that (c) obesity (d) climbed 28 percent (e) over the past (f) the rates of) 33 years in children. Forty-seven percent of all youngsters and adolescents worldwide are now considered overweight or obese.

In developed countries, men have higher rates of obesity than women, although there's evidence that the pace of weight gain in the United States and other Western nations has begun to slow over the past eight years. "Nowadays, food is prepared for us. Remember, in the past, it used to take some time to cook a dish," said Ali Mokdad, who teaches health metrics and evaluation at the University of Washington and co-authored the study. "Now a 10-year-old child could pop something in a microwave. It's safe and readily available," he said. The authors found some of the highest rates of obesity in China, India, Russia, Egypt, Pakistan and Indonesia. Places with the highest percentage of overweight people include the island nation of Tonga, where 50 percent of the population has a weight problem, along with Libya, Qatar, Micronesia and Samoa, where more than 50 percent of women carry excess weight.

The health care costs of obesity, particularly to developing countries, are enormous, according to Mokdad. "It has a toll on our disability, our diseases. And no country in the world (3) ((a) to spend (b) on (c) all its money (d) with (e) can afford (f) an aging population) treatment. We should find a balance between treatment and prevention," he said. Without targeted interventions, obesity control programs and the sustained efforts of national governments, experts say it is unlikely countries will meet the United Nations' goal of halting the rise in obesity rates by 2025.

3 次の文章の下線部(A)の和訳と下線部(B)の英訳を解答欄に記入せよ。(B)は主語を補うこと。

Europe is a continent of the northern hemisphere consisting of the western part of the landmass of which Asia forms the eastern and greater part, and including Scandinavia and the British Isles. It contains approximately 20 percent of the world's population. The west part of Europe was consolidated within the Roman Empire, but the subsequent eastern invasions brought political chaos which was only gradually resolved in the medieval and post-medieval periods, the last
(A)
modern European nation states emerging in the 19th century. Politically and economically pre-eminent in the 18th and 19th centuries, Europe was overshadowed as a result of the rise of the superpowers in the 20th century, しかし，まだはるかに
(B)
高い生活水準と政治的安定を，後進国よりも維持している。

4 次の英文(1)〜(5)の応答として最も適切なものを，それぞれ下記の(a)〜(d)の中からそれぞれ1つずつ選び，その記号を
マークせよ。

(1) How about going to a restaurant for dinner for a change?
  (a) We're going to change, alright!
  (b) Sorry, I have a business meeting tonight.
  (c) Sure. Maybe some other time.
  (d) Let's eat out instead.

(2) Excuse me, can you tell me where the museum is?
  (a) It's about three blocks long.
  (b) Have you considered asking the way?
  (c) It's at the end of this street.
  (d) No thanks. I've been there twice already.

(3) Do you still feel homesick?
  (a) I do feel a little nauseous, now that you mention it.
  (b) Well, I'm getting over it a little.
  (c) No, but I miss my family and old friends.
  (d) Yes, I've long since recuperated.

(4) When do you write to your friends?
  (a) I wrote three e-mails with them in class.
  (b) I do it whenever I have time.
  (c) I always use my cell phone to do that.
  (d) I really need someone to communicate with.

(5) I don't have that much cash with me now. Can I pay by card?
  (a) Yes, we only accept cash.
  (b) That's not a reasonable solution.
  (c) Certainly. We accept both cash and credit.
  (d) Sorry. You paid with your credit card last time.

5 次の英文(1)～(5)の下線部1～4の中で，英語の表現として最も不適切なものをそれぞれ1つずつ選び，その番号をマークせよ。

(1) Every one of us <u>sometimes</u> <u>feels</u> <u>confusing</u> by the <u>different demands</u> of family, friends, and our workplaces.

                 1   2   3   4

(2) Not <u>known</u> I had <u>the wrong number</u>, I <u>left</u> a personal message <u>on a stranger's</u> answering machine.

       1   2   3   4

(3) It is <u>easy of us</u> <u>to overlook</u> the fact that <u>gestures are</u> an important <u>means of communication</u>.

         1   2   3   4

(4) <u>One of my colleagues</u> <u>likes computers</u> a lot and he spends <u>a vast amount of money</u> on <u>the latest equipments</u>.

       1   2   3   4

(5) <u>My mother had</u> her favorite bag <u>steal</u> <u>while walking</u> <u>along this street</u> last year.

     1   2   3   4

6 次の英文(1)～(10)の空欄を補充するのに最も適切なものを，下記の(a)～(b)の中からそれぞれ1つずつ選び，その記号をマークせよ。

(1) It's a waste of time to listen to (　　) they are saying; they are just arguing for argument's sake.

(a) that　　　　(b) them　　　　(c) what　　　　(d) which

(2) Her offer to host the (　　) was welcomed with much appreciation.

(a) attendance　　(b) participation　　(c) companion　　(d) conference

(3) His boss has still not really accepted that Mark is (　　) to do the job.

(a) even　　　　(b) provided　　　(c) qualified　　　(d) efficient

(4) She kept on singing softly until the baby fell (　　) in her arms.

(a) sleepy　　　(b) asleep　　　(c) sleeping　　　(d) sleepily

(5) Insurance is sold on the basis of what it covers, but you should carefully (　　) what's not covered in the policy.

(a) harmonize　　(b) familiarize　　(c) organize　　　(d) scrutinize

(6) Our local representative has not been (　　) in the current political scandal.

(a) imposed　　　(b) implanted　　(c) implored　　　(d) implicated

(7) This new class schedule (　　) the previous one, which was announced at the start of the course.

(a) suspects　　　(b) supersedes　　(c) supervises　　(d) suppresses

(8) I asked the operator if she could put me (　　) to extension 3816.

(a) in　　　　　(b) over　　　　(c) around　　　　(d) through

(9) Salespeople in our company have generous expense accounts and can entertain clients knowing that the company will always (　　) the tab.

(a) pick up　　　(b) bring up　　　(c) pick out　　　(d) bring out

(10) Some players tended to (　　) about the extent of their role in the victory.

(a) exaggerate　　(b) proud　　　(c) monopolize　　(d) minimize

7 次の(1)～(5)のそれぞれ4つの単語の中から，下線部の発音が他のものと異なるものをそれぞれ1つずつ選び，その記号をマークせよ。

(1) (a) soften　　　(b) hastening　　(c) fastener　　　(d) pastime
(2) (a) pleasure　　(b) cleanse　　　(c) breath　　　(d) wreath
(3) (a) linear　　　(b) decision　　　(c) width　　　(d) malign
(4) (a) lament　　　(b) courageous　　(c) major　　　(d) label
(5) (a) hose　　　(b) cease　　　　(c) increase　　　(d) decease

数　学

問題　　27年度

次の　□　に適切な解を入れよ。複数の解がある場合は，コンマで区切ってすべての解を記入すること。

1. 原点を中心とする半径 5 の円周上に，2 点 A$(0, -5)$，B$(4, -3)$ がある。

(i) 円周上に，$\triangle ABC$ が直角三角形になるようにとった点 C の座標は　①　である。

(ii) 円周上に，$\triangle ABC$ が二等辺三角形になるようにとった点 C の座標は　②　である

(iii) 円に内接し，線分 AB にも接する円のうち，直径が最大の円の方程式は　③　である。

2. $x = \sin t$，$y = \sin 2t$ で表される曲線がある。ただし $-\dfrac{\pi}{2} \leqq t \leqq \dfrac{\pi}{2}$ とする。

(i) y を x で表すと $y =$　④　となる。

(ii) 曲線と x 軸とで囲まれた部分の面積は　⑤　である。

3. 数列 $\{a_n\}$ が，$a_n = 7n - 5$ と定められている。ここで，n は自然数とする。

(i) 3 桁の値になる a_n は　⑥　個ある。また，その和は　⑦　である。

(ii) 3 桁の a_n のうち，4 で割って 3 余る a_n は　⑧　個ある。また，その和は　⑨　である。

4. x は実数で，関数 $f(x)$ は $x > 0$ において $f(x) = (x^x - 1)(\log_e x + 1)$ と定義されている。

(i) $f(x) = 0$ となる x の値は，　⑩　である。

(ii) x^x の導関数は　⑪　となる。

(iii) 曲線 $y = f(x)$ と x 軸とで囲まれた部分の面積は　⑫　である。

5. ある疾病に罹患しているか否かを検査する試薬がある。無作為に選ばれた被験者にこの試薬を試したところ，陽性と判定された被験者の 25 % が間違いであった（疾病に罹患していなかった）。この試薬は 10 % の割合で誤った判定をすることが判っているとする。

(i) この疾病に罹患しているのは，被験者全体の　⑬　% である。

(ii) 陰性と判定されたが実際には疾病に罹患していたのは，陰性と判定された被験者の　⑭　% である。

6. n 回サイコロを振り，1 回でも 6 が出ると 0 点，1 回だけ 6 以外の偶数が出ると $2n$ 点，それ以外の場合は n 点とする試行を行う。

(i) 得点が 0 となる確率は　⑮　である。

(ii) $n = 3$ のとき，得点が 6 になる確率は　⑯　である。

(iii) 得点が n になる確率は　⑰　となる。

7. 1 辺の長さが 2 である正 5 角形 ABCDE において，対角線の長さを t，$\overrightarrow{AB} = \vec{p}$，$\overrightarrow{AE} = \vec{q}$ とする。

(i) 対角線の長さは $t =$　⑱　である。

(ii) $\overrightarrow{ED}$ を $\vec{p}$ と $\vec{q}$ で表すと，$\overrightarrow{ED} =$　⑲　である。

(iii) 内積 $\vec{p} \cdot \vec{q}$ の値を計算すると　⑳　となる。

物理量はSI国際単位系で表現してある。解答欄[　]内には該当する単位を簡潔な形で記入すること。

1　質量が無視できる自然の長さ ℓ[m]のばねの一端を天井に固定し、もう一方の端に質量 m[kg]のおもりをつるして、以下の実験を行った。重力加速度を g[m/s^2]として、次の問いに答えなさい。

Ⅰ) 図1-1(a)と(b)に示すように、ばねはおもりをつるしたとき d[m]だけのびた。ばねの弾性力とつり合う力の大きさと、ばね定数はいくらか。

Ⅱ) おもりを手で支え上げて、ばねを鉛直に自然の長さ ℓ[m]に保った状態にしておいて、急に手を放した。おもりは上下に振動し、単振動をした。図1-1(c)で示す変位 x[m]におけるおもりの加速度の大きさはいくらか。また、単振動の周期はいくらか。おもりがつり合いの位置($x = 0$)を正の向きに通過する時刻を $t = 0$[s]としたとき、おもりの変位 x を時刻 t の正弦関数で表せ。

Ⅲ) 次に、図1-2のように、おもりを水平面内で等速円運動をさせたところ、ばねは鉛直線と角度 θ[rad]をなした。ばねは自然の長さよりどれ程のびたか。また、円運動の周期と、ばねの弾性エネルギーはいくらか。

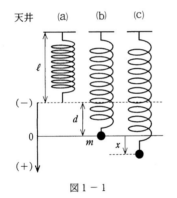

図1-1

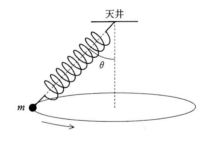

図1-2

2　図2に示すような抵抗線を持った熱量計を用いて、実験をした。以下の問いに有効数字3桁で答えなさい。

1) 200gの水を熱量計に入れ、十分に時間の経った時、温度計は10.0℃を示していた。この熱量計に36.0℃、300gのお湯を加えた。しばらく経った後、温度を測ったところ、熱量計の温度計は25.0℃を示していた。熱量計では、外部との熱の出入りはないものとする。

Ⅰ) この実験結果から熱量計の熱的性質についてどのようなことがわかるか。

2) この熱量計にあらかじめ水を100g入れた。十分時間の経過した後、温度計は0℃を示していた。そこに0℃の氷20.0gを入れる。抵抗線に電圧5.00Vをかけて、電流4.00Aを流したところ、10分30秒後に熱量計の温度計は10.0℃を示した。

Ⅱ) 抵抗線の発した全熱量はいくらか。

Ⅲ) この実験から求められる氷の融解熱はいくらか。

Ⅳ) 温度の時間変化を解答欄中の図に書き入れなさい。主要な時点での時間、温度を書き入れること。

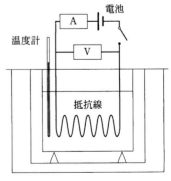

図2

3 以下の問いに答えなさい。

1) 図3－1のような円形をしたコイル1, 2を用意して, 中心軸を共通に置いた。N_1回巻のコイル1に, T秒間で0からI_0[A]に達する, 一様な割合で増加する電流を流したところ, N_2回巻のコイル2にV_2[V]の誘導起電力が発生した。コイル1に流した電流の向きは図のようである。

Ⅰ) 相互インダクタンスはいくらか。

Ⅱ) コイル2に抵抗R[Ω]をつないだ時に流れる電流の大きさはいくらか。また, 端子a, bのうちどちらが高電位であるか。

2) 図3－2のように磁極の間に水平に吊された導線Dは, 断面積A[m²], 長さL[m]でその総自由電子数はN個である。電子1個の電荷量は$-e$[C]である。図3－2のように座標軸を取り, 導線Dに矢印の方向に電流を流した。導線Dは磁束密度B[T]の磁場と垂直であり, 導線D全体が磁場の中にある。

Ⅲ) 磁場中の導線D中の自由電子が, 速さv[m/s]で運動しているとき, 電子1個の受ける力の大きさを求めなさい。この力はなんと呼ばれているか。導線D内にあるN個の電子にかかる力の合計はいくらか。

Ⅳ) 導線Dを流れる電流はどのように表されるか。

Ⅴ) Ⅳ)の電流をIで表すとき, Ⅲ)で求めたN個の電子にかかる力はIを用いてどのように表現されるか。

3) 図3－3のように長さL[m]の導線をx軸に沿って, 2点P, Qで固定し, ぴんと張った。磁極の作る磁場の方向はz軸方向で, 磁極間の中央に, 座標の原点がある。磁場の広がりは一辺b[m]の正方形内のみであり, $L = 6b$である。

Ⅵ) 導線に交流電流を流し, その周波数f[Hz]を0から少しずつ大きくしたところ, 周波数f_0[Hz]で導線の振動の振幅が大きくなり, 周波数をさらに大きくすると振幅は減少した。この現象を説明しなさい。導線を伝わる波の速さも求めなさい。

Ⅶ) 更に周波数を大きくした時, 次に振幅が大きくなる周波数はいくらか。簡単な理由も述べなさい。

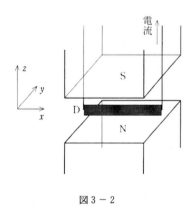

図3－2

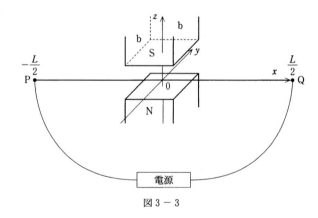

図3－3

化 学

問題　　27年度

全問をとおして，必要があれば次の原子量を用いよ。H = 1.0，C = 12，N = 14，O = 16，Cl = 35.5

構造式の例

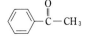

1　次の文章を読み，以下の問いに答えよ。

結晶は粒子間の結合の仕方で(a)～(d)の4つに大別される。

(a) 金属結晶：価電子を金属イオンが共有してつながり合った結晶で，電気伝導性を示す。単体の金属の結晶構造は，（ ア ），（ イ ），六方最密構造の3種類に分類され，それぞれ Ag，Cu は（ ア ），Na，K は（ イ ），Mg，Zn は六方最密構造の例である。

(b) イオン結晶：陽イオンと陰イオンとの（ ウ ）力によるイオン結合でできた結晶で，一般に融点が高くて硬い。結晶の固体は電気を通さないが，融解して液体にすると電気を通すようになる。

(c) 共有結合の結晶：原子が共有結合でつながりあった結晶で，ダイヤモンドや黒鉛のように巨大分子を形成する。ダイヤモンドと黒鉛は，ともに炭素の単体で（ エ ）の関係にある。

(d) 分子結晶：分子が分子間力で多数集合した結晶で，これには電気伝導性がない。氷は水が凝固してできた分子結晶である。

(1) （ ア ）～（ エ ）にあてはまる適切な語句を答えよ。
(2) (a)～(d)の中で，組成式で表すのが適切なものをすべて選び記号で答えよ。
(3) アルミニウムの単体は（ ア ）の結晶構造を示し，単位格子の1辺の長さは 4.05×10^{-8} cm，密度は 2.70 g/cm^3 である。アルミニウム原子1個の質量は何gか。有効数字3桁で答えよ。
(4) 下線部の理由を簡潔に説明せよ。
(5) 次の物質の結晶は(a)～(d)のどれに属するか。適切なものを1つずつ選び，記号で答えよ。
　① 石英　　② ナフタレン　　③ ミョウバン

2　試験管にニトロベンゼン1 mLと粒状のスズ3 gをとり，よく振り混ぜながら濃塩酸5 mLを少しずつ加えた後，約60℃の温浴で熱したところ，ニトロベンゼンの油滴が無くなった。この溶液を三角フラスコに移し，塩基性になるまで水酸化ナトリウム水溶液を加えると，再び油の層が現れた。ここにジエチルエーテルを適当量加え，分液ろうとを用いてエーテル層を取り出し，蒸発皿にとってエーテルを蒸発させたところ，独特の臭気を持つ液体(化合物A)が残った。化合物Aを塩酸に溶かして氷冷し，これに亜硝酸ナトリウムの水溶液を加えると，化合物Bが生成した。化合物Bにフェノールを溶かした水酸化ナトリウム水溶液を加えると，橙赤色の化合物Cが生成した。以下の問いに答えよ。

(1) 下線部(a)，(b)の化学反応式を書け。なお構造式は例にならって書くこと。
(2) 化合物A，B，Cの名称を答えよ。
(3) 化合物Aに硫酸酸性の二クロム酸カリウム水溶液を加えると，水に不溶の物質ができる。この物質の名称を答えよ。
(4) 下線部(b)の反応を高い温度で行った場合に生成する芳香族化合物の名称を答えよ。
(5) 下線部(c)の反応は何と呼ばれるか。

久留米大学（医）27年度　(11)

---

3 次の水溶液①～④に関する以下の問いに答えよ。ただし，水溶液の温度は 25 ℃ で一定とし，弱酸と弱塩基の電離度は 1 より十分小さいものとする。また，水のイオン積 K_w は $1.0 \times 10^{-14}(\text{mol/L})^2$ とし，$\log_{10} 2 = 0.30$，$\log_{10} 3 = 0.48$ とする。計算結果はすべて有効数字 2 桁で示すこと。

① 0.10 mol/L の水酸化ナトリウム水溶液

② 0.10 mol/L の酢酸水溶液(25 ℃ での電離定数 K_a は 2.7×10^{-5} mol/L とする)

③ 0.10 mol/L のアンモニア水(25 ℃ での電離定数 K_b は 1.8×10^{-5} mol/L とする)

④ 0.10 mol/L の塩化アンモニウム水溶液

⑴ 水溶液①の水素イオン濃度を求めよ。

⑵ 水溶液②の pH を求めよ。

⑶ 水溶液① 100 mL と水溶液② 400 mL を混合した水溶液の pH を求めよ。

⑷ 水溶液③を純水で 1×10^9 倍に希釈して水溶液⑤を調製した。この水溶液⑤の pH は次のうち，どれにもっとも近いと考えられるか。以下の(ア)～(オ)の中から 1 つ選び，記号で答えよ。

　(ア) 4　　　(イ) 5　　　(ウ) 7　　　(エ) 9　　　(オ) 10

⑸ 水溶液③ 50 mL と水溶液④ 150 mL を混合し，水溶液⑥を調製した。この水溶液⑥の pH を求めよ。

⑹ 水溶液⑥の pH は，少量の水溶液①を加えてもほぼ一定に保たれる。この原因となる反応をイオン反応式を用いて示せ。

---

4 ポリアミド系合成繊維は，ポリアミドの分子間にアミド結合に基づく(ア)結合が形成されるため，優れた強度をもつ。脂肪族化合物を用いて得られるポリアミド系合成繊維を特に(イ)という。ナイロン 66 (6,6-ナイロン)はアメリカのカロザースによって発明された代表的な(イ)の 1 つで，ヘキサメチレンジアミン $C_6H_{16}N_2$ とアジピン酸ジクロリド $C_6H_8O_2Cl_2$ の(ウ)重合によって合成される。同じく(イ)の一種であるナイロン 6 (6-ナイロン)は，ε-カプロラクタムの(エ)重合によって合成される。一方，芳香族化合物を原料にして得られるポリアミド系合成繊維を特に(オ)繊維といい，(イ)よりも強度や耐熱性，耐薬品性に優れた性質をもつ。代表的な(オ)繊維は，p-フェニレンジアミン $C_6H_4(NH_2)_2$ とテレフタル酸ジクロリド $C_6H_4(COCl)_2$ の(ウ)重合によって得られる。以下の問いに答えよ。

⑴ (ア)～(オ)にあてはまる適切な語句を答えよ。

⑵ ナイロン 66 を実験室で以下の方法で作成した。50 mL の水に水酸化ナトリウム 0.50 g とヘキサメチレンジアミン 1.2 g を溶かした。この溶液に対して，シクロヘキサン 10 mL にアジピン酸ジクロリド 1.6 g を溶かした溶液を静かに注ぐと，界面にナイロン 66 が生成した。

　⒜ この方法で，水酸化ナトリウムはどのような働きをしているかを簡潔に説明せよ。

　⒝ 重合反応が完全に進行した場合，この方法で得られるナイロン 66 は理論上何 g になるか。有効数字 2 桁で答えよ。

⑶ 分子量 3.3×10^4 のナイロン 6 の 1 分子中には何個のアミド結合が存在するか。整数で答えよ。

⑷ p-フェニレンジアミンとテレフタル酸ジクロリドからつくられる繊維の構造式を例にならって記せ。

生　物

問題　　　27年度

1　問題文を読み，以下の問いに答えよ。

　生物は呼吸や光合成などを行うことによって生命活動を営むために必要なエネルギーを獲得している。呼吸では有機物の異化反応からエネルギーを得てATPを生産する。植物や光合成細菌，藻類では光エネルギーを利用してATPを合成し，それを利用して二酸化炭素を有機物に変える（　1　）を行う。一方，細菌の中には光に依存せずに独立栄養生活を営むものがおり，これらの細菌は無機物の酸化反応で放出されたエネルギーを用いてATPを合成して（　1　）を行う。このような反応を（　2　）といい，（　2　）を行う細菌を（　2　）細菌という。

　呼吸や光合成では電子伝達に伴って水素イオンの濃度勾配が形成され，水素イオンの流れのエネルギーを利用してATP合成が起こるという共通点を有しているが，電子伝達において最初に電子を与える物質（電子供与体）と最後に電子を受け取る物質（電子受容体）に違いが存在する。ミトコンドリアにおける電子伝達系においては，有機物が酸化される過程において酸化還元反応によって生じた（　3　）や（　4　）などの還元型補酵素が電子供与体になり，（　5　）が最終的な電子受容体となる。電子が供与体から受容体へ移動する際に放出されるエネルギーを使ってミトコンドリアの（　6　）側から内膜と外膜の間の空間へと水素イオンが輸送されることにより生じた 膜内外での水素イオンの濃度差に起因する移動力を用いて，内膜に存在するATP合成酵素がはたらいてATPが合成される。
<u>　　　　　　　　　　　　　　　　　　　　　　　　　　　　　　　　　　</u>
a

　（　2　）を行う細菌として無機窒素化合物を利用するものを（　7　）といい，（　7　）には（　8　）を酸化して亜硝酸イオンにする亜硝酸菌と，亜硝酸イオンを酸化して硝酸イオンにする硝酸菌がいる。これらの細菌は土壌中に豊富に存在しており，陸上の生態系の窒素循環において重要な役割を果たしている。（　2　）を行う細菌は周囲の環境中に自らが利用できる電子供与体と電子受容体が存在すればATP合成を行うことができるため，海底の熱水噴出孔の周辺などで（　2　）細菌が生産者となった特異な生態系が見つかることがある。深海の海底で周囲から隔絶された環境である熱水噴出孔の周辺で多数のハオリムシ（別名チューブワーム）が生息しているのが発見されることがある。ハオリムシはほかの生物が作った有機物に依存して生活する従属栄養生物であるが消化管は退化していて食物を摂取することができず，体内に（　9　）させた（　2　）細菌からエネルギーを獲得することで生命活動を行っている。

問1　上の文中の（　1　）～（　9　）にあてはまる語句を答えよ。

問2　下線部aについて，この反応のことを何というか答えよ。

問3　下線部bについて，硝酸菌が行う化学エネルギーを得るための化学反応式を答えよ。

問4　下線部cについて，このような生態系において熱水に含まれる硫化水素を電子供与体として用いる細菌が生産者となることがある。このような細菌を何と呼ぶか答えよ。

2 問題文を読み，以下の問いに答えよ。

(A) ミツバチ，アリ，シロアリは，多数の個体からなる集団をつくって生活している。集団内では個体間に形態，役割，習性
　　 ̄ ̄ ̄ ̄ ̄ ̄ ̄ ̄ ̄ ̄ ̄
a
などの分業がおこっており各個体の協力によってその集団が維持されている。そのような昆虫は（　1　）と呼ばれる。

(B) 生活上の要求の似た生物が，同じ空間内でそれぞれ異なる生活場所や活動時間をもつことを（　2　）という。群集におい
て，ある種が，生活空間，食物連鎖，活動時間などのなかでしめる地位を（　3　）という。

(C) 動物には，一個体や一家族が一定の空間を占領し，ほかの個体がこの空間に侵入してくると攻撃し追い払う行動を示すも
のがある。このような防衛された空間を（　4　）という。（　4　）をもつことは適応的な行動で，これをもつことによる
損失に対してそれを上回る利益があるときに成立すると考えられている。
 ̄
b

(D) 個体群において，単位面積や単位体積などで示された単位生息空間当たりの個体数を（　5　）という。地域全体の個体数
　　 ̄ ̄ ̄ ̄ ̄ ̄ ̄
を推定するために，植物や動きの遅い動物などの個体群に対しては（　6　）という方法が使われる。一方，動き回り行動範
 ̄ ̄ ̄ ̄ ̄ ̄ ̄ ̄   c
囲の広い動物などの個体群に対しては（　7　）という方法が用いられる。

(E) ヒトには，体内に侵入した細菌類やウイルスなどの病原体を排除する（　8　）というしくみがある。（　8　）は，生まれ
つき備わった（　9　）と生後備わる（　10　）とに分けられる。また，（　10　）には，（　11　）と（　12　）がある。（　11　）
では，病原体などが体内に侵入したとき，それらの異物を抗原として認識し，その抗原に対して特異的に結合する（　13　）
が生成される。（　12　）では，（　14　）などの細胞が細菌やウイルスに感染した細胞を直接攻撃して破壊する。

問 1　上の文中の（　1　）〜（　14　）のなかに適切な語句を記入せよ。

問 2　下線部 a のことを何と呼ぶか。

問 3　下線部 b の損失と利益はそれぞれ何か。

問 4　下線部 c において，ある池から魚 20 匹を引き上げ，背びれの一部を切り目印をつけ，再び池に放した。数日後，80 匹
を捕まえたところ，5 匹に目印がついていた。池の中の魚の個体数を推定せよ。ただし，目印が付いた個体とその他の個
体が均一に混ざりあっているとする。

3 問題文を読み，次ページの問いに答えよ。

ヒトの体内に存在する主な無機イオンの中には細胞内外で濃度が大きく異なるものが存在する。細胞質基質における濃度が
細胞の外側より低濃度である陽イオンとして，カルシウムイオンや（　1　）イオンがあげられる。（　2　）という内分泌腺
から分泌される（　3　）というホルモンは，骨の中のカルシウムを血中に放出させたり尿中へのカルシウムの排出を抑えるは
たらきがあり，（　2　）に流入する血しょう中のカルシウムイオンの濃度によって（　3　）の分泌量が増減することで，カルシ
 ̄
ウムイオンの濃度が一定に保たれるように調節されている。このように体内環境を安定に保とうとする性質のことを（　4　）
 ̄
という。

カルシウムイオンは骨格筋が収縮する際に重要な役割を担っている。筋細胞ではカルシウムイオンは筋原繊維を取り囲むよ
うに存在している（　5　）と呼ばれる構造の内部に蓄えられている。運動神経からの刺激が筋細胞に伝達されるとカルシウム
イオンは（　5　）から細胞の内側に放出される。このカルシウムイオンがトロポニンというタンパク質に結合することで
（　6　）と（　7　）が相互作用できるようになる。（　6　）の分子中には ATP を分解する酵素活性を持つ部分が存在してお
り，ATP を分解する際に得られるエネルギーを用いて筋が収縮する。（　6　）のように ATP を分解する際に得られるエネル
ギーを用いて細胞の運動を発生させるようなタンパク質を（　8　）という。このような興奮から筋収縮への一連の反応を興奮
収縮連関という。

問1 文中の（ 1 ）～（ 8 ）にあてはまる適切な語句を入れよ。

問2 真核生物の細胞運動に関わる構造としては筋肉の他にべん毛や繊毛が存在する。電子顕微鏡で観察すると，べん毛や繊毛の中には直径が約25 nmの管状構造がみられる。この構造の名称，およびこの構造を構成するタンパク質の名称を答えよ。またべん毛や繊毛が運動する際にこの管状構造と相互作用をして働く（ 8 ）の名称を答えよ。

問3 呼吸や解糖によるATP合成が追い付かないような激しい運動時には，まず筋細胞中に蓄えられているエネルギー貯蔵物質を用いてATPを再生する。このエネルギー貯蔵物質の名称を答えよ。

問4 下線部について，（ 2 ）の細胞膜には細胞外液のカルシウムイオンの濃度を感知するカルシウム感知受容体が存在しており，この受容体にカルシウムイオンが結合することで（ 3 ）の分泌量が調節されている。この受容体にカルシウムイオンが結合すると（ 2 ）における（ 3 ）の分泌は促進または抑制のいずれの方向に動くと考えられるか，理由を付して40字以内で答えよ。

4 図は，出血したときに血液凝固しにくくなる血友病と，赤緑色覚異常の形質が遺伝している家系図を示している。血友病と赤緑色覚異常はともに劣性形質で，これらの遺伝子はX染色体上の異なる遺伝子座にある。番号は人を区別するためにつけられている。ただし，ここで扱う家系図の範囲では遺伝子突然変異や染色体数の異常は生じないとする。

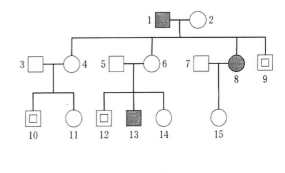

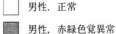

問1 図中の1，2，3，4，5，6，7のうち，赤緑色覚異常の遺伝子をもっている人の番号をすべて記せ。

問2 図中の1，2，3，4，5，6，7のうち，血友病の遺伝子をもっている人の番号をすべて記せ。

問3 11が赤緑色覚異常の遺伝子をもつ確率を求めよ。

問4 11が血友病の遺伝子をもつ確率を求めよ。

問5 14が赤緑色覚異常の遺伝子をもつ確率を求めよ。

問6 7と8の間で，あと一人，女子が生まれた場合，赤緑色覚異常の形質が現れる確率を求めよ。

問7 11と13が，いとこ結婚したとき，生まれる子供はどのようになるか。男子の場合に，赤緑色覚異常の形質が現れる確率，血友病の形質が現れる確率をそれぞれ求めよ。

問8 11と13が，いとこ結婚したとき，生まれる子供はどのようになるか。女子の場合に，赤緑色覚異常の形質が現れる確率，血友病の形質が現れる確率をそれぞれ求めよ。

英 語

解答

27年度

1

〔解答〕
1. (1) c   (2) b   (3) d   (4) c   (5) a
2. (b) (c) (e)

〔選択肢の意味〕

1. (1) (a) 基本的な   (b) 第一の   (c) 二次的な
   (d) 2つからなる
(2) (a) 動き   (b) 選択肢   (c) 薬の一服
   (d) 見解
(3) (a) 円錐形の   (b) 首の   (c) 決定的な
   (d) 臨床の
(4) (a) 要約   (b) 脇道にそれる   (c) 程度
   (d) 法令
(5) (a) 意志   (b) 要素   (c) 器具
   (d) フィラメント

2. 下線部が本文と合わないところ。
   (a) 全身麻痺と部分麻痺の両方が、<u>脊髄損傷の主な原因だと</u>広く認められている。
   (b) 麻痺が原因の病気は、投薬と身体訓練によってしだいに治療できるようになるかもしれない。(第2段落にある。)
   (c) 費用はかかるが、専門家たちは脊髄損傷の治療に電極を使うことに、慎重ながらも楽観視している。(第6段落に記述がある。)
   (d) 過去と同様、専門家たちは第一位の研究項目として、患者の生活しやすさに<u>焦点を当て続けている</u>。(第4段落の記述に反する。)
   (e) さまざまな程度の麻痺は、脳と筋肉との連絡が十分でない時に起こる。(第3段落に記述がある。)
   (f) 最近、電気的な刺激によって、<u>筋肉の感覚を回復</u>することができる患者が出ている。(第6段落に「感覚はないようだ」とある。)
   (g) 最終的には、研究者たちは<u>癌による死が脊髄損傷の人々を待ち受けている</u>と信じている。(最終段落にこのような記述はない。)

〔全訳〕

麻痺のある人々のためのスポーツイベントが、なにもない未来を想像してみよう。競技者候補だった人々がみんな治っているので、こういうものが必要でなくなった未来である。このシナリオは数十年前には笑うべきものだったのだが、もはや無理なものではなくなったと専門家は言っている。麻痺の諸相を理解しそれに取り組むことに、少しずつ重要な進歩がなされつつある。

麻痺からくる主な(1)<u>二次</u>的問題 — 腸や膀胱や性的な機能障害、呼吸困難、筋力の低下、骨密度の低下 — が、おそらくは薬剤、細胞置換、身体訓練、電子工学的補助の組み合わせによって、治療可能になる時代が急速に近づいていると思っている人たちもいる。麻痺した手足に機能を回復させるという究極の目標を追求することにおいて、希望的徴候もまた現れている。

全身麻痺にしても部分麻痺にしても、麻痺は、脳からの指令が脊髄の病気や損傷によって遮られ、筋肉に向かう途中で失われたときに起こる。

たかだか20年ほど前、研究者たちは治療にではなく、単に患者を生活しやすくすることに焦点を当てていた。「人は一定の数のニューロンを持って生まれ、それが死んだらそれまでだという考え方でした。」と、イギリスの慈善団体である脊髄研究所の所長マーク・ベーコンは言う。使える治療の(2)<u>選択肢</u>は変らないままとはいえ、そのような考え方は一掃されている。唯一の認められている治療は身体的リハビリテーションで、これは有効ではあるが限界もある。

しかし、実験室においては、驚くべき実験が行われている。たとえば、細胞の置換や再生、脊髄の損傷した細胞組織の除去、電気による筋肉刺激、脳とコンピュータとの結合などである。いくつかは(3)<u>臨床</u>試験中である。これは、安全や効能のために新薬あるいは医療技術を試験する過程のことである。ひとつの有望な革新として、幹細胞 — 賛否両論あるところだが胎児から取り出された細胞を含む — を使って、死んだり傷ついたりした中枢神経系を置き換えたり生き返らせたりすることもある。「私たちは大躍進の希望を持っています。」と、ステムセルインコーポレーション社長マーティン・マクグリンは言った。この会社は人間の神経幹細胞を、麻痺のある被検患者の脊髄に直接移植している。「この治療は効き目を長く保たせる可能性があります。」

最近の3年間には、脊髄の電気的刺激にもめざましい発展が見られる。この方法は、脳と筋肉を結びつけようとする試みを避け、その代わりに、電極を使って、脊髄下部の比較的自律している神経網を直接復活させようとするものである。いくつかの実験では、麻痺のある人が自身の両足で立ったり、感覚はないようだが、限られた動きを回復したりした。中には様々な(4)<u>程度</u>の膀胱コントロールや性的機能を取り戻した患者もいた。このような患者のためにできることはなにもないとずっと思われていた人たちである。中でももっとも刺激的な仕事は、費用がかかり侵襲性のものでもあるが、脳とコンピューターのインターフェイスである。これは、電極を使って、動きを作り出そうとする脳の(5)<u>意図</u>を読み取らせ、そのメッセージを筋肉にリレーして実行させるというものである。「脳と機械のインターフェイスは将来性のある分野で、私たちは最初の不安な一歩を踏み出しています。」と、フランス国立科学研究センターのロボット専門家、ナサニエル・ジャラッスは言った。

世界保健機関(WHO)によると、年間50万もの人々が、麻痺の主要な原因のひとつである脊髄損傷を患っている。

治療の可能性は何だろう。その答えは治療法の組み合わせだろうと専門家は考えている。ベーコンが言うには、医師はおそらく、大切な神経細胞の死を減らすため

に、損傷後なるべく早く「神経保護」薬を投与するだろう。この後おそらく、壊れた神経結合のルート再生を促すための薬が使われる。次が、くい止められない損傷を元に戻すための細胞置換治療である。「私たちは 20 ～ 30 年前の癌と同じように、今旅の始まりにいます。私たちはより良い成果を上げる治療法の見込みを持っています。時と共に、それを磨いていきます。」

2
〔解答〕
(1) 1 番目 e 　 3 番目 d 　 6 番目 f
(2) 1 番目 b 　 3 番目 c 　 6 番目 e
(3) 1 番目 d 　 3 番目 e 　 6 番目 b
[完成した英文]
(1) the number of people carrying extra kilos last year climbed from 857 million globally in 1980 to more than two billion
(2) discovered that the rates of obesity climbed 28 percent with the biggest increase over the past
(3) with an aging population can afford to spend all its money on

〔全訳〕
　イギリスの医学雑誌に発表されたある新しい研究は、成人でも子どもたちでも肥満率が世界中で上昇していて、発展途上国の体重増加が最も大きいと言っている。リポートによると、(1)昨年の体重過多の人々の数は、1980 年の世界で 8 億 5700 万人から、20 億人以上にまで上昇した。世界の肥満の人々の 62 パーセントが発展途上国に住んでいると研究者たちは報告している。この結果は、イギリスの医学雑誌 The Lancet に発表された、188 カ国から集められたデータの分析から得られたものである。調査から、(2)肥満率は 28 パーセント上昇し、最も大きな増加が過去 33 年にわたっての子どもにおける増加であることが発見された。世界のすべての若者と成人の 47％は今、体重過多あるいは肥満と考えられている。

　先進国においては、アメリカ合衆国やその他の西洋諸国の体重増加のペースは、ここ 8 年にわたって落ち始めている証拠はあるが、男性の肥満率の方が女性よりも高い。「今日食べ物はすぐ手元にあります。思い出してみると、過去には、料理を作るのにいくばくかの時間がかかったものです。」と、ワシントン大学で健康測定評価を教えていて論文の共著者でもあるアリ・モクダッドは言った。「今は 10 歳の子どもが電子レンジで何かをポンと出すことができます。それは安全で、すぐに用が足せるのです。」論文の著者たちは、最も高い肥満率のいくつかが、中国、インド、ロシア、エジプト、パキスタン、インドネシアで見られることを発見した。体重過多の人々の割合が最も高い地域のひとつは島国のトンガで、人口の 50 パーセントが体重問題をかかえている。また、リビア、カタール、ミクロネシア、サモアでは、女性の 50 パーセント以上が太りすぎである。

　モクダッドによると、肥満の医療コストは、特に発展途上国にとっては膨大なものとなっている。「肥満は私たちに障害をもたらします。病気です。そして、(3)高齢化していく国民を抱えた世界中のどの国も、すべてのお金を治療に使う余裕はありません。私たちは治療と予防の間のバランスを見つけなければなりません。」と、彼は言った。ターゲットを絞った介入、肥満抑制プログラム、国の持続する努力がなければ、世界各国が 2025 年までに肥満率の上昇をくい止めるという国連の目標を達成することは、おそらくできないだろう。

3
〔解答〕
(A) それに続いた東方への進出は政治的混迷をもたらし、これは中世および中世後期の時代になって徐々に解決された
(B) but it still maintains much higher standard of living and political stability than developing countries.

〔全訳〕
　ヨーロッパは北半球の大陸で、東側の大部分がアジアとなっている陸塊の西側部分を占め、スカンジナビアとブリテン諸島を含んでいる。それは世界の人口のおよそ 20 パーセントを有している。ヨーロッパの西の部分はローマ帝国に併合されたが、(A)それに続いた東方への進出は政治的混迷をもたらし、これは中世および中世後期の時代になって徐々に解決された。これはまた近代後期のヨーロッパ国民国家を 19 世紀に出現させた。ヨーロッパは 18 世紀、19 世紀には政治的経済的に卓越していたが、20 世紀になると超大国の興隆の結果、影が差してきた。(B)しかし、まだはるかに高い生活水準と政治的安定を、後進国よりも維持している。

4
〔解答〕
(1) b 　　 (2) c 　　 (3) b 　　 (4) b 　　 (5) c
〔全訳〕
(1) 気分転換にレストランに食事に行くのはどう？
　(a) 私たちは変わろうとしているんだよ！
　(b) ごめん、今晩仕事の会議があるんだ。
　(c) はい、いつか別の時に。
　(d) その代わり、外食しましょう。
(2) すみません、美術館はどこか教えていただけませんか。
　(a) それはおよそ 3 ブロックの距離です。
　(b) 道を尋ねようと考えたことはありますか。
　(c) それはこの通りの端っこにあります。
　(d) いいえ、けっこう。そこにはもう 2 回行ったことがあります。
(3) まだホームシックなの？
　(a) 言われてみれば、少しむかむかする。
　(b) そうね、少し回復してきた。
　(c) いいえ、でも家族と前の友だちが恋しい。
　(d) ええ、ずっと前に回復したわ。

(4) 友だちにはいつ手紙を書くのですか。
  (a) 授業で彼らと一緒に3通のEメールを書きました。
  (b) 時間がある時にはいつでも。
  (c) それをするにはいつも携帯電話を使います。
  (d) 私には話をする誰かが必要なのです。
(5) 今そんなに多額の現金の持ち合わせがありません。カードで払えますか。
  (a) はい。うちは現金のみの受け入れです。
  (b) それは合理的な解決法ではありません。
  (c) はい。現金でもクレジットでもけっこうです。
  (d) すみません。この前クレジットカードでお支払いされました。

5
〔解答〕
(1) 3 　(2) 1 　(3) 1 　(4) 4 　(5) 2
[英文の意味と訂正]
(1) 私たちのだれもが家族、友人、職場からのさまざまな要求にときどき混乱を感じる。
  confusing → confused 　「(人)が混乱して」はconfused
(2) 間違い電話だとわからなかったので、私は他人の留守番電話に個人的なメッセージを残した。
  known → knowing 　(受身ではない)分詞構文
(3) 私たちはジェスチャーがコミュニケーションの大切な手段だという事実を見逃しやすい。
  easy of us → easy for us 　It is ～ for (人) to do の構文
(4) 私の同僚のひとりが非常にコンピューターが好きで、最新の機器に多額のお金を使っている。
the latest equipments → the latest equipment
  equipment には s をつけない。

6
〔解答〕
(1) c 　(2) d 　(3) c 　(4) b 　(5) d
(6) d 　(7) b 　(8) d 　(9) a 　(10) a
[正しい選択肢を入れた英文の意味]
(1) 彼らの言っていることに耳を傾けるのは時間の無駄だ。議論のための議論をしているだけなのだ。
  後に SV の形があるので先行詞を含む関係代名詞を選ぶ。
(2) 大会を主催するという彼女の申し出は、多くの感謝を持って迎えられた。
  「大会を主催する」 host the conference
(3) マークの上司は彼がその仕事に適任であることをまだ本当には認めていない。
  「～するのに適任である」 be qualified to do
(4) 彼女は赤ちゃんが腕の中で眠ってしまうまでやさしく歌い続けた。
  「眠りに落ちる」 fall asleep
(5) 保険はそれが何をカバーするのかを基本にして売ら

れるが、あなたはその保険契約で何がカバーされないのかを注意して調べるべきだ。
  「詳しく調べる」 scrutinize
(6) わが地方議員は最近の政治スキャンダルに関与していない。
  「(犯罪などに)関与している」 be implicated
(7) この新しい時間割は前の時間割の代わるものです。このことは講義の初めにお知らせしました。
  「～にとって代わる」 supersede
(8) 私はオペレーターに内線3816番につないでくださいと言った。
  「～からの電話をつなぐ」 put (O) through
(9) うちの会社の営業係は交際費を潤沢に持っているので、会社がいつも勘定を支払うことを知っている顧客を接待することができる。
  「勘定を支払う」 pick up the tab
(10) 中には自分が勝利に果たした役割の程度を誇張して言いがちなプレイヤーもいた。
  (a) 誇張して言う(自動詞) 　(b) be proud of で「誇りに思う」
  (c) ～を独占する(他動詞) 　(d) ～を最小限にする(他動詞)

7
〔解答〕
(1) d 　(2) d 　(3) d 　(4) a 　(5) a

数　学

解答　27年度

❶
〔解答〕

① $(-4, 3)$, $(0, 5)$

② $(-\sqrt{5}, 2\sqrt{5})$, $(\sqrt{5}, -2\sqrt{5})$, $(-4, -3)$,
　$\left(\dfrac{24}{5}, \dfrac{7}{5}\right)$

③ $\left(x-\dfrac{2-\sqrt{5}}{2}\right)^2+(y-\sqrt{5}+2)^2=\dfrac{45+20\sqrt{5}}{4}$

〔出題者が求めたポイント〕

(1) 2点(x_1, y_1), (x_2, y_2)を通る直線の傾きは，
　$\dfrac{y_2-y_1}{x_2-x_1}$

　傾き k の直線に垂直な直線の傾き m は，$km=-1$
　傾き m, 通る点が(x_0, y_0)の直線の方程式は，
　$y=m(x-x_0)+y_0$
　A，Bが直角になるときを求める。Aが直角のとき，
　Aを通りABに垂直な直線を求め，円の方程式と連
　立してCを求める。

(2) AC＝BCはABの垂直2等分線と円の方程式を連
　立させる。
　AC＝AB，BC＝ABとなるときは，$C(x, y)$とし距
　離が等しいのと，C が円周上になることより連立させ
　る。

(3) (2)のABの垂直2等分線と，円との交点の弦AB
　から遠い方の点をP，線分ABの中点をMとすると，
　PMを直径とする円の方程式を求める。

〔解法のプロセス〕

(i) 円の方程式は，$x^2+y^2=25$
　線分ABの傾き，$\dfrac{-3-(-5)}{4-0}=\dfrac{2}{4}=\dfrac{1}{2}$
　ABに垂直な直線の傾き m は，
　$\dfrac{1}{2}m=-1$ より $m=-2$
　$\angle CAB=\angle R$ のとき，
　直線ACは，$y=-2(x-0)-5=-2x-5$
　$x^2+(-2x-5)^2=25$ より $5x^2+20x=0$
　$5x(x+4)=0$ よって，Cは，$x=-4$
　$y=3$ 　∴ C$(-4, 3)$
　$\angle CBA=\angle R$ のとき，
　直線BCは，$y=-2(x-4)-3=-2x+5$
　$x^2+(-2x+5)^2=25$ より $5x^2-20x=0$
　$5x(x-4)=0$ よって，Cは，$x=0$
　$y=5$ 　∴ C$=(0, 5)$
　$\angle ACB=\angle R$ は AB が直径でないので，ない。

(ii) 線分ABの中点は，$(2, -4)$
　線分ABの垂直2等分線は，$y=-2(x-2)-4=-2x$
　$x^2+(-2x)^2=25$ より $x^2=5$
　よって，$x=\pm\sqrt{5}$, $y=\mp 2\sqrt{5}$
　従って，$(\sqrt{5}, -2\sqrt{5})$, $(-\sqrt{5}, 2\sqrt{5})$

CA＝ABのとき，C(x, y)とすると，
$x^2+(y+5)^2=(4-0)^2+(-3+5)^2$, $x^2+y^2=25$
$25+10y+25=20$ より $y=-3$, $x=\pm 4$
従って，C$(-4, -3)$
CB＝ABのとき，C(x, y)とする。
$(x-4)^2+(y+3)^2=20$, $x^2+y^2=25$
$25-8x+6y+25=20$ より $y=\dfrac{4}{3}x-5$
$x^2+\left(\dfrac{4}{3}x-5\right)^2=25$ より $\dfrac{25}{9}x\left(x-\dfrac{24}{5}\right)=0$
C は，$x=\dfrac{24}{5}$, $y=\dfrac{7}{5}$ ∴ C$\left(\dfrac{24}{5}, \dfrac{7}{5}\right)$

(iii) $(-\sqrt{5}, 2\sqrt{5})$と$(2, -4)$を直径とする円。
中心は，$x=\dfrac{-\sqrt{5}+2}{2}$, $y=\dfrac{2\sqrt{5}-4}{2}=\sqrt{5}-2$
半径は，$\sqrt{\left(2-\dfrac{-\sqrt{5}+2}{2}\right)^2+(-4-\sqrt{5}+2)^2}$
$=\sqrt{5\left(\dfrac{\sqrt{5}+2}{2}\right)^2}=\dfrac{5+2\sqrt{5}}{2}$
$\left(x-\dfrac{2-\sqrt{5}}{2}\right)^2+(y-\sqrt{5}+2)^2=\dfrac{45+20\sqrt{5}}{4}$

❷
〔解答〕

④ $2x\sqrt{1-x^2}$ 　⑤ $\dfrac{4}{3}$

〔出題者が求めたポイント〕

(i) $\sin 2t=2\sin t\cos t$
　t の範囲から，$\cos t\geqq 0$ より $\cos t=\sqrt{1-\sin^2 t}$

(ii) $1-x^2=z$ とおき，置換積分する。
　$y=f(x)$とすると，$f(-x)=-f(x)$だから，グラ
　フは原点について対称なので，$x\geqq 0(t\geqq 0)$の部分
　の面積を求めて2倍する。

〔解法のプロセス〕

(i) t の範囲から，$\cos t\geqq 0$ より $\cos t=\sqrt{1-\sin^2 t}$
　$y=\sin 2t=2\sin t\sqrt{1-\sin^2 t}$
　従って，$y=2x\sqrt{1-x^2}$

(ii) $f(x)=2x\sqrt{1-x^2}$とすると，$f(-x)=-f(x)$
　よって，$y=f(x)$は原点について対称なので，
　$x\geqq 0$ の部分の面積を求めて，2倍する。
　$z=1-x^2$とする。
　$\dfrac{dz}{dx}=-2x$ より $dx=-\dfrac{dz}{2x}$

t	0	→	$\dfrac{\pi}{2}$
x	0	→	1
z	1	→	0

$2\displaystyle\int_0^1 2x\sqrt{1-x^2}\,dx$

$=2\displaystyle\int_1^0 2x\sqrt{z}\left(-\dfrac{dz}{2x}\right)=2\int_0^1 z^{\frac{1}{2}}\,dz$

$=2\left[\dfrac{2}{3}z^{\frac{3}{2}}\right]_0^1=\dfrac{4}{3}$

3

〔解答〕

⑥ 129 ⑦ 70692 ⑧ 32 ⑨ 17312

〔出題者が求めたポイント〕

(i) $100 \leqq a_n \leqq 999$ なる n の範囲を求める。

初項 a, 末項 l, 項数 n の等差数列の和 S は,

$$S = \frac{1}{2}n(a+l)$$

(ii) $mx = ky$ で, m と k が互いに素のとき, x は k の倍数である。

(i)と同様に計算する。

〔解法のプロセス〕

(i) $100 \leqq 7n-5$ のとき, $15 \leqq n$

$7n-5 \leqq 999$ のとき, $n \leqq 143.42\cdots$

よって, $15 \leqq n \leqq 143$

従って, 項数は, $143 - 15 + 1 = 129$

$a_{15} = 100$, $a_{143} = 7 \times 143 - 5 = 996$

和は, $\frac{1}{2} \times 129 \times (100 + 996) = 70692$

(ii) $7n-5 = 4m+3$ とする。

$3n = 4(m+2-n)$ より n は 4 の倍数。

$n = 4k$, $7n-5 = 28k-5 = b_k$ とする。

$100 \leqq 28k-5$ のとき, $3.75 \leqq k$

$28k-5 \leqq 999$ のとき, $k \leqq 35.85\cdots$

よって, $4 \leqq k \leqq 35$

従って, 項数は, $35 - 4 + 1 = 32$

$b_4 = 28 \times 4 - 5 = 107$, $b_{35} = 28 \times 35 - 5 = 975$

和は, $\frac{1}{2} \times 32 \times (107 + 975) = 17312$

4

〔解答〕

⑩ $\frac{1}{e}$, 1 ⑪ $(1 + \log_e x)x^x$

⑫ $\frac{1}{e} + \frac{1}{^e\sqrt{e}} - 1$ $\left((e)^{\frac{1}{e}} - 1 + \frac{1}{e} \right)$

〔出題者が求めたポイント〕

(i) 各因数が 0 となる場合を調べる。

(ii) $y = x^x$ の両辺を自然対数にとって微分する。

(iii) (ii)を利用する。

$$\int_a^b f(x)dx = \left[xf(x) \right]_a^b - \int_a^b xf'(x)dx$$

〔解法のプロセス〕

(i) $x^x - 1 = 0$ より $x = 1$

$\log_e x + 1 = 0$ より $x = e^{-1} = \frac{1}{e}$

(ii) $y = x^x$ より $\log_e y = x \log_e x$

両辺を微分すると, $\frac{1}{y} \frac{dy}{dx} = \log_e x + x\frac{1}{x}$

従って, $\frac{dy}{dx} = (1 + \log_e x)x^x$

(iii) $\frac{1}{e} < x < 1$ で, $f(x) < 0$, 面積を S とする。

$$S = \int_{\frac{1}{e}}^1 (\log_e x + 1)dx - \int_{\frac{1}{e}}^1 x^x(\log_e x + 1)dx$$

$$\int_{\frac{1}{e}}^1 (\log_e x + 1)dx$$

$$= \left[x(\log_e x + 1) \right]_{\frac{1}{e}}^1 - \int_{\frac{1}{e}}^1 x \cdot \frac{1}{x}dx$$

$$= 1 - 0 - \left[x \right]_{\frac{1}{e}}^1 = 1 - \left(1 - \frac{1}{e} \right) = \frac{1}{e}$$

(ii)の結果を用いる。

$$\int_{\frac{1}{e}}^1 x^x(\log_e x + 1)dx = \left[x^x \right]_{\frac{1}{e}}^1 = 1 - \frac{1}{^e\sqrt{e}}$$

$$S = \frac{1}{e} - \left(1 - \frac{1}{^e\sqrt{e}} \right) = \frac{1}{e} + \frac{1}{^e\sqrt{e}} - 1 = (e)^{\frac{1}{e}} - 1 + \frac{1}{e}$$

5

〔解答〕

⑬ 25 ⑭ 3.57

〔出題者が求めたポイント〕

被験者のうち, 罹患している a 人, 罹患していない b 人として, 各々, 試薬に陽性, 陰性となる人数を求めておく。

〔解法のプロセス〕

被験者のうち, 罹患している a 人, 罹患していない b 人とする。

	罹患している a	罹患していない b
試薬で陽性	$\frac{9}{10}a$	$\frac{1}{10}b$
試薬で陰性	$\frac{1}{10}a$	$\frac{9}{10}b$

$\frac{1}{10}b = \frac{25}{100}\left(\frac{9}{10}a + \frac{1}{10}b \right)$ より $4b = 9a + b$

よって, $b = 3a$

(i) $\frac{a}{a+b} = \frac{a}{a+3a} = \frac{1}{4}$, $\frac{1}{4} \times 100 = 25$ (%)

(ii) $\dfrac{\frac{1}{10}a}{\frac{1}{10}a + \frac{9}{10}b} = \frac{a}{a+9b} = \frac{a}{a+27a} = \frac{1}{28}$

$\frac{1}{28} \times 100 = 3.57$ (%)

6

〔解答〕

⑮ $1 - \left(\frac{5}{6} \right)^n$ ⑯ $\frac{1}{4}$

⑰ $\frac{5^n - 2n \cdot 3^{n-1}}{6^n}$ $\left(\left(\frac{5}{6} \right)^n - \frac{n}{3 \cdot 2^{n-1}} \right)$

〔出題者が求めたポイント〕

(i) n 回すべて, 1〜5 の目が出る確率を求め, 1 から

引く。

(ii) 3 回のうち 1 回が 2 か 4，2 回が 1 か 3 か 5 となる確率を求める。

(iii) n 回全部が $1 \sim 5$ の確率から n 回のうち，1 回が 2 か 4 で，$n-1$ 回が 1 か 3 か 5 となる確率を引く。

〔解法のプロセス〕

(i) n 回，全部が $1 \sim 5$ がでる確率は，$\left(\dfrac{5}{6}\right)^n$

従って，$1-\left(\dfrac{5}{6}\right)^n$

(ii) 3 回のうち，1 回が 2，4 で 2 回が 1，3，5

$${}_3C_1\left(\frac{2}{6}\right)\left(\frac{3}{6}\right)^2 = 3\left(\frac{1}{3}\right)\left(\frac{1}{2}\right)^2 = \frac{1}{4}$$

(iii) n 回のうち，1 回が 2，4 で $n-1$ 回が 1，3，5

$${}_nC_1\left(\frac{2}{6}\right)\left(\frac{3}{6}\right)^{n-1} = \frac{2n \cdot 3^{n-1}}{6^n}$$

従って，

$$\left(\frac{5}{6}\right)^n - \frac{2n \cdot 3^{n-1}}{6^n} = \frac{5^n - 2n \cdot 3^{n-1}}{6^n} = \left(\frac{5}{6}\right)^n - \frac{n}{3 \cdot 2^{n-1}}$$

7

〔解答〕

⑱ $\sqrt{5}+1$　⑲ $\vec{p}+\dfrac{\sqrt{5}-1}{2}\vec{q}$　⑳ $1-\sqrt{5}$

〔出題者が求めたポイント〕

$\sin 18°$ の求め方。　$\theta = 18°$ とする。

$\cos 2\theta = \sin 3\theta$　$(\because \cos 36° = \sin(90° - 36°))$

$\sin 3\theta = -4\sin^3\theta + 3\sin\theta$

$\cos 2\theta = 1 - 2\sin^2\theta$

これより，$\sin 18°$ $(\sin\theta)$ を求める。

$\cos 72° = \sin 18°$，$\cos 108° = -\cos(180° - 72°)$

(i)　$BE^2 = AB^2 + AE^2 - 2AB \cdot AE \cos\angle BAE$

(ii)　$\overrightarrow{BD} = \dfrac{BD}{AE}\vec{q}$　$(BD = BE)$

(iii)　$\vec{p} \cdot \vec{q} = |\vec{p}||\vec{q}|\cos\angle BAE$

〔解法のプロセス〕

$\theta = 18°$ とすると，$\cos 2\theta = \sin 3\theta$

$1 - 2\sin^2\theta = -4\sin^3\theta + 3\sin\theta$

$4\sin^3\theta - 2\sin^2\theta - 3\sin\theta + 1 = 0$

$(\sin\theta - 1)(4\sin^2\theta + 2\sin\theta - 1) = 0$

$0 < \sin\theta < 1$　より　$\sin 18° = \dfrac{-1+\sqrt{5}}{4}$

$\cos 72° = \sin(90° - 72°) = \sin 18°$

$\cos 108° = -\cos(180° - 108°) = -\cos 72° = \dfrac{1-\sqrt{5}}{4}$

(i)　$BE^2 = 2^2 + 2^2 - 2 \cdot 2 \cdot 2 \dfrac{1-\sqrt{5}}{4}$

$\qquad = 8 - 2 + 2\sqrt{5} = 6 + 2\sqrt{5} = (\sqrt{5}+1)^2$

従って，$BE = \sqrt{5}+1$

(ii)　$\overrightarrow{BD} = \dfrac{\sqrt{5}+1}{2}\vec{q}$

$$\overrightarrow{AD} = \overrightarrow{AB} + \overrightarrow{BD} = \vec{p} + \frac{\sqrt{5}+1}{2}\vec{q}$$

$$\overrightarrow{ED} = \overrightarrow{AD} - \overrightarrow{AE} = \vec{p} + \frac{\sqrt{5}-1}{2}\vec{q}$$

(iii)　$\vec{p} \cdot \vec{q} = 2 \cdot 2 \cdot \dfrac{1-\sqrt{5}}{4} = 1 - \sqrt{5}$

物理　解答　27年度

1
〔解答〕

Ⅰ) mg 〔N〕　$\dfrac{mg}{d}$ 〔N/m〕

Ⅱ) $\dfrac{g}{d}x$ 〔m/s²〕, $2\pi\sqrt{\dfrac{d}{g}}$ 〔s〕, $d\sin\sqrt{\dfrac{g}{d}}\,t$ 〔m〕

Ⅲ) $\dfrac{d}{\cos\theta}$ 〔m〕, $2\pi\sqrt{\dfrac{d+l\cos\theta}{g}}$ 〔s〕, $\dfrac{mgd}{2\cos^2\theta}$ 〔J〕

〔出題者が求めたポイント〕
円すいばね振り子，遠心力を含めた力のつりあい

〔解答のプロセス〕

Ⅱ) $mg - h(d+x) = ma$ より $a = -\dfrac{g}{d}x$

$w = \sqrt{\dfrac{g}{d}}$ より $T = \dfrac{2\pi}{w}$

$x = d\sin wt = d\sin\sqrt{\dfrac{g}{d}}\cdot t$

Ⅲ) 鉛直方向のつりあい　$mg = hx\cos\theta$
　水平方向のつりあい　$m(l+x)\sin\theta\cdot w^2 = hx\sin\theta$

2
〔解答〕

Ⅰ) 熱量計の熱容量は 84 〔J/K〕

Ⅱ) 1.26×10^4 〔J〕

Ⅲ) 336 〔J/K〕

Ⅳ)

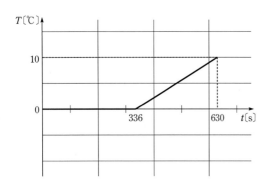

〔出題者が求めたポイント〕
熱量の保存，ジュール熱

〔解答のプロセス〕

Ⅰ) 熱量計の熱容量を C 水の比熱を c として，熱量保存より
$200c\times(25-10) + C(25-10) = 300c\times(36-25)$
∴ $C = 84$

Ⅱ) $Q = IVt$

Ⅲ) 氷の融解熱を x 〔J/g〕，水の比熱を 4.2 〔J/g·K〕として
$20x + 20\times4.2\times(10-0) + 84(10-0) = 1.26\times10^4$
∴ $x = 336$

Ⅳ) 氷がすべて 0℃ の水になるのにかかる時間 t は
$t = \dfrac{20x}{I\cdot V} = 336$ s

3
〔解答〕

Ⅰ) $\dfrac{V_2 T}{I_0}$ 〔H〕　Ⅱ) $\dfrac{V_2}{R}$ 〔A〕, a

Ⅲ) evB 〔N〕　ローレンツ力　$NevB$ 〔N〕

Ⅳ) $\dfrac{evN}{L}$ 〔A〕　Ⅴ) IBL 〔N〕　Ⅵ) 共振　$2Lf_0$ 〔m/s〕

Ⅶ) $2f_0$ 〔Hz〕

〔出題者が求めたポイント〕
電気・磁気に関する基本問題

〔解答のプロセス〕

Ⅳ) $\rho = \dfrac{N}{AL}$ より　$I = eAv\times\rho = \dfrac{evN}{L}$

Ⅴ) $\dfrac{NevB}{L} = BL$　∴ $F = IBL$

Ⅵ) $\lambda = 2L$ より　$v = f_0\lambda = 2Lf_0$

Ⅶ) $\lambda = L$　$f' = 2f_0$

化　学　解答　27年度

1
〔解答〕
(1) (ア)面心立方格子　(イ)体心立方格子
　　(ウ)静電気　(エ)同素体
(2) (a), (b), (c)
(3) 4.48×10^{-23} g
(4) 陽イオンと陰イオンは固体状態では強く結びついており，イオンは自由に移動できない。液体状態では自由に移動できる。陽イオンや陰イオンが移動することは電気が流れることに相当する。
(5) ① (c)　② (d)　③ (b)

〔出題者が求めたポイント〕
化学結合の分類に関する基礎的な問題。

〔解法のプロセス〕
(1) (ア)(イ)面心立方構造と六方最密構造は最密構造である。Ag, Cu は面心立方構造に，Mg, Zn は六方最密構造になる。最密構造より空間が多いのが体心立方構造で，Na, K, Fe などがこの構造となる。
(ウ)イオン結晶の代表は NaCl だが，Na^+ と Cl^- が静電気力で結合している。
(エ)黒鉛とダイヤモンドは同じ元素(炭素)で構成されているが別物質である。このような関係を同素体という。酸素 O_2 とオゾン O_3 も同素体である。
(2) (a)金属結晶は，多数の原子が金属結合で結びついており組成式で表す。(b)イオン結合性の化合物は，陽イオンと陰イオンがある割合で結合しているので，組成式で表す。例えば NaCl と記述する場合，Na^+ と Cl^- が 1:1 の割合で結合していることを意味している。NaCl の分子があるわけではない。
(c)共有結合結晶は，構成している元素の割合を示す組成式で表す。ダイヤモンドは，炭素原子が多数共有結合で結びついている。炭素原子の数は数えることができないので，組成式で表す。
(d)分子性結晶は，氷のように H_2O の分子が多数集合してできている。この場合，分子式 H_2O で表す。
(3) 面心立方構造では単位格子に4個の原子を含む。
8つの頂点にある原子は $\left(\dfrac{1}{8}\right)$ だけが，また，6つの面にある原子は $\left(\dfrac{1}{2}\right)$ だけがこの単位格子に属する。つまり
$\left(\dfrac{1}{8}\right) \times 8 + \left(\dfrac{1}{2}\right) \times 6 = 4$ (個)

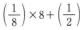

$\dfrac{(4.05 \times 10^{-8})^3 \times 2.70}{4} = 4.4840 \times 10^{-23}$ (g)

(4) ① SiO_2 と表し，すべて共有結合で結合している。
② $C_{10}H_8$ の分子が分子間力で結合し，分子結晶となっている。
③ $KAl(SO_4)_2 \longrightarrow K^+ + Al^{3+} + 2SO_4^{2-}$
イオン結合性の化合物。

2
〔解答〕
(1) (a)

NO₂──ベンゼン環 + 3Sn + 6HCl ⟶ 2 NH₂──ベンゼン環 + 3SnCl₂ + 2H₂O

(b)

NH₂──ベンゼン環 + 2HCl + NaNO₂ ⟶ N⁺≡NCl⁻──ベンゼン環 + NaCl + 2H₂O

または

NH₃⁺Cl⁻──ベンゼン環 + HCl + NaNO₂ ⟶ N⁺≡NCl⁻──ベンゼン環 + NaCl + 2H₂O

※塩化ベンゼンジアゾニウムの表記は

N⁺≡NCl⁻──ベンゼン環,　　N₂⁺Cl⁻──ベンゼン環,　　[N≡N──ベンゼン環]⁺Cl⁻

(2) A：アニリン　B：塩化ベンゼンジアゾニウム
　　C：p-ヒドロキシアゾベンゼン
(3) アニリンブラック
(4) フェノール
(5) (ジアゾ)カップリング

〔出題者が求めたポイント〕
芳香族化合物に関する基礎的な問題。

〔解法のプロセス〕
(1) (a)ニトロベンゼンを Sn と HCl を用いて還元するとアニリンが生成する。
$C_6H_5-NO_2 \longrightarrow$ (Sn と HCl で還元) $\longrightarrow C_6H_5NH_2$
(B)アニリンを $NaNO_2$ と HCl を用いてジアゾ化すると，不安定な化合物である塩化ベンゼンジアゾニウムが生成する。
$C_6H_5-NH_2 \longrightarrow$ ($NaNO_2$, HCl でジアゾ化)
$\longrightarrow C_6H_5-N_2^+Cl^-$ (塩化ベンゼンジアゾニウム)
(2) C：p-ヒドロキシアゾベンゼン
$C_6H_5-N=N-C_6H_4-OH$
(3) アニリンを二クロム酸カリウムの硫酸酸性溶液で酸化するとアニリンブラック(黒色染料)が生成する。
(4) 塩化ベンゼンジアゾニウムは不安定な化合物で，温度を高くすると分解して，フェノール，気体の窒素(N_2) などに分解する。
(5) 略

久留米大学（医）27年度　(23)

❸

〔解答〕

(1) 1.0×10^{-13} (mol/L) 　　(2) 2.8 　　(3) 4.1

(4) (ウ) 　　(5) 8.8

(6) $NH_3 + H_2O \rightleftarrows NH_4^+ + OH^-$

$NH_4Cl \longrightarrow NH_4^+ + Cl^-$

$OH^- + NH_4^+ \longrightarrow NH_3 + H_2O$

〔出題者が求めたポイント〕

電離平衡と中和を組み合わせた応用問題。

〔解法のプロセス〕

(1) $NaOH \longrightarrow Na^+ + OH^-$ ：電離度1

$[OH^-] = 0.10 = 1.0 \times 10^{-1}$ (mol/L)

$[H^+] = \dfrac{(1.0 \times 10^{-14})}{(1.0 \times 10^{-1})} = 1.0 \times 10^{-13}$ (mol/L)

(2) $CH_3COOH (\rightleftarrows) CH_3COO^- + H^+$

濃度を C，電離度を α とすると

$K = \dfrac{[CH_3COO^-][H^+]}{[CH_3COOH]} = \dfrac{C\alpha \times C\alpha}{C(1-\alpha)} = C\alpha^2$ ……(1)

なお，$\alpha \ll 1$ のとき $1 - \alpha \fallingdotseq 1$

$\alpha = \sqrt{\dfrac{K}{C}}$ 　　また 　$[H^+] = C\alpha = \sqrt{CK}$

$[H^+] = \sqrt{0.10 \times 2.7 \times 10^{-5}} = \sqrt{27 \times 10^{-7}}$

$pH = -\log[H^+] = -\left(\dfrac{1}{2}\right)[\log(3^3) - 7] = 2.78 \fallingdotseq 2.8$

(3) NaOH はすべて反応し，CH_3COOH が余る。次の反応は 100% 進行する。

$CH_3COOH + NaOH \longrightarrow CH_3COONa + H_2O$

$CH_3COONa \longrightarrow CH_3COO^- + Na^+$

また，前問(1)式から

$[H^+] = \dfrac{[CH_3COOH]}{[CH_3COO^-]} \times K$ ……(2)

ここで上記の式の $[CH_3COO^-]$ は

$[CH_3COONa] = [Na^+]$

で置き換えることができる。

$[CH_3COOH]$

$= \left(\left(0.10 \times \left(\dfrac{400}{1000}\right) - 0.10 \times \left(\dfrac{100}{1000}\right)\right) \times \left(\dfrac{1000}{500}\right)\right)$

$= 0.10 \times \dfrac{3}{5}$ (mol/L)

$[CH_3COO^-] = 0.10 \times \left(\dfrac{100}{1000}\right) \times \left(\dfrac{1000}{500}\right)$

$= 0.10 \times \dfrac{1}{5}$ (mol/L)

$[H^+] = \dfrac{0.10 \times \left(\dfrac{3}{5}\right)}{0.10 \times \left(\dfrac{1}{5}\right)} \times 2.7 \times 10^{-5} = 8.1 \times 10^{-5}$ (mol/L)

$pH = -\log(8.1 \times 10^{-5}) = -\log(3^4 \times 10^{-6}) = 4.08$
$\fallingdotseq 4.1$

(4) 大量の水（中性，pH7）で薄めるのだから，pH7 を超えることはなく，7 に近づく。

(5) $NH_3 + H_2O (\rightleftarrows) NH_4^+ + OH^-$

$NH_4Cl \longrightarrow NH_4^+ + Cl^-$ ：電離度1

問(3)と同じように考えて

$[OH^-] = \dfrac{[NH_3]}{[NH_4^+]} \times K'$

K'：アンモニアの電離定数

$[NH_3] = 0.10 \times \left(\dfrac{50}{1000}\right) \times \left(\dfrac{1000}{200}\right) = 0.025$ (mol/L)

$[NH_4^+] = 0.10 \times \left(\dfrac{150}{1000}\right) \times \left(\dfrac{1000}{200}\right) = 0.075$ (mol/L)

$[OH^-] = \left(\dfrac{0.025}{0.075}\right) \times 1.8 \times 10^{-5} = 6.0 \times 10^{-6}$ (mol/L)

$[H^+] = \dfrac{(1.0 \times 10^{-14})}{(6.0 \times 10^{-6})} = \left(\dfrac{1}{6}\right) \times 10^{-8}$ (mol/L)

$pH = -\log[H^+] = 8 + \log(2 \times 3) = 8.78 \fallingdotseq 8.8$

(6) 少量の酸や塩基を加えても pH に大きな変化がない溶液を緩衝溶液と言う。H^+ を加えても OH^- を加えてもそれを吸収する仕組みを持つ。OH^- を加えた場合，

$NH_3 + H_2O \rightleftarrows NH_4^+ + OH^-$ ……(1)

$NH_4Cl \longrightarrow NH_4^+ + Cl^-$ ……(2)

$OH^- + NH_4^+ \longrightarrow NH_3 + H_2O$

で，OH^- が中和される。

❹

〔解答〕

(1) (ア) 水素結合　　(イ) ナイロン　　(ウ)縮合

(エ) 開環　　(オ) アラミド

(2) (a) 反応で生成する HCl を中和して取り除き，重合反応を促進させる

(b) 2.0 g

(3) 292 個

(4)

$$\left[\begin{array}{c} N-C_6H_4-N-C-C_6H_4-C \\ | \qquad\qquad | \ \ || \qquad\qquad || \\ H \qquad\qquad H \ \ O \qquad\qquad O \end{array} \right]_n$$

〔出題者が求めたポイント〕

ポリアミドを中心にした合成高分子化合物に関する問題。

〔解法のプロセス〕

(1) (ア) -NH-CO- どうしの間に水素結合が働く。

(イ)ナイロン 6，6 は代表的なアミド繊維。6 は炭素数のこと。

(ウ) HCl が取れる縮合重合。

$nH_2N(CH_2)_6NH_2 + nClCO(CH_2)_4COCl$

$\longrightarrow [-HN(CH_2)_6NH-CO(CH_2)_4CO-]_n + 2nHCl$

(エ)開環重合

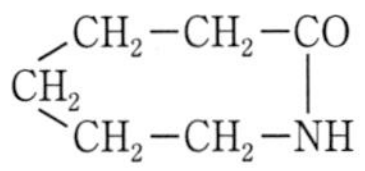

$$
\begin{array}{l}
\text{CH}_2 \begin{array}{l} \diagup \text{CH}_2-\text{CH}_2-\text{CO} \\ \diagdown \text{CH}_2-\text{CH}_2-\text{NH} \end{array} \qquad \varepsilon-\text{カプロラクタム}
\end{array}
$$

$$
\longrightarrow \left[\text{CO}-\text{NH}-(\text{CH}_2)_5\right]_n \qquad 6-\text{ナイロン}
$$

(オ)〔解答〕参照

$$
n\text{H}_2\text{N-C}_6\text{H}_4\text{-NH}_2 \ + \ n\text{Cl-CO-C}_6\text{H}_4\text{-CO-Cl}
$$
p-フェニレンジアミン　テレフタル酸ジクロリド
$$
\longrightarrow -(\text{-HN-C}_6\text{H}_4\text{-NH-CO-C}_6\text{H}_4\text{-CO-})-
$$
アラミド繊維

(2) (a)〔解答〕参照

(b)

$\text{H}_2\text{N(CH}_2)_6\text{NH}_2$（式量 116）　$\dfrac{12}{116} = 1.03 \times 10^{-2}$(mol)

$\text{ClCO(CH}_2)_4\text{COCl}$（式量 183）　$\dfrac{1.6}{183} = 8.74 \times 10^{-3}$(mol)

〔$\text{-HN(CH}_2)_6\text{NH-CO(CH}_2)_4\text{CO-}$〕　（式量 226）
アジピン酸ジクロリドがすべて反応するので，生成するナイロンは
$$
8.74 \times 10^{-3} \times 226 = 2.0\,(\text{g})
$$

(3) ナイロン 6 の構成単位は
〔$-(\text{CH}_2)_5\text{NH-CO-}$〕（式量 113）
$$
\dfrac{(3.3 \times 10^4)}{113} = 292.0 = 292\,(\text{個})
$$

(4) $n\text{H}_2\text{N-C}_6\text{H}_4\text{-NH}_2 + n\text{Cl-CO-C}_6\text{H}_4\text{-CO-Cl}$
$$
\longrightarrow -(\text{HN-C}_6\text{H}_4\text{-NH-CO-C}_6\text{H}_4\text{-CO-})_n- + 2n\text{HCl}
$$

生　物

解答
27年度

Ⅰ
炭酸同化
〔解答〕
問1　1 炭酸同化　　2 化学合成　　3 NADH
　　　4 $FADH_2$　　5 酸素　　6 マトリックス
　　　7 硝化細菌(硝酸菌)　　8 アンモニウムイオン
　　　9 共生
問2　酸化的リン酸化
問3　$2NO_2^- + O_2 \longrightarrow 2NO_3^- + エネルギー$
問4　硫黄細菌
〔出題者が求めたポイント〕
問2　NADH から放出された電子が電子伝達系を通る
　　　間に H^+ はミトコンドリア膜間にくみ出され，膜内外
　　　の濃度勾配を利用して ATP 合成酵素を通過し，マト
　　　リックス側に戻る(化学浸透)。この時，ATP が合成
　　　され，NADH などが酸化される過程で ATP が作ら
　　　れる反応を酸化的リン酸化という。
問3　硝化細菌はこの酸化によって生じたエネルギーを
　　　用いて ATP や NADH を合成し，二酸化炭素をカル
　　　ビン・ベンソン回路で還元し有機物を合成している。
問4　硫黄細菌は噴出するガスに含まれる H_2S を O_2 に
　　　よって酸化するときに取り出されるエネルギーを用い
　　　て化学合成を行い，有機物を合成している。

Ⅱ
生物群集・免疫
〔解答〕
問1　1 社会性昆虫　　2 すみわけ
　　　3 生態的地位(ニッチ)　　4 縄張り(テリトリー)
　　　5 個体群密度　　6 区画法　　7 標識再捕法
　　　8 免疫　　9 自然免疫　　10 獲得免疫(適応免疫)
　　　11 体液性免疫　　12 細胞性免疫　　13 抗体
　　　14 キラー T 細胞
問2　コロニー
問3　損失：縄張り維持のためのエネルギーの消費や
　　　　　　　闘争の危険など
　　　利益：縄張り内の餌や巣材の占有や，配偶者の
　　　　　　　獲得など
問4　320 匹
〔出題者が求めたポイント〕
問1(D)　区画法は方形枠法，コドラード法ともいい，
　　　一定面積の区画を設けて，その中の動植物の種類と密
　　　度を調査する方法であり，標識再捕法は最初捕獲した
　　　全ての個体に標識をつけて放し，再捕獲された標識個
　　　体の割合から全体の個体数を調査する方法である。
問4　標識再捕法では全体の個体数を以下のように推定
　　　する。
　　　全体個体数＝最初に標識した個体数×二度目に捕獲
　　　した個体数／再捕獲された個体数

Ⅲ

設問を当てはめると，$20 \times 80/5 = 320$ 匹となる。

タンパク質
〔解答〕
問1　1 ナトリウム　　2 副甲状腺　　3 パラトルモン
　　　4 恒常性(ホメオスタシス)　　5 筋小胞体
　　　6 ミオシン　　7 アクチン　　8 モータータンパク質
問2　構造の名称：微小管
　　　　タンパク質の名称：チューブリン
　　　　相互作用する(8)の名称：ダイニン
問3　クレアチンリン酸
問4　細胞外液のカルシウムイオン濃度の上昇が感知さ
　　　れ，分泌は抑制される(32字)
〔出題者が求めたポイント〕
問1　8 細胞骨格に結合し，ATP の分解によって放出
　　　されるエネルギーを利用して動くタンパク質をモー
　　　タータンパク質という。ミオシンⅡというタンパク質
　　　がアクチンをたぐり寄せることで筋収縮が起こる。
問2　チューブリンが重合した繊維が微小管であり，べ
　　　ん毛や繊毛を形成している。モータータンパク質であ
　　　るダイニンはべん毛や繊毛を構成する微小管の間に存
　　　在し，一方の微小管と結合して他方の微小管上を移動
　　　する。この移動によってべん毛や繊毛が曲がる。
問3　筋肉には貯蔵物質として高エネルギーリン酸結合
　　　をもつクレアチンリン酸が含まれており，分解のエネ
　　　ルギーとリン酸によって ATP が合成される仕組みと
　　　なっている。
問4　受容体にカルシウムイオンが結合することで，細
　　　胞外液のカルシウムイオンの濃度上昇が感知され，副
　　　甲状腺からのパラトルモンの分泌は抑制される。

Ⅳ
伴性遺伝
〔解答〕
問1　1・2・4・6
問2　2・4・6
問3　50%
問4　50%
問5　50%
問6　0%
問7　赤緑色覚異常：25%　　血友病：25%
問8　赤緑色覚異常：25%　　血友病：0%
〔出題者が求めたポイント〕
問1　赤緑色覚異常の遺伝子は X 染色体上に存在し伴
　　　性遺伝する。赤緑色覚異常遺伝子を a とすると以下の
　　　ように発現する。
　　　男性　X^AY 正常，X^aY 色覚異常
　　　女性　X^AX^A 正常，X^AX^a 正常(保因者)，X^aX^a 色覚

異常
8が色覚異常 X^aX^a であることより，2は X^AX^a，4，6
は父親から X^a を受け継ぎ X^AX^a であることが分かる。

問2　血友病も赤緑色覚異常同様 X 染色体上に存在し，
伴性遺伝する。血友病遺伝子をbとすると，9，10，
12が血友病 X^bX^b であることより2，4，6は X^BX^b と
なり血友病遺伝子を持っている。

問3　3) $X^AY-4)X^AX^a$ より 11 は X^AX^A か X^AX^a と
なり，色覚異常遺伝子を持つ確率は50％である。

問4　3) $X^BY-4)X^BX^b$ より，11 は X^BX^B か X^BX^b と
なり，血友病遺伝子を持つ確率は50％となる。

問5　5) $X^AY-6)X^AX^a$ より 14 は X^AX^A か X^AX^a と
なり，色覚異常遺伝子を持つ確率は50％である。

問6　7) $X^AY-8)X^aX^a$ であり，女子は全て X^AX^a と
なり，色覚異常の形質は発現しない。

問7　11) X^AX^A か $X^AX^a-13)$ X^aY であり，男子の場
合，色覚異常の形質が現れる確率は 11 が $X^AX^a(1/2)$
で，かつ a が遺伝(1/2)する確率となり，$1/2×1/2$
$×100＝25$％となる。血友病においては11) X^BX^B か
$X^BX^b-13)$ X^BY となり，11 が $X^BX^b(1/2)$ かつ b が
遺伝(1/2)する確率であり，25％。

問8　女子の場合，色覚異常の形質が現れる確率は 11
が $X^AX^a(1/2)$ かつ a が遺伝(1/2)する確率となり，
25％。血友病の形質が現れる確率は11) X^BX^B か
$X^BX^b-13)$ X^BY であるため，ホモでbを持つことは
なく，確率は0％となる。

平成26年度

問　題　と　解　答

平成26年度

英　語

問題

26年度

1 次の英文を読んで，下記の問いに答えよ。

　　People have attempted to *simulate human voices in machines for quite some time. In the late 1700s, Hungarian scientist Wofgang von Kempelen used whistles, resonance chambers, and other objects to create voice sounds for his "speaking machine." With the rise of computers, scientists were able to create artificial voices by storing and digitally （　ア　） real voice sounds. By the 1970s, these computer-generated voices were widely used. Although these early voices were understandable, they had a distinct mechanical or "robotic" sound to them.

　　Coming up with more natural-sounding voices has been a challenge due to the complex nature of language. To produce a natural-sounding voice, scientists need to simulate not only the individual sounds of language, but also the volume, pitch, rhythm, and tones that help to express （　イ　）. Natural-sounding computer voices are now used to provide information to people in a variety of applications, from automated phone lines to language learning programs. Many systems are also able to listen to users' questions and statements and respond to them.

　　One good example of this comes from the BMW car company. BMW has programmed cars to both listen and speak to the driver. The car can give directions, provide warnings and information about traffic and safety conditions, and even control certain functions such as raising or lowering the windows or playing music. When BMW first released cars with a computer-generated voice, many drivers had a negative reaction to it because drivers （　ウ　） the voice as female. German drivers were uncomfortable with a "female" voice giving directions. As a result, BMW recalled the cars and gave them "male" voices.

　　The reaction to the female voice was emotional. It had no reasoning behind it. Common sense says that the "gender" of the voice in the car shouldn't matter because drivers know that they are listening to a computer, not a person. But even without a （　エ　） representation of the voice, such as a male or a female face, people reacted with the same stereotypes they would apply to a person. Studies have also shown that people react similarly to other aspects of computer voices, such as the "personality" of the voice or its level of "politeness."

　　Researchers now know that voice interfaces are actually social interfaces; that is, people will react to a computer using the same rules and （　オ　） that they would apply to people. As a result, designers of these systems consider not only the sounds of the voices they use, but also their psychological effects on users.

　*simulate　　to imitate the appearance or character of

(1) 本文の空所（　ア　）～（　オ　）に入れるのに最も適切な語を，下記の(a)～(d)からそれぞれ1つずつ選び，その番号をマークせよ。

(ア) (a) regressing   (b) processing   (c) suppressing   (d) digressing
(イ) (a) waves   (b) humanity   (c) balance   (d) meaning
(ウ) (a) perfected   (b) personified   (c) perceived   (d) perpetuated
(エ) (a) gradual   (b) visual   (c) sensual   (d) usual
(オ) (a) expectations   (b) frustrations   (c) manifestations   (d) computations

(2) 本文の内容と最もよく適合するものを下記の(a)～(h)から4つ選び，その記号をマークせよ。

(a) The usefulness of computers is enhanced by whistles and resonance chambers.

(b) The use of automated voice systems is not limited to the automotive industry.

(c) Studies suggest that people may respond irrationally to a voice produced by a computer.

(d) Drivers' initial response to a 'female' voice was logical and understandable.

(e) It is yet impossible for machines to produce sounds that accurately resemble the human voice.

(f) Some applications enable people to engage in short dialogues with machines.

(g) Computers have allowed us to tell cars how fast to drive for many years.

(h) The quest to invent a machine that sounds like a human is not a recent one.

2 次の英文が完成した文章になるように，その文意に沿って，(1)～(3)の(a)から(f)をそれぞれ並べ替えよ。そして，1番目，3番目，6番目にくるものを1つずつ選び，その記号をマークせよ。

　　　The cloning of humans is outlawed in many countries, but there are some in which such research and experimentation may be conducted. However, the likelihood (1) ((a) successfully implanted　(b) being　(c) embryo　(d) in　(e) of　(f) a cloned) a womb and brought to term probably remains a long way off. Still, it is important to consider some of the issues that would be raised were such an event to happen.

　　　One of the key issues with human cloning is the right of cloned individuals to lead their own lives and have their own genetic identity. It raises many questions: What sort of life would such a baby have? Would the child be owned by the clinic? If a famous person were to be cloned, would people expect the clone to grow up to be exactly like that famous person? The same problem would exist for a child who was a clone of his or her parent. The child would look like the father or the mother. But there (2) ((a) would have　(b) the same personality　(c) that　(d) a clone　(e) guarantee　(f) is no) as the original individual.

　　　Although clones are genetically identical, studies have shown that a person's personality and intelligence are affected by the environment. A clone many (3) ((a) a different time　(b) original would　(c) years younger　(d) in　(e) than the　(f) be living), in different surroundings, eating food, and getting a different education. All of these factors would surely affect personality development. So, although the clones would look identical, they would most likely behave very differently. Laws would need to be written to protect the rights of these individuals so as to prevent their exploitation. However, the laws would also have to be flexible enough to accommodate future scientific developments.

3 次の文章の下線部(A)の英訳と下線部(B)の和訳を解答欄に記入せよ。

Have you ever been given the same homework that your older family members or friends had years before? A common question asks, "Why reinvent the wheel?" This question suggests that すでに誰かによってなされたことならば、もう一度やる理由はない。 For college students with heavy course loads, the question may be a tempting excuse for using other people's work. After all, surely someone has already written an excellent argumentative essay that can be downloaded easily from the Internet. The problem is that doing so is dishonest and irresponsible from a social and an academic standpoint.

4 次の英文(1)～(5)の応答として最も適切なものを，それぞれ下記の(a)～(d)の中からそれぞれ1つずつ選び，その記号をマークせよ。

(1)　Look, it's still raining outside!
　(a)　Have you ever seen it?
　(b)　Well, it may start again soon.
　(c)　Yes, it's that time of year.
　(d)　It will happen soon!

(2)　Do you think we can go camping this weekend?
　(a)　I doubt that it will ever end.
　(b)　No, I've already played it.
　(c)　Let's go camping anyway.
　(d)　Sure, what should we bring?

(3)　Thank you for cooking dinner last night.
　(a)　I just ordered from the menu.
　(b)　Not at all. You must come again.
　(c)　I just didn't have the time.
　(d)　My husband is going to do it.

(4)　Did you hear that Kenta will go to a famous university next year?
　(a)　Yes. It's great news, isn't it?
　(b)　Yes, I listened to it earlier.
　(c)　No, has he really?
　(d)　No, I haven't told you.

(5)　The view from our hotel room was spectacular!
　(a)　Yes, I could have looked at it all evening!
　(b)　Yes, I think we should ask for a refund.
　(c)　Well, I'm sure you'll like it!
　(d)　Obviously, the place needs renovating.

5 次の英文⑴～⑸の下線部１～４の中で，英語の表現として最も不適切なものをそれぞれ１つずつ選び，その番号をマークせよ。

⑴ One hot summer day <u>I was wandering</u> aimlessly <u>beside a little</u> creek when <u>I come</u> <u>upon a quiet</u> pool.
　　　　　　　　　　　　　　　１　　　　　　　　　　　２　　　　　　　　　　　３　　　４

⑵ <u>I was too</u> young <u>at that time</u> to <u>appreciate the special</u> problems <u>what old age</u> brings.
　　１　　　　　　　２　　　　　　　　　３　　　　　　　　　　　　　４

⑶ <u>I am convincing</u> <u>you are</u> absolutely <u>right to take</u> that action and <u>should ignore</u> any opposition.
　　　１　　　　　　２　　　　　　　　３　　　　　　　　　　　　４

⑷ <u>It would be</u> a good idea <u>to mention by</u> your letter that you <u>have worked in</u> that type of <u>business previously</u>.
　　１　　　　　　　　２　　　　　　　　　　　　　３　　　　　　　　　４

⑸ <u>When</u> they <u>had both retired</u>, they <u>settled in</u> a small village <u>in the sea</u>.
　　１　　　　２　　　　　　　　３　　　　　　　　　４

6 次の英文(1)～(10)の空欄を補充するのに最も適切なものを，下記の(a)～(d)の中からそれぞれ1つずつ選び，その記号をマークせよ。

(1) I am sure you made the right choice and I (   ) support your decision.

   (a) fairly   (b) rarely   (c) considerably   (d) wholly

(2) You can (   ) on me, have no fear about that!

   (a) trust   (b) rely   (c) hold   (d) hang

(3) No matter what happens, you must remember that I'm (   ) you all the way.

   (a) in   (b) from   (c) with   (d) by

(4) The bank manager smiled and announced that the man's application for a loan had been (   ).

   (a) approved   (b) improved   (c) disproved   (d) reproved

(5) They had to drive (   ) down the hill because the road was very icy.

   (a) lately   (b) slyly   (c) prudently   (d) sharply

(6) He mumbled throughout his speech, so I could (   ) understand a single word.

   (a) really   (b) fully   (c) hardly   (d) hard

(7) Most of the money (   ) was donated to charity.

   (a) raised   (b) copied   (c) risen   (d) spun

(8) We are told there will be little economic (   ) this year.

   (a) progress   (b) forwards   (c) movements   (d) aggression

(9) I'm afraid it's (   ) we left.

   (a) occasion   (b) time   (c) opportunity   (d) hour

(10) His choice of a new wife (   ) with his parents' approval.

   (a) struck   (b) met   (c) hit   (d) fell

7 次のA～Eのそれぞれ4つの単語の中から，下線部の発音が他のものと異なるものをそれぞれ1つずつ選び，その番号をマークせよ。

A. 1. ancient   2. freight   3. height   4. weigh

B. 1. foot   2. hood   3. soothe   4. wool

C. 1. bough   2. dough   3. drought   4. plough

D. 1. psychotic   2. cylinder   3. disciple   4. seismic

E. 1. digestion   2. righteous   3. ratio   4. century

数　学

問題　　　　　　　　26年度

次の ☐ に適切な解を入れよ。複数の解がある場合は，コンマで区切ってすべての解を記入すること。

1. $A = \begin{pmatrix} 2 & 3 \\ 4 & 3 \end{pmatrix}$, $E = \begin{pmatrix} 1 & 0 \\ 0 & 1 \end{pmatrix}$, $P = A + E$ とする。このとき，$A^2 + A = $ ①　P, $A^{n+1} + A^n = $ ②　P となる。また，$Q = A - 6E$ とすると A^n は n, P, Q を用いて，$A^n = $ ③　と表すことができる。ただし，n は正の整数とする。

2. xy 平面上において，原点を通り傾きが正の直線を ℓ とする。直線 ℓ 上の y 座標が 1 の点に，x 軸の正の方向から x 軸に平行な光線を入射したとき，光線は直線 ℓ と x 軸で次々と反射を繰り返し，n 回目に反射した後，入射した経路を逆に進んだとする。このときの直線 ℓ と x 軸とのなす角を θ とする。直線 ℓ での最初の反射を 1 回目，反射した点を P_1 とし，その後光線が反射した点を P_2, P_3, $\cdots P_n$ とする。また，$0° < \theta < 90°$ とする。

(i) $\theta = 30°$ のときの P_n の座標は ④　である。

(ii) θ のうち，その値が整数となるものは全部で ⑤　個ある。

(iii) P_1 から P_n までの光の経路の長さは ⑥　である。

3. 3つの直線 $\ell : ax - y = 0$, $m : x - 2y - 2 = 0$, $n : x + y - 5 = 0$ があり，直線 ℓ と直線 m の交点を A，直線 ℓ と直線 n の交点を B，直線 m と直線 n の交点を C とし，3点 A，B，C のすべてを通る円を D とする。ただし，a は実数で $a > \dfrac{1}{2}$ とする。

(i) BC が円 D の直径となるとき点 A の座標は ⑦　である。　　不適切な問題と判断し，⑦ については受験生全員に加点する。　（久留米大学）

(ii) 三角形 △ABC の面積が $\dfrac{15}{2}$，かつ ∠A が鋭角であるとき，$a = $ ⑧　であり，円 D の方程式は ⑨　となる。

4. 2つの曲線 $y = 6\sin x$ と $y = 4 - 2\cos 2x$ は $x = $ ⑩　で共通点を持つ。また，この2つの曲線で囲まれた部分の面積は ⑪　である。ただし，$0 \leqq x \leqq \pi$ とする。

5. 半径 1 の円に内接する正 n 角形を $N_1^{(n)}$，$N_1^{(n)}$ に内接する円を $C_1^{(n)}$ とし，さらに $C_1^{(n)}$ に内接する正 n 角形を $N_2^{(n)}$，$N_2^{(n)}$ に内接する円を $C_2^{(n)}$ とする。同様にして $N_3^{(n)}$, $C_3^{(n)}$, $N_4^{(n)}$, $C_4^{(n)}$, $\cdots$, $N_k^{(n)}$, $C_k^{(n)}$ を定義する。このとき，円 $C_k^{(n)}$ の半径 $R_k^{(n)}$ と正 n 角形 $N_k^{(n)}$ の面積 $S_k^{(n)}$ は，それぞれ n と k を用いて $R_k^{(n)} = $ ⑫　，$S_k^{(n)} = $ ⑬　と表すことができる。また，$S_m = \sum_{k=1}^{m} S_k^{(n)}$ とおいたとき，$\lim_{m \to \infty} S_m = $ ⑭　である。ここで，n, k は正の整数とする。

6. 点 $(p, 0)$ を通り，楕円 $4x^2 + y^2 = 4$ に接する直線の方程式は $y = $ ⑮　および $y = $ ⑯　で，接点の x 座標は $x = $ ⑰　である。また，$p = $ ⑱　のとき，2つの接線は直交する。ここで，p は実数で $p > 2$ とする。

7. 次の計算をしなさい。

$$\int_0^1 \log(\sqrt{x} + 1)\, dx = \boxed{⑲} \quad, \quad \int_0^1 \left\{ \sqrt{2x - x^2} + \sin\left(x - \frac{1}{2}\right) \right\} dx = \boxed{⑳}$$

物 理

問題　26年度

物理量はSI国際単位系で表現してある。解答欄[　]内には該当する単位を簡潔な形で記入すること。

1　図1のように水平面に対して角度 θ ($< 90°$) をなしてなめらかな平面Pが置かれている。以下のすべての運動はこの面上で起きているものとする。面P上に水平線と平行にx軸，これに垂直にy軸を図1のようにとる。y軸上の点Aよりx軸に平行に質量Mの物体Jを初速 V_0 で発射した。物体は面P上を運動し，点B直前で水平線とのなす角60°の速さを持つようになった。B点には質量mの物体Kが重さの無視できる長さRの糸に結び付けられて支えられている。糸の他端はO点に固定されている。直線OBはx軸と角度30°をなし，糸はたるみの無いように張られている。B点で物体J, Kは完全非弾性衝突をした。その後物体は面上を運動し，最下端の点Cを通過後，糸をぴんと張ったまま面上の点Dを通過した。点Dは直線OC上にあり，ODの距離はRである。以下の問に答えなさい。重力加速度は g で表すとする。

問I　点Aから点Bまでの移動に要した時間はいくらか。また，点B直前での物体Jの速さはいくらか。

問II　衝突直後の物体の速さはいくらか。

問III　最下点Cでの物体の速さVはいくらか。

問IV　糸をたるませることなく物体が点Dを通過するためのVの条件を求めなさい。V_0 ではどのような条件となるか。

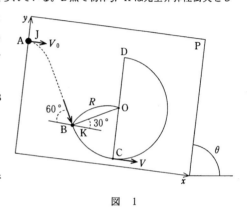

図　1

2　1モルの単原子分子理想気体について以下の実験を行った。圧力 P_A，体積 V_A である初めの状態Aから，以下の4つの過程を取り，体積 V_B を持つ状態B, CおよびDに変化させた（図2参照，ただし，全ての状態，過程が表示されているわけではない）。

1) 定圧変化(b)で状態Aから状態Bへ
2) 等温変化(c)で状態Aから状態Cへ
3) 図2に示されるような過程(cc)で状態Aから状態Cへ
4) 断熱変化(d)で，状態Aから圧力 P_D の状態Dへ変化させた。以下の問に答えなさい。

問I　定圧変化(b)で気体のした仕事はいくらか。気体の吸収した熱量はいくらか。状態Aから状態Bの変化で気体の内部エネルギーはどれだけ増加したか。

問II　過程(c), (cc)で気体のされた仕事 $W(c)$, $W(cc)$ の正負，大小を記号(<, =, >)で示しなさい。また，過程(cc)で内部エネルギーはどれだけ変化したか。

問III　断熱変化(d)で，気体の吸収した熱量はどれだけか。また，気体のした仕事はどれだけか。

問IV　$V_A = 67.2 \times 10^{-3} [m^3]$, $P_A = 1.01 \times 10^5 [Pa]$ および $V_B = 22.4 \times 10^{-3} [m^3]$ であるとき，状態A, Bの温度はいくらか。有効数字3桁で答えなさい。解答欄中には，横軸に絶対温度，縦軸に体積をとったグラフが描いてある。状態Bを○で，状態Cを△で書き入れ，座標も記入しなさい。過程(b)と(c)を実線で書入れなさい。また，状態Dはおよそどこにあるか，□で示しなさい。簡単な説明も解答欄に書きなさい。

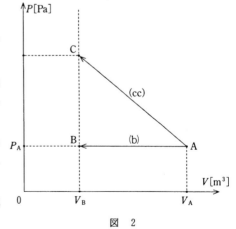

図　2

3 図3-1のように，一様な磁束密度 B[T]の磁界中に，一辺の長さ $2a$[m]の正方形コイル PQRS がある。端子 X，Y は誘導起電力を取り出すための端子である。コイルの軸 O，O' は磁界に垂直で，それを軸として角速度 ω[rad/s]で回転している。図3-2は時刻 t[s]におけるコイルの位置を示している。コイルの抵抗は無視できるとして，以下の問に答えなさい。

問Ⅰ 辺 PQ の，磁界に垂直な速度成分はいくらか。

問Ⅱ 辺 PQ と辺 QR に生じる誘導起電力の大きさはそれぞれいくらか。

問Ⅲ 端子 X，Y に生じる誘導起電力の大きさはいくらか。その周期 T はいくらか。

問Ⅳ 端子 X，Y に電気容量 C[F]のコンデンサーを接続した。コイルは角速度 ω[rad/s]で回転している。コンデンサーに加えられた交流電圧の最大値を V_0[V]として，コンデンサーに流れる電流の大きさと消費される電力を正弦関数で求めよ。ここで，$\Delta \sin \omega t \fallingdotseq \omega \Delta t (\cos \omega t)$ をもちいて良い。また，時刻 $t=0$ から T[s]までの電力のグラフを描きなさい。横軸，縦軸の目盛りとその単位および極値の値も書き入れること。

問Ⅴ コイルを角速度 ω[rad/s]で回転させるために辺 PQ と辺 SR に外力が加えられている。その外力による偶力のモーメントの大きさはいくらか。

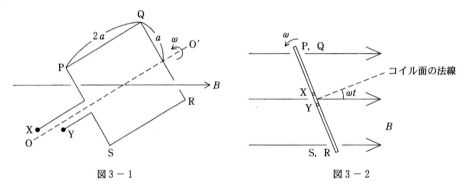

図3-1   図3-2

化 学

問題

26年度

全問をとおして必要があれば，次の原子量を用いよ。H = 1.0, C = 12, O = 16, Ca = 40

---

1 過酸化水素水を294 Kで静置してもほとんど変化がみられないが，この溶液に塩化鉄(Ⅲ)水溶液を加えるとガスが激しく発生し分解する。そこで1.0 mol/Lの過酸化水素水20 mLに少量の塩化鉄(Ⅲ)水溶液を加えて294 Kに保ちながら，その分解により発生するガスを水上置換で捕集し，体積を30秒ごとに測定した。その結果，下表のような結果が得られた。以下の設問に答えよ。ただし，気体定数はR = 8.3 × 10³ Pa・L/(K・mol)，294 Kにおける大気圧は1.013 × 10⁵ Pa，水蒸気圧は2.49 × 10³ Paとし，反応前後で過酸化水素水の体積は変化しないものとする。なお気体は理想気体として扱い，数値を問う設問に関しては，特に指定がない限り有効数字2桁で解答せよ。

時間(秒(s))	0	30	60	90	120
捕集量(mL)	0	37	63	84	X

(1) 下線部の化学反応式を示せ。

(2) 反応開始30秒後において，分解された過酸化水素の物質量はいくらか。

(3) 反応開始から30秒の間に過酸化水素が分解する平均の反応速度$\bar{v}$はいくらか。

(4) 反応開始から30秒の間に過酸化水素が分解する反応の速度定数kを計算せよ。ただし，反応速度vは過酸化水素の濃度に比例するものとし，計算には反応開始から30秒後までの過酸化水素の平均濃度と平均分解速度$\bar{v}$((3)の値)を用いよ。

(5) 反応開始90秒から120秒の間に過酸化水素が分解する反応の速度定数k'を求めたところ，(4)で求めた値と同じであった。120秒後のガスの捕集量Xは何mLか。整数で示せ。

(6) この化学反応は，温度が10 K上昇するごとに反応速度が2倍になることがわかっている。このように，温度を上げると反応速度が飛躍的に大きくなる理由について簡潔に説明せよ。

(7) 過酸化水素水に肝臓片を加えると，塩化鉄(Ⅲ)水溶液を加えた時と同様に，ガスが激しく発生し分解する。しかしこの反応では，反応速度が最大になるときの温度が存在し，この温度以上になると反応速度は著しく低下する。波線部の理由を簡潔に述べよ。

---

2 鉄は我々の生活に密接に関与していることに加え，生体内でも重要な役割を担っている元素である。単体は，高炉で鉄鉱石(赤鉄鉱や磁鉄鉱など)を還元することで得られるが，単体の鉄は腐食しやすいため，トタンなどのめっきにみられるような表面保護加工が施され用いられる場合も多い。単体の鉄は塩酸に溶け，ここに塩素を吹き込むと鉄のイオンは酸化されて黄褐色の(ア)水溶液が得られる。ここに(イ)水溶液を加えると濃青色沈殿を生じ，(ウ)水溶液を加えると溶液は血赤色となる。いま，沸騰水に(ア)の水溶液を滴下して得られた赤褐色の溶液をセロハンの袋に入れ，純水中に一定時間浸し透析を行った。その後セロハンから赤褐色の溶液を取り出し，少量の電解質溶液を加えると赤褐色の沈殿が生じた。以下の設問に答えよ。

(1) 波線部の赤鉄鉱の主成分の組成式と，この化合物中の鉄の酸化数を答えよ。また，この化合物が一酸化炭素によって完全に還元される反応の化学反応式を書け。

(2) 文中の(ア)～(ウ)に当てはまる適切な化学式を書け。

(3) 下線部(i)について，トタンの表面に傷がついても内部の鉄が腐食しにくい理由を簡潔に答えよ。

(4) 下線部(ii)の透析を行った後の水に，モル濃度の等しい以下の(ア)～(カ)の各塩の水溶液を一定量加えた場合，最も沈殿を生じやすいと考えられるものを記号で答えよ。また，生じた沈殿の化学式を答えよ。

(ア) $ZnCl_2$　　　(イ) $Ba(OH)_2$　　　(ウ) Na_2CO_3　　　(エ) $AgNO_3$　　　(オ) K_2CrO_4　　　(カ) $Na[Al(OH)_4]$

(5) 下線部(iii)について，モル濃度が等しい以下の(ア)～(カ)の各塩の水溶液を一定量加えた際に，最も多くの沈殿を生成するものを記号で答えるとともに，選択肢中からその塩を選択した理由を簡潔に述べよ。

(ア) $NaCl$　　　(イ) $AlCl_3$　　　(ウ) Na_3PO_4　　　(エ) K_2SO_4　　　(オ) $CaCl_2$　　　(カ) KNO_3

---

3 化合物Aは（ ア ）の分子式を持つ有機化合物であり，カルシウムカーバイド（炭化カルシウム）の小粒を穴をあけたアルミニウム箔で包み，水中に沈めることで生成することができる。化合物Aは（ イ ）を持っているため，水素，ハロゲン，水などさまざまな物質と容易に付加反応を起こすことが知られており，多くの化学薬品の共通原料として利用されている。化合物Aを白金またはニッケル触媒の存在下で等しい物質量の水素と反応させると，化合物Bが得られる。また，化合物Aに酢酸を付加させると化合物Cが得られ，さらに化合物Cを付加重合させると，接着剤の原料である化合物Dが得られる。化合物Dを水酸化ナトリウム水溶液で処理し，加水分解すると親水性の化合物Eを得ることができる。この化合物Eを酸性条件下でホルムアルデヒドと反応させることで生じる化合物Fは日本初の合成繊維として外科用縫合糸などに広く利用されている。化合物Aを加熱した石英管などに通すと付加重合反応によって化合物Gが生成するが，チーグラー・ナッタ触媒の存在下で反応させると化合物Hが生じる。この化合物Hは本来導電性を持たないといわれていたが，導電性を持つ化合物Hを発見した日本人の（ ウ ）は2000年にノーベル化学賞を受賞した。以下の設問に答えよ。ただし，物質はすべて標準状態であるとし，数値を問う設問に関しては有効数字2桁で答えよ。

(1) 文中の（ ア ）～（ ウ ）に当てはまる適切な分子式，語句または人名を記せ。

(2) 下線部(a)について

①この反応の化学反応式を答えよ。

②純度72％のカルシウムカーバイド20gを用いて反応を行なったとき，何Lの化合物Aを生じるか。なお，発生した気体は全て化合物Aとする。

(3) 下線部(b)について，化合物Aの反応は付加反応が主であるが，反応条件によっては置換反応が起こることもある。化合物Aとアンモニア性硝酸銀水溶液を反応させたとき，生成する置換体の構造式を例にならって答えよ。

(4) 100gの化合物Dを完全に加水分解すると，化合物Eは理論上何g得られるか。

(5) 下線部(c)の反応のことを何と呼ぶか。

(6) 化合物Eについて，化合物Aに水を付加した後，重合反応を行なうことでも化合物Eが得られると予測されるが，実際にはこの方法では化合物Eは得られない。この理由を具体的な化合物名に言及しながら50字程度で説明せよ。

(7) 化合物Cの構造式を例にならって答えよ。また，化合物FとGの名称を答えよ。

　　　　　構造式の例　$CH_2(OH)—CO—CHCl—CH=CH_2$

生　物

問　題

26年度

1　動物は一般に肺や鰓において酸素を吸収し，二酸化炭素を排出する。取り入れた酸素は，体内の細胞に運ばれ有機物の分解に使われる。分解によって有機物に蓄えられていた化学エネルギーが取り出される過程を細胞呼吸という。細胞呼吸によって分解される有機物は（　1　）とよばれ，取り出された化学エネルギーを用いてATPが合成される。細胞呼吸にはこのように酸素を利用する（　2　）と，酸素を利用しない（　3　）がある。

（　1　）として代表的な物質はグルコースである。グルコースが（　2　）で分解される過程は（　4　）系，（　5　），（　6　）系の三つに大別される。（　4　）系ではグルコースが（　7　）に存在する酵素によって段階的に分解され，その際にグルコースから放出された水素によってNADとよばれる補酵素が還元されてNADH（還元型のNAD）が生じる。1分子のグルコースから2分子のピルビン酸が生じ，この過程でグルコース1分子当たり2分子のATPが生成される。（　4　）系の各反応では酸素は必要ではない。

（　4　）系で作られたピルビン酸は（　8　）に取り込まれた後，二酸化炭素を放出して（　5　）という一連の酵素反応系に入る。この反応系において脱水素酵素のはたらきによって基質から放出された水素がNADとFADとよばれる補酵素に受け渡され，それぞれNADH，FADH$_2$（還元型のFAD）が生じる。（　5　）では1分子のピルビン酸から3分子の二酸化炭素が生じる際に，3分子の水を取り込み1分子のATPが生成される。

（　4　）系と（　5　）では1分子のグルコースから合計10分子のNADHと2分子のFADH$_2$が生じる。この補酵素が持つ水素は（　8　）の（　9　）において酸素によって酸化されて水になり，NADとFADに戻る。この過程は（　6　）系においておこる。この過程で得られるエネルギーを使ってATP合成酵素のはたらきにより，1分子のNADHから3分子のATPが，1分子のFADH$_2$から2分子のATPがそれぞれ生成される。従って酸素が十分利用できる環境では1分子のグルコースから（　4　）系，（　5　），（　6　）系を合計して38分子のATPが生成されることになる。

骨格筋細胞では活発な運動などによって急激にエネルギーを消費して酸素が一時的に不足したときに（　3　）を行う。1分子のグルコースから2分子のATPと2分子のピルビン酸が生じるが，細胞内のNADの量は限られており，酸素が不足している条件ではグルコースから水素を受け渡されるNADがNADHとなったままになり枯渇してしまう。そこでピルビン酸がNADHから水素を受け取って（　10　）になり，NADHはNADに戻る。この過程を（　4　）という。ヒトでは生成した（　10　）は細胞外へ出た後，血液によって肝臓へ運ばれて大部分はグリコーゲンに再合成される。

<u>（　8　）</u>における細胞呼吸において鉄イオンを含むタンパク質が重要な役割を果たしている。シアン化合物（青酸化合物）は鉄イオンと強く結合するため，一定量以上のシアン化合物がヒトの体内に入ると細胞呼吸が正常にはたらかなくなり中毒症状を起こす。

問1　上の文中の（　1　）～（　10　）内に適切な語句を入れなさい。

問2　下線部にあてはまるタンパク質の名称を1つ答えなさい。

問3　シアン化合物による中毒が起こると恒常性が保てなくなり，血液のpHが急低下する症状がみられる。なぜ血液のpHが低下するのか，その理由を100字以内で答えなさい。

2　DNA や RNA は（　1　）とよばれる構成単位が鎖状に結合してできている。（　1　）はリン酸と糖と塩基が共有結合してできている化合物である。RNA を構成する（　1　）は，糖として（　2　）をもち，塩基にはアデニン，ウラシル，グアニン，シトシンの4種類があってそのいずれかを含んでいるため，RNA をつくる（　1　）は4種類存在する。同様に DNA を構成する（　1　）も4種類存在する。DNA や RNA の鎖状構造は，隣り合った（　1　）中の糖の特定の水酸基との間でリン酸基が共有結合することによってできていて方向性を有しており，鎖の一方の端を5'端側，もう一方を3'端側と表記する。

　タンパク質合成の過程では RNA が重要なはたらきをしている。DNA から RNA への遺伝情報の（　3　）は，DNA の塩基配列を鋳型として RNA 合成酵素によっておこなわれる。RNA 合成酵素は DNA に結合して部分的に二重らせんをほどき，2本の鎖のうちの一方(鋳型鎖)の領域を移動していく。このとき RNA 合成酵素は鋳型の塩基配列と相補的な塩基を持つ（　1　）を並べてつないでいくことで RNA を合成する。mRNA，tRNA，rRNA はそれぞれ異なる種類の RNA 合成酵素によって合成されることが知られている。

　タンパク質合成の際に mRNA のコドンに対応するアミノ酸を運んでくるのが tRNA である。tRNA には多くの種類があって，その3'端側の末端に tRNA の種類ごとに決まったアミノ酸を結合する部分があり，酵素のはたらきによってアミノ酸-tRNA 複合体が形成される。また tRNA には mRNA のコドンと相補的に結合する部分があって，この部分で mRNA と結合する。
(a)

　rRNA は核内では（　4　）に蓄積しており，核外では特定のタンパク質と結合してリボソームを形成する。真核生物ではリボソームは小胞体の表面に付着しているものといないものが存在している。
(b)

　タンパク質合成は，リボソームに mRNA と最初のコドンに対応するアミノ酸-tRNA 複合体が付着することからはじまる。
(c)
次に2番目のコドンに対応するアミノ酸-tRNA 複合体が付着すると，1番目のアミノ酸が tRNA からはずれて2番目のアミノ酸にペプチド結合でつながる。最初の tRNA は mRNA からはなれてリボソームは次のコドンまで移動する。この過程を順次繰り返すことによって，mRNA の遺伝情報に対応するアミノ酸がならんだポリペプチドが形成されてタンパク質が合成されていく。この過程を遺伝情報の（　5　）という。

　これらのタンパク質合成に関与する RNA 以外にも，細胞内にはタンパク質をコードしていない RNA が多数存在すること
(d)
が知られている。近年，これらの RNA のうちの一部のものが相補的な塩基配列をもつ mRNA と2本鎖の RNA を形成すると，mRNA の分解が促進されたりタンパク質合成が阻害されたりすることがわかってきた。

問1　上の文中の（　1　）～（　5　）内に適切な語句を入れなさい。

問2　下線部(a)について，この部分は何とよばれるか答えなさい。

問3　下線部(b)について，この構造は何とよばれるか答えなさい。

問4　下線部(c)について，このアミノ酸-tRNA 複合体に結合しているアミノ酸の種類を答えなさい。

問5　下線部(d)について，あるタンパク質をコードする mRNA の塩基配列の一部が以下のようになっている。この mRNA の下線部と相補的な塩基配列を持つ RNA は，この mRNA からのタンパク質の合成を阻害する。この RNA の塩基配列を下の空欄に入れて答えなさい。

　　mRNA の塩基配列　　　5'-augga<u>agacgccaaaacauaaagaa</u>aggccc-3'

　　相補的な塩基配列をもつ RNA　　3'-□□□□□□□□□□□□□□□□□□□□□-5'

3 進化の総合説では，集団内における遺伝子構成の変化を，(1)という数学的な理論をもとに説明する。集団内の遺伝子頻度の変化を，自然界の集団について自然のままで考えることはむずかしい。そのため，遺伝子頻度を変える要因がはたらいていない単純な条件の仮想集団を基に考える場合がある。この仮想集団では遺伝子頻度は何世代を経ても変化しない。このように集団内の遺伝子頻度が世代を経ても安定に保たれている状態を(2)にあるという。

20世紀後半になると，生物の外部形態に加え，タンパク質や核酸などの分子レベルの比較も行われるようになった。木村資生は，タンパク質やDNAの変異の多くは，ほとんどの生物にとって有利でも不利でもないとする説(3)を提唱した。

いま，二倍体生物の，ある1遺伝子座を考える。この遺伝子座に2つの対立遺伝子Aとaが存在するとする。ある実験集団内の，AA，Aa，aaの個体数をそれぞれl, m, nとしたとき，以下の問いに答えなさい。

問1 上の文中の(1)，(2)，(3)に適切な語句を入れなさい。
問2 文中の下線部の要因を3つ書きなさい。
問3 この遺伝子座において，集団中に存在する全遺伝子数を求めなさい。
問4 AA，Aa，aaの遺伝子型頻度をそれぞれ，P, Q, Rとしたとき($P+Q+R=1$)，これらの遺伝子型頻度をそれぞれ，l, m, nをつかって表しなさい。
問5 遺伝子Aの遺伝子頻度を，l, m, nをつかって表しなさい。
問6 遺伝子Aの遺伝子頻度を，P, Qをつかって表しなさい。

4 発生のしくみについて，17世紀から18世紀にかけては，卵や精子の中に成体のひな形が入っており，これが単に成長，展開していくだけであると考えられていた。この説は(1)とよばれる。これに対して，発生が進むにつれて成体の構造は形成されていくという考えがあった。これは(2)とよばれる。

ドイツの科学者(3)は，イモリの胞胚のさまざまな領域を，生体に無害な色素で部分的に染色する(4)を用いて，染められた各領域の細胞群が，原腸胚の形成とともにどのように移動し，神経胚や尾芽胚の各器官をつくっていくかを追跡した。

発生において，ある組織・器官に分化を始めたが，分化があまり進んでいない細胞の集まりを(5)という。胞胚の各部分が何の器官を形成するかを示したのが(6)である。図は，イモリの初期原腸胚における(6)を示したものである。

イモリやカエルの卵では，精子が入った場所の反対側に，(7)とよばれる模様があらわれる。発生が進むとこの部分の近くに(8)が生じ，また，この部分の細胞質を含む細胞群が(9)になる。ドイツの科学者(10)は，イモリの2細胞期の胚をつかって，(7)が2等分されるように髪の毛で強くしばって2つに分けた。すると，2つの胚は正常なオタマジャクシに発生した。

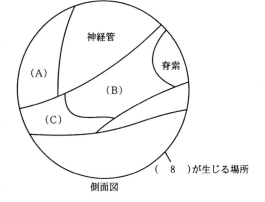

問1 上の文中の(1)〜(10)に適切な語句を入れなさい。
問2 文中の下線部のような細胞群の動きは何と呼ばれるか。
問3 図の(A)，(B)，(C)の部分の名称を書きなさい。

英　語

解答　　26年度

1

〔解答〕

(1)　(ア) b　(イ) d　(ウ) c　(エ) b　(オ) a

(2)　b　c　f　h

〔出題者が求めたポイント〕

[選択肢の意味]

(1)　(ア) (a) 後退　　　(b) 処理
　　　　(c) 抑制　　　(d) 脱線
　　　(イ) (a) 波動　　　(b) 人間性
　　　　(c) バランス　(d) 意味
　　　(ウ) (a) 完成した　(b) 具現した
　　　　(c) 認識した　(d) 不滅にした
　　　(エ) (a) 漸進的な　(b) 視覚的な
　　　　(c) 官能的な　(d) 通常の
　　　(オ) (a) 期待　　　(b) 失望
　　　　(c) 明示　　　(d) 算定数値

(2)　下線部が本文と合わないところ。

(a) コンピューターの有用性はホイッスルと共鳴箱によって高められる。

(b) 自動音声システムの使用は自動車産業に限定されるものではない。

(c) 人々はコンピューターで作られた声に理性的でない反応をすることがあると、研究が示している。

(d) 「女性の」声に対するドライバーの最初の反応は、論理的で理解可能なものだった。

(e) 機械が正確に人間の声に似た音を作りだすのは、まだ不可能である。

(f) 人間が機械と短い会話を交わすことができるような応用例もある。

(g) コンピューターによって、何年も前からどれくらいの速さで運転すべきかを私たちが車に教えることができるようになった。

(h) 人間のような声を出す機械を発明しようとする探求は最近のものではない。

〔全訳〕

　人々は長い間、機械で人間の声を模倣しようと試みてきた。1700年代の後半、ハンガリーの科学者ヴォルフガング・フォン・ケンペレンは、彼の「おしゃべり機械」の声を作り出すために、ホイッスルや共鳴箱などの物体を使った。コンピューターが現れると、科学者たちは本物の音声を集めデジタル(ア)処理をして、人工的な声を作り出すことができるようになった。1970年代までにこのようなコンピューター製の声は広く使われるようになった。これらの初期の声は理解可能ではあるけれども、本物の音声とはかけ離れた機械的あるいは「ロボット的な」音であった。

　もっと自然な声を見つけることは、言語の複雑な性質のために難問となっている。自然な音の声を作るために、科学者たちは言語の個々の音だけでなく、(イ)意味を表す助けとなる音量、ピッチ、リズム、トーンなども模

倣する必要がある。自然な音のコンピュータ音声は現在、自動応答電話から言語学習プログラムにいたるまでさまざまに応用されて、人々に情報を提供するために使われている。多くの機械はまた、利用者の質問や話を聞いたり、利用者に答えることもできる。

　これのひとつの良い例が自動車会社BMWの例である。BMWはドライバーの言うことを聞くこともドライバーに話すこともできるように、車をプログラムしている。車は方向を教えたり、交通や安全の状況についての警告や情報を与えたり、さらには窓の開け閉めや音楽演奏のような機能を制御することさえやることができる。BMWがコンピューター製の声のついた車を初めて売り出したとき、多くのドライバーは否定的な反応を示した。なぜならドライバーはその声を女性の声と(ウ)認識したからだ。ドイツ人のドライバーは「女性の」声が指図するのがおもしろくなかったのだ。その結果、BMWは車を回収して「男性の」声をつけた。

　女性の声に対する反応は感情的であった。そこには何の合理的理由もなかった。常識から言えば、ドライバーは人ではなくコンピューターの声を聞いていると知っているので、車の声の「性別」が問題になるはずはない。しかし、たとえ声に男性の顔や女性の顔とかいう(エ)視覚的な表示がなくても、人々は人間にあてはめるのと同じ固定観念で反応したのだ。コンピューター音声の、声の「性格」や「礼儀正しさ」のレベルのような他の面に対しても、人々は同じような反応だったことを研究が示している。

　研究者たちは今、声の接触は実は社会的接触であるとわかっている。つまり、人々は人間に適用するのと同じルールと(オ)期待を使ってコンピューターに反応するのである。その結果として、このようなシステムのデザイナーは使う声の音だけでなく、ユーザーに与える心理的効果も考慮に入れる。

2

〔解答〕

(1)　1番目 (e)　　3番目 (c)　　6番目 (d)

(2)　1番目 (f)　　3番目 (c)　　6番目 (b)

(3)　1番目 (c)　　3番目 (b)　　6番目 (a)

〔出題者が求めたポイント〕

[完成した英文]

(1) ... of a cloned embryo successfully implanted in ...

(2) ... is no guarantee that a clone would have the same personality ...

(3) ... years younger than the original would be living in a different time ...

〔全訳〕

　人間のクローンを作ることは多くの国で禁止されているが、この研究と実験が行われているかもしれない国もある。しかし、(1)クローンの胚をうまく子宮に着床さ

せて出産までもっていく可能性は、おそらく依然として
はるか遠くにあるだろう。それでも、そのようなことが
起これば持ち上がると思われる問題のいくつかを、考え
ておくことは重要である。
　人間のクローンについての重要な問題のひとつは、ク
ローンで生まれた個人の、自分自身の人生を生き、自分
自身の遺伝子的アイデンティティーを持つ権利のことで
ある。これは多くの疑問を提起する。その赤ん坊はどん
な種類の人生を送ることになるのだろう。その子は病院
によって所有されるのだろうか。有名な人物のクローン
を作るとすれば、そのクローンが成長してその有名人と
全く同じになることを人々は期待するのだろうか。同じ
問題が、父または母のクローンである子どもにとっても
存在する。子どもは父あるいは母に見かけは同じになる
だろう。しかし、クローンが元の人間と(2)同じ性格を
持つだろうという保証は何もない。
　クローンは遺伝子的には全く同じであるけれども、人
の性格と知能が環境に影響されることは研究が示してい
る。元の人間よりも(3)何歳も若いクローンは、違う時
代に、違う環境の中に生き、食べ物を食べ、違う教育を
受けるだろう。これらの要素のすべてが、必ず人格の形
成に影響する。よって、クローンは見かけはそっくりだ
が、おそらく非常に違った行動をとるだろう。これらの
人間が勝手に利用されるのを防ぐよう、彼らの権利を守
るために法律を作ることが必要となるだろう。しかしそ
の法律はまた、将来の科学発展を受け入れるのに十分な
くらい柔軟でなければならない。

❸
〔解答〕
(A)　there is no reason to do again what has already
　　done by someone.
(B)　問題は、そうすることは社会的学問的見地から見
　　て、不誠実で無責任だということである。
〔全訳〕
　あなたは年上の家族や友だちが何年も前にもらったの
と同じ宿題を、もらったことがあるだろうか。よくある
質問は言う。「どうして車輪を作り直さなければならな
いのか。」と。この質問は(A)すでに誰かによってなさ
れたことならば、もう一度やる理由はないということを
言っている。コースの課題をたくさん抱えた大学生に
とって、この質問は、他人の論文を使う誘惑的な言い訳
になるかもしれない。結局のところ、確かに誰かが、議
論を呼ぶような優れた論文をすでに書いていて、それが
インターネットから簡単にダウンロードできるのだか
ら。(B)問題は、そうすることは不誠実で、社会的学問
的見地から見て無責任だということである。

❹
〔解答〕
(1) c　(2) d　(3) b　(4) a　(5) a
〔全訳〕
(1)　見て、外はまだ雨が降ってる。

(a) 見たことある？
(b) そうだね、すぐまた始まるね。
(c) うん、そういう季節だからね。
(d) もうすぐそうなるよ。
(2)　今週末キャンプに行けると思う？
(a) 終わらないんじゃないかと思う。
(b) いいえ、もうやったしまった。
(c) とにかくキャンプ行こう。
(d) ええ、何を持っていきましょうか。
(3)　昨日夕食作ってくれてありがとう。
(a) メニューの中から注文しただけよ。
(b) どういたしまして。また来てね。
(c) 私はその時間がなかっただけ。
(d) 夫がやるつもりよ。
(4)　ケンタが来年有名な大学に行くって聞いた？
(a) ああ。ビッグニュースだよね。
(b) ああ、そのことはもっと早くに聴いた。
　　(listen to を使うのは誤り)
(c) いや、彼ほんとにそうしたの？（完了形は誤り)
(d) いや、まだ君に話していない。
(5)　ホテルの私たちの部屋からの眺めはすばらしかっ
　　た！
(a) そうだね、一晩中見ることができたらよかった。
(b) そうだね、払い戻しを求めたほうがいいね。
(c) そうだね、君はきっと気に入ると思うよ。
(d) 明らかに、あの場所は改装する必要があるね。

❺
〔解答〕
(1) 3　(2) 4　(3) 1　(4) 2　(5) 4
〔英文の意味と訂正〕
(1)　ある暑い夏の日、私はあてもなく小さい小川の辺
　　を歩いていて、静かなプールのところに出た。
　　　I come → I came (主節が過去時制なので)
(2)　私はその当時若すぎて、老齢がもたらす特別な問
　　題を理解することができなかった。
　　　what old age → which(that) old age
　　　(problems という先行詞があるので)
(3)　あなたがその行動をとるのは正しく、どんな反対
　　も気にすべきでないと、私は確信している。
　　　I am convincing → I am convinced
　　　(「確信して」の convince は受動態の形で使う。)
(4)　あなたが手紙の中で、以前その種の仕事についた
　　ことがあると述べるのはいい考えだ。
　　　to mention by → to mention in
　　　(one's letter の前置詞は in)
(5)　彼らはふたりとも退職したとき、海のそばの小さ
　　な村に落ち着いた。
　　　in the sea → by[near] the sea
　　　(in the sea は「海の中」)

6

〔解答〕

(1) d　(2) b　(3) c　(4) a　(5) c

(6) c　(7) a　(8) a　(9) b　(10) b

〔正しい選択肢を入れた英文の意味〕

(1)　きっとあなたは正しい選択をしたと思います。そして私はあなたの決心を<u>全面的</u>に支持します。

(2)　あなたは私を<u>信頼して</u>いい。そのことは心配しないで。

(3)　何が起ころうと、私はいつもあなたと<u>共</u>にいることを忘れないで。

(4)　銀行の支店長はほおえみながら、その人のローンの申し込みは<u>承認された</u>と告げた。

(5)　道路が凍っていたので、彼らは<u>慎重</u>に運転して丘を降りなければならなかった。

(6)　彼はスピーチの間中もぐもぐしゃべったので、私はほとんど一言も<u>理解</u>できなかった。

(7)　<u>募金</u>で集まったお金のほとんどは、慈善活動に寄付された。

(8)　私たちは、今年は経済<u>発展</u>がほとんどないだろうと言われた。

(9)　もうおいとまする<u>時間</u>です。

(10)　彼が新しく選んだ妻は両親に<u>認められた</u>。

7

〔解答〕

(A) 3　(B) 3　(C) 2　(D) 2　(E) 3

数　学　解答　26年度

1

〔解答〕

① 6　② 6^n　③ $\dfrac{1}{7}\{6^n P - (-1)^n Q\}$

〔出題者が求めたポイント〕

行列，ハミルトン・ケーリーの定理を利用する。また，$AP=6P$，$AQ=-Q$ を使って A^{n+1} を消去する。

〔解答のプロセス〕

ハミルトン・ケーリーの定理より次の等式が成り立つ。
$a+d=2+3=5$, $ad-bc=6-12=-6$
$A^2 - 5A - 6E = 0$, $A^2 = 5A + 6E$
よって，$A^2 + A = 5A + 6E + A = (A+E) = 6P$
　　　　　　　　　　　　　　　…①の答

次に，$AP = A(A+E) = A^2 + A = 5A + 6E + A$
　　　　　　　　　　$= 6(A+E) = 6P$
$A^2 + A = A(A+E) = AP = 6P$
$A^3 + A^2 = A^2(A+E) = A \cdot AP = A \cdot 6P$
　　　　　　　　　$= 6 \cdot 6P = 6^2 P$
同様にして $A^{n+1} + A^n = 6^n P$　……②の答

次に，$AQ = A(A-6E) = A^2 - 6A = 5A + 6E - 6A$
　　　　　　　$= -(A-6E) = -Q$
$A^2 - 6A = A(A-6E) = AQ = -Q$
$A^3 - 6A^2 = A^2(A-6E) = A^2 Q$
　　　　　　　$= AAQ = A(-Q) = (-1)^2 Q$
同様にして $A^{n+1} - 6A^n = (-1)^n Q$
この式と②の式を辺々引いて
$7A^n = 6^n P - (-1)^n Q$
∴　$A^n = \dfrac{1}{7}\{6^n P - (-1)^n Q\}$　…③の答

2

〔解答〕

(i) ④ $\left(\dfrac{\sqrt{3}}{2}, \dfrac{1}{2}\right)$　(ii) ⑤ 11

(iii) ⑥ $\dfrac{1}{\tan\theta}$

〔出題者が求めたポイント〕

三角比，素因数分解，円周角，光の反射

〔解答のプロセス〕

(i) $P_1(\sqrt{3}, 1)$, $P_1 P_3 = 1$
$OP_3 = 1$ より
$P_3(\cos 30°, \sin 30°)$
$P_3\left(\dfrac{\sqrt{3}}{2}, \dfrac{1}{2}\right)$　…④の答

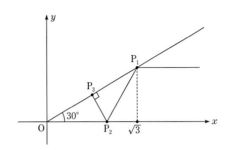

(ii) $n\theta = 90° = 2 \times 3^2 \times 5$ となる整数 n を求めれば良い。

$2 \times 3^2 \times 5$ の約数の総数は $2 \times 3 \times 2 = 12$ 個
よって，$n=1$ を除いた 11 個　…⑤の答

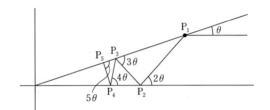

(iii) $2\theta = 90°$，$\theta = 45°$ のとき
経路の長さを $L(2)$ とおくと
$L(2) = 1$

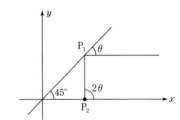

$5\theta = 90°$ のとき
光の進路は線対称の点から出た光の経路を通る。
$L(5) = P_5 Q_3'$

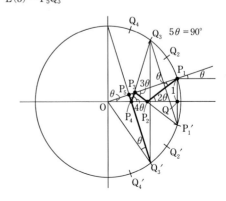

△P₁QO ≡ △OP₅Q₃' より

$\dfrac{1}{L(5)} = \dfrac{1}{P_5Q_3'} = \tan\theta$, よって $L(5) = \dfrac{1}{\tan\theta}$

$6\theta = 90°$ のとき

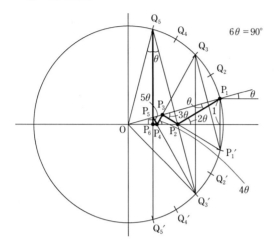

$L(6) = P_6Q_5$

$\dfrac{1}{L(5)} = \dfrac{1}{P_6Q_5} = \tan\theta$

$\dfrac{1}{L(5)} = \tan\theta$, $L(5) = \dfrac{1}{\tan\theta}$

一般に $n\theta = 90°$ のとき

$\dfrac{1}{L(n)} = \tan\theta$ より $L(n) = \dfrac{1}{\tan\theta}$ …⑥の答

3
〔解答〕
(i) ① 出題ミスにより除外
(ii) ⑧ $\dfrac{2}{3}, \dfrac{3}{2}$
⑨ $x^2 + y^2 + x + 5y - 26 = 0$
$x^2 + y^2 - \dfrac{5}{2}x - \dfrac{1}{2}y - \dfrac{13}{2} = 0$

〔出題者が求めたポイント〕
2直線の交点, 点と直線の距離, 円の方程式

〔解答のプロセス〕
(i) 除外

(ii)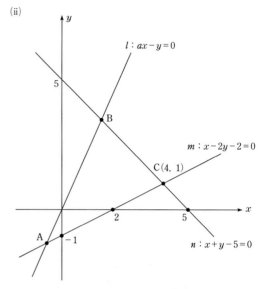

各交点 A, B, C を求める。$a > \dfrac{1}{2}$ より,

$1 - 2a < 0$, $a + 1 > 0$

$\begin{cases} ax - y = 0 \\ x - 2y - 2 = 0 \end{cases}$

を解いて $A\left(\dfrac{2}{1-2a}, \dfrac{2a}{1-2a}\right)$

$\begin{cases} ax - y = 0 \\ x + y - 5 = 0 \end{cases}$

を解いて $B\left(\dfrac{5}{a+1}, \dfrac{5a}{a+1}\right)$

$\begin{cases} x - 2y - 2 = 0 \\ x + y - 5 = 0 \end{cases}$

を解いて $C(4, 1)$

次に △ABC の面積 S を求める。
線分 BC を底辺と考えて,

$BC^2 = \left(\dfrac{5}{a+1} - 4\right)^2 + \left(\dfrac{5a}{a+1} - 1\right)^2$

$= 2\left(\dfrac{4a-1}{a+1}\right)^2$ より $BC = \dfrac{\sqrt{2}(4a-1)}{a+1}$

直線 n を点 A との距離を高さ d として

$d = \dfrac{\left|\dfrac{2}{1-2a} + \dfrac{2a}{1-2a} - 5\right|}{\sqrt{1^2 + 1^2}} = \dfrac{3(4a-1)}{\sqrt{2}(2a-1)}$

$S = \dfrac{1}{2} \times \dfrac{\sqrt{2}(4a-1)}{a+1} \times \dfrac{3(4a-1)}{\sqrt{2}(2a-1)}$

$= \dfrac{3(4a-1)^2}{2(a+1)(2a-1)}$

$S = \dfrac{15}{2}$ より $(2a-3)(3a-2) = 0$, $a = \dfrac{2}{3}, \dfrac{3}{2}$
　　　　　　　　　　　　　　　　…⑧の答

(ア) $a = \dfrac{2}{3}$ のとき, $A(-6, -4)$, $B(3, 2)$, $C(4, 1)$

この3点を通る円の方程式を
$x^2+y^2+px+qy+r=0$ とおき, 3点 A, B, C を代入する

$$\begin{cases} 36+16-6p-4q+r=0 \\ 9+4+3p+2q+r=0 \\ 16+1+4p+q+r=0 \end{cases}$$

これを解いて, $p=1$, $q=5$, $r=-26$

(イ) $a=\dfrac{3}{2}$ のとき, $A\left(-1,\ -\dfrac{3}{2}\right)$, $B(2,\ 3)$, $C(4,\ 1)$

この3点を代入すると

$$\begin{cases} 1+\dfrac{9}{4}-p-\dfrac{3}{2}q+r=0 \\ 4+9+2p+3q+r=0 \\ 16+1+4p+q+r=0 \end{cases}$$

これを解いて, $p=-\dfrac{5}{2}$, $q=-\dfrac{1}{2}$, $r=-\dfrac{13}{2}$

よって, 求める円の方程式は

$$\left.\begin{array}{l} x^2+y^2+x+5y-26=0 \\ x^2+y^2-\dfrac{5}{2}x-\dfrac{1}{2}y-\dfrac{13}{2}=0 \end{array}\right\} \quad \cdots\text{⑨の答}$$

4

〔解答〕

⑩ $\dfrac{\pi}{6}$, $\dfrac{5}{6}\pi$, $\dfrac{\pi}{2}$　　⑪ $5\sqrt{3}-\dfrac{8}{3}\pi$

〔出題者が求めたポイント〕
三角方程式, 三角関数の作図

〔解答のプロセス〕
$6\sin x = 4 - 2\cos 2x = 4 - 2(1-2\sin^2 x)$
$2\sin^2 x - 3\sin x + 1 = 0$, $(\sin x - 1)(2\sin x - 1) = 0$
$0 \leq x \leq \pi$ より $\sin x = 1$, $\sin x = \dfrac{1}{2}$

∴ $x = \dfrac{\pi}{6}$, $\dfrac{5}{6}\pi$, $\dfrac{\pi}{2}$　　$\cdots$⑩の答

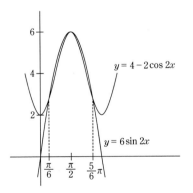

求める面積を S とおく, グラフの対称性を利用すると
$$S = 2\int_{\frac{\pi}{6}}^{\frac{\pi}{2}} \{6\sin x - (4-2\cos 2x)\}dx$$

$$= 2\left[-6\cos x - 4x + 2 \times \dfrac{1}{2}\sin 2x\right]_{\frac{\pi}{6}}^{\frac{\pi}{2}}$$

$$= 5\sqrt{3} - \dfrac{8}{3}\pi \quad \cdots\text{⑪の答}$$

5

〔解答〕

⑫ $\cos^k \dfrac{\pi}{n}$　　⑬ $\dfrac{1}{2}n\sin\dfrac{2\pi}{n}\left(\cos\dfrac{\pi}{n}\right)^{2(k-1)}$

⑭ $\dfrac{n}{\tan\dfrac{\pi}{n}}$

〔出題者が求めたポイント〕
円に内接する正 n 角形の性質, 三角形の面積, 等比数列の和

〔解答のプロセス〕

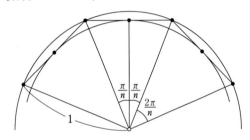

$C_1^{(n)} = \cos\dfrac{\pi}{n}$

$C_2^{(n)} = \left(\cos\dfrac{\pi}{n}\right)^2$

よって, $R_k^{(n)} = \cos^k\dfrac{\pi}{n}$　　$\cdots$⑫の答

また, $S_1^{(n)} = \dfrac{1}{2} \times 1^2 \times \sin\dfrac{2\pi}{n} \times n$

$S_2^{(n)} = \dfrac{1}{2}\left(\cos\dfrac{\pi}{n}\right)^2 \sin\dfrac{2\pi}{n} \times n$

$S_3^{(n)} = \dfrac{1}{2}\left\{\left(\cos\dfrac{\pi}{n}\right)^2\right\}^2 \sin\dfrac{2\pi}{n} \times n$

よって, $S_k^{(n)} = \dfrac{1}{2}n\sin\dfrac{2\pi}{n}\left(\cos\dfrac{\pi}{n}\right)^{2(k-1)}$　　$\cdots$⑬の答

$S_k^{(n)}$ は初項 $\dfrac{1}{2}n\sin\dfrac{2\pi}{n}$, 公比 $\left(\cos\dfrac{\pi}{n}\right)^2$ の等比数列, また $0 < \cos\dfrac{\pi}{n} < 1$ より

$$\lim_{m\to\infty}\sum_{k=1}^{m} S_k^{(n)} = \dfrac{1}{2} \times 2n\sin\dfrac{2\pi}{n} \cdot \dfrac{1}{1-\left(\cos\dfrac{\pi}{n}\right)^2}$$

$$= \dfrac{1}{2} \times 2n\sin\dfrac{\pi}{n}\cos\dfrac{\pi}{n} \times \dfrac{1}{\sin^2\dfrac{\pi}{n}}$$

$$= \frac{n}{\tan \frac{\pi}{n}} \qquad \cdots(\text{⑭の答})$$

6

〔解答〕

⑮ $\dfrac{2(x-p)}{\sqrt{p^2-1}}$ ⑯ $-\dfrac{2(x-p)}{\sqrt{p^2-1}}$ ⑰ $\dfrac{1}{p}$

⑱ $\sqrt{5}$

〔出題者が求めたポイント〕
接するとき判別式 $D=0$, 直線の垂直条件

〔解答のプロセス〕
求める接線の方程式を $y=mx+b$ とおく条件より
$(p,\ 0)$ を通るから $b=-mp$, $\qquad\cdots(\mathcal{ア})$
接することから $4x^2+(mx+b)^2=4$ の判別式 $D=0$ より
$(4+m^2)x^2+2mbx+b^2-4=0 \qquad\cdots(\mathcal{ウ})$
$\dfrac{D}{4}=(mb)^2-(4+m^2)(b^2-4)=0$
$m^2-b^2+4=0 \qquad\cdots(\mathcal{イ})$
$(\mathcal{ア})$と$(\mathcal{イ})$より $m^2(p^2-1)=4$
$p>2$ より $(p>1$ で十分$)$ $\quad m=\pm\dfrac{2}{\sqrt{p^2-1}}$
$b=\mp\dfrac{2p}{\sqrt{p^2-1}}$
よって，求める接線の方程式は
$y=\dfrac{2}{\sqrt{p^2-1}}x-\dfrac{2p}{\sqrt{p^2-1}}=\dfrac{2(x-p)}{\sqrt{p^2-1}} \qquad\cdots(\text{⑮の答})$
$y=-\dfrac{2}{\sqrt{p^2-1}}x+\dfrac{2p}{\sqrt{p^2-1}}=-\dfrac{2(x-p)}{\sqrt{p^2-1}}$
$\qquad\cdots(\text{⑯の答})$
このとき$(\mathcal{ウ})$と $4+m^2=\dfrac{4p^2}{p^2-1}$, $mb=\dfrac{4p}{p^2-1}$
$b^2-4=\dfrac{4}{p^2-1}$ より
$\dfrac{4p^2}{p^2-1}x^2-\dfrac{8p}{p^2-1}x+\dfrac{4}{p^2-1}=0$
$\dfrac{4}{p^2-1}(p^2x^2-2px+1)=0$, $\dfrac{4}{p^2-1}(px-1)^2=0$
$\therefore\ x=\dfrac{1}{p} \qquad\cdots(\text{⑰の答})$
直交するから
$\dfrac{2}{\sqrt{p^2-1}}\times\left(-\dfrac{2}{\sqrt{p^2-1}}\right)=-1$ より $p^2=5$
条件より $p=\sqrt{5} \qquad\cdots(\text{⑱の答})$

7

〔解答〕

⑲ $\dfrac{1}{2}$ ⑳ $\dfrac{\pi}{4}$

〔出題者が求めたポイント〕
微分積分，対数関係，三角関数の定積分

〔解答のプロセス〕
$\displaystyle\int x\log x\,dx=\dfrac{1}{4}x^2(2\log x-1)+C$

$t=\sqrt{x}+1$ とおくと， $dt=\dfrac{dx}{2\sqrt{x}}$, $dx=2(t-1)dt$
$x:0\to1$ のとき $t:1\to2$
$\displaystyle\int_0^1\log(\sqrt{x}+1)dx=\int_1^2\log t\cdot 2(t-1)dt$
$\displaystyle =2\left[\dfrac{1}{4}t^2(2\log t-1)\right]_1^2-2\left[t\log t-t\right]_1^2=\dfrac{1}{2}$
$\qquad\cdots(\text{⑲の答})$

次に，$\displaystyle I=\int_0^1\sqrt{2x-x^2}dx=\int_0^1\sqrt{1-(1-x)^2}dx$
ここで，$1-x=\sin\theta$ とおく $-dx=\cos\theta\,d\theta$
$x:0\to1$ のとき $\theta:\dfrac{\pi}{2}\to0$
$\displaystyle I=\int_{\frac{\pi}{2}}^{0}\sqrt{1-\sin^2\theta}\,(-\cos\theta)d\theta=\int_0^{\frac{\pi}{2}}\cos^2\theta\,d\theta$
$\displaystyle =\int_0^{\frac{\pi}{2}}\dfrac{1+\cos2\theta}{2}d\theta=\dfrac{1}{2}\left[\theta+\dfrac{1}{2}\sin2\theta\right]_0^{\frac{\pi}{2}}=\dfrac{\pi}{4}$
$\displaystyle I_2=\int_0^1\sin\left(x-\dfrac{1}{2}\right)dx=\left[-\cos\left(x-\dfrac{1}{2}\right)\right]_0^1=0$

よって，与式 $=I_1+I_2=\dfrac{\pi}{4} \qquad\cdots(\text{⑳の答})$

物　理

解答

1
〔解答〕

問 I　$\dfrac{\sqrt{3}\,V_0}{g\sin\theta}$ 〔s〕　　$2V_0$ 〔m/s〕

問 II　$\dfrac{2MV_0}{M+m}$ 〔m/s〕

問 III　$\sqrt{\left(\dfrac{2MV_0}{M+m}\right)^2+gR\sin\theta}$ 〔m/s〕

問 IV　$V \geqq \sqrt{5gR\sin\theta}$ 〔m/s〕

　　$V_0 \geqq \dfrac{M+m}{M}\sqrt{gR\sin\theta}$ 〔m/s〕

〔解答のプロセス〕

問 I　平面 P における重力加速度の成分は $g\sin\theta$
　　　点 B において $V_0\tan 60° = g\sin\theta \times t$ が成り立つ.
　　∴　$t = \dfrac{\sqrt{3}\,V_0}{g\sin\theta}$ 〔s〕
　　　　$v = \sqrt{V_0^2 + (V_0\tan 60°)^2} = 2V_0$ 〔m/s〕

問 II　$M \times 2V_0 = (M+m)V_B$　∴　$v_B = \dfrac{2MV_0}{M+m}$ 〔m/s〕

問 III　$\dfrac{1}{2}(M+m)v_B^2 + (M+m)g\sin\theta \times \dfrac{1}{2}R$
　　　$= \dfrac{1}{2}(M+m)V^2$
　　　$V = \sqrt{\left(\dfrac{2MV_0}{M+m}\right)^2 + gR\sin\theta}$ 〔m/s〕

問 IV　力学的エネルギー保存より
　　$\dfrac{1}{2}(M+m)V^2$
　　$= (M+m)g\sin\theta \times 2R + \dfrac{1}{2}(M+m)V_D^2$　…①
　　力のつり合いより　…②
　　②より　$T = \dfrac{(M+m)v_D^2}{R} - (M+m)g\sin\theta \geqq 0$　が
条件
　　①より　$V_D^2 = V^2 - 4gR\sin\theta$ であるから，これを②に
代入して　$V \geqq \sqrt{5gR\sin\theta}$ 〔m/s〕
　　$\sqrt{\left(\dfrac{2MV_0}{M+m}\right)^2 + gR\sin\theta} \geqq \sqrt{5gR\sin\theta}$ より
　　$V_0 \geqq \dfrac{M+m}{M}\sqrt{gR\sin\theta}$ 〔m/s〕

2
〔解答〕

問 I　$W_{AB} = P_A(V_B - V_A)$　　$\Delta U_{AB} = \dfrac{3}{2}P_A(V_B - V_A)$

　　$Q_{AB} = \dfrac{5}{2}P_A(V_B - V_A)$

問 II　$W(C) > 0$，$W(CC) > 0$　　$W(C) < W(CC)$
　　　$\Delta U = 0$

問 III　$Q = 0$　　$W_{AD} = \dfrac{3}{2}(P_D V_B - P_A V_A)$

問 IV　$T_B = 273$ K　　$T_A = 819$ K

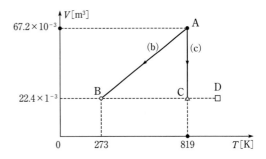

状態 D は断熱変化より状態 C より高温になる．

〔解答のプロセス〕

問 I　$W_{AB} = P_A(V_B - V_A)$
　　$\Delta U_{AB} \dfrac{3}{2}R\Delta T = \dfrac{3}{2}P\Delta V = \dfrac{3}{2}P_A(V_B - V_A)$
　　熱力学第一法則より　$\Delta U_{AB} = Q_{AB} - W_{AB}$
　　∴　$Q_{AB} = \Delta U_{AB} + W_{AB}$
　　　　　$= \dfrac{3}{2}P_A(V_B - V_A) + P_A(V_B - V_A)$
　　　　　$= \dfrac{5}{2}P_A(V_B - V_A)$

問 II　圧縮されて両過程とも正の仕事をされるから
　　$W(C) > 0$　　$W(CC) > 0$
　　（C）の等温変化は P と V が反比例するので，A →
C は双曲線となり，直線の（CC）より ABC の囲む面
積が小さくなる．よって　$W(C) < W(CC)$
　　A と C は等温線上にあるから $\Delta U = 0$

問 III　断熱だから　$Q = 0$
　　状態方程式より　$T_D = \dfrac{P_D V_B}{R}$　　$T_A = \dfrac{P_A V_A}{R}$
　　$W_{AD} = \Delta U_{AD} = \dfrac{3}{2}R\Delta T = \dfrac{3}{2}R(T_D - T_A)$
　　　　　$= \dfrac{3}{2}(P_D V_B - P_A V_A)$

問 IV　状態 B は標準状態の気体であるから　$T_B = 273$ K
　　$\dfrac{22.4\times 10^{-3}}{273} = \dfrac{672\times 10^{-3}}{T_A}$　∴　$T_A = 819$ K

3
〔解答〕

問 I　$a\omega\sin\omega t$ 〔m/s〕

問 II　PQ，RQ ともに $2Ba^2\omega\sin\omega t$

問 III　$4Ba^2\omega\sin\omega t$　　$T = \dfrac{2\pi}{\omega}$

問 IV　$I = \omega C V_0\cos\omega t$ 〔A〕

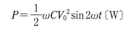

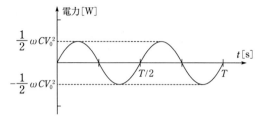

問V　$2Ba^2\omega V_0 \sin 2\omega t$

〔解答のプロセス〕

問Ⅱ　PQ，RQ ともに
　　$a\omega \sin \omega t \times B \times 2a = 2Ba^2 \omega \sin \omega t$

問Ⅳ　$I = \omega CV_0 \sin\left(\omega t + \dfrac{\pi}{2}\right) = \omega CV_0 \cos \omega t$ 〔A〕

　$P = IV = \omega CV_0 \cos \omega t \times V_0 \sin \omega t$
　　$= \omega CV_0^2 \sin \omega t \cos \omega t \dfrac{1}{2}\omega CV_0^2 \sin 2\omega t$ 〔w〕

問V　コイルが磁場から受ける力 F は
　$F = IB \times 2a = 2aB\omega CV_0 \sin \omega t \cdot \cos \omega t$
　$F \sin \omega t = 2aB\omega V_0 \times \sin 2\omega t \cdot \cos \omega t = aB\omega V_0 \sin 2\omega t$
　よって偶力のモーメントは
　$F \sin \omega t \times 2a = 2Ba^2 \omega V_0 \sin 2\omega t$

化 学

解 答　26年度

1

〔解答〕
(1) $2H_2O_2 \rightarrow 2H_2O + O_2$
(2) 3.0×10^{-3} mol　(3) 5.0×10^{-3} mol/(L・s)
(4) 5.4×10^{-3} s^{-1}　(5) 109 mL
(6) 熱運動が活発になり衝突回数が増えると同時に，反応が起こるために必要な活性化エネルギー以上の分子が増加するため。
(7) 触媒の働きをする酵素はタンパク質でできており，高温になるとタンパク質の変性が起こり働きを失うためである。

〔出題者の求めるポイント〕
反応速度，化学反応式，化学反応の量的関係，酵素

〔解答のプロセス〕
(1) Fe^{3+}は触媒として働く。触媒は化学反応式に入れない。
(2) 捕集したO_2の物質量n(mol)は，
$(1.013 \times 10^5 - 2.49 \times 10^3) \times 0.037$
$= n \times 8.3 \times 10^3 \times 294$
∴ $n = 1.498 \times 10^{-3} ≒ 1.50 \times 10^{-3}$ mol
分解されたH_2O_2は，化学反応式の係数関係より，
$1.50 \times 10^{-3} \times 2 = 3.0 \times 10^{-3}$ mol
(3) 30秒後のH_2O_2の濃度を求めると，

$$\dfrac{1.0 \times \dfrac{20}{1000} - 3.0 \times 10^{-3}}{0.020} = 0.85 \text{ mol/L}$$

反応速度$\bar{v}$は，
$\bar{v} = -\dfrac{\Delta C}{\Delta t} = -\dfrac{0.85 - 1.0}{30}$
$= 5.0 \times 10^{-3}$ mol/(L・s)
(4) $v = k[H_2O_2]$
$t = 0 \sim 30$秒の平均濃度は，
$\dfrac{1.0 + 0.85}{2} = 0.925$ mol/L
$\bar{v} = 5.0 \times 10^{-3}$ mol/(L・s)として，
$k = \dfrac{5.0 \times 10^{-3}}{0.925} = 5.4 \times 10^{-3}$ s^{-1}
(5) $t = 90$の時点におけるH_2O_2の濃度は，
捕集量が，
$(1.013 \times 10^5 - 2.49 \times 10^3) \times 0.084$
$= n \times 8.31 \times 10^3 \times 294$
∴ $n = 3.4 \times 10^{-3}$ mol
したがって，反応したH_2O_2は，
$3.4 \times 10^{-3} \times 2$ mol
以上から，H_2O_2の濃度は，
$\dfrac{20 \times 10^{-3} - 6.8 \times 10^{-3}}{0.020} = 0.66$ mol/L
$t = 90 \sim 120$の反応速度は，$t = 120$のときの濃度をC mol/Lとすると，
$\bar{v} = -\dfrac{\Delta C}{\Delta t} = -\dfrac{C - 0.66}{30}$
$\bar{v} = k[H_2O_2] = 5.4 \times 10^{-3} \times \dfrac{C + 0.66}{2}$

2式から，$C = 0.561 ≒ 0.56$ mol/L
$t = 120$まで分解したH_2O_2は，
$1.0 \times \dfrac{20}{1000} - 0.56 \times \dfrac{20}{1000} = 8.8 \times 10^{-3}$ mol
したがって，発生したO_2は，
$8.8 \times 10^{-3} \times \dfrac{1}{2} = 4.4 \times 10^{-3}$ mol
捕集量の体積をV(L)とすると，
$(1.013 \times 10^5 - 2.49 \times 10^3) \times V$
$= 4.4 \times 10^{-3} \times 8.3 \times 10^3 \times 294$
∴ V $= 1.086 \times 10^{-1}$ L
$= 108.6 ≒ 109$ mL

(6) 活性化エネルギー以上の分子が飛躍的に増加。
(7) タンパク質が熱変性を起こし，活性部位の立体構造が変化し，触媒作用ができなくなる。

2

〔解答〕
(1) 組成式：Fe_2O_3　酸化数：＋3
　　反応式：$Fe_2O_3 + 3CO \rightarrow 2Fe + 3CO_2$
(2) (ア) $FeCl_3$　(イ) $K_4[Fe(CN)_6]$　(ウ) KSCN
(3) トタン表面にある亜鉛は鉄よりイオン化傾向が大きいため，鉄より先にイオン化し鉄の溶解を押える。
(4) 記号：エ　化学式：AgCl
(5) 記号：ウ
　　理由：コロイド粒子が正に帯電しているため，価数の大きい陰イオンをもつ電解質が有効である。

〔出題者が求めたポイント〕
鉄の性質，鉄(Ⅲ)イオンの検出，コロイド溶液，トタン

〔解答のプロセス〕
(1) 赤鉄鉱の主成分は，酸化鉄(Ⅲ)である。磁鉄鉱の主成分は，Fe_3O_4(四酸化三鉄)である。
(2) $Fe + 2HCl \rightarrow FeCl_2 + H_2$ (淡緑色の溶液)
　　$2FeCl_2 + Cl_2 \rightarrow 2FeCl_3$ (黄褐色の溶液)
ヘキサシアノ鉄(Ⅱ)酸カリウム水溶液はFe^{3+}の検出反応に用いられる。この濃青色沈殿を紺青という。
チオシアン酸カリウムはチオシアン酸アンモニウムでもよい。
(3) イオン化傾向が
$Zn > Fe$
$Zn \rightarrow Zn^{2+} + 2e^-$
の変化が起こりや

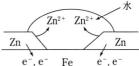

すく, Zn めっきが残っている間は, Fe の溶解が押えられる。

(4) 沸騰水に $FeCl_3$ aq を滴下すると,
$$FeCl_3 + 3H_2O \rightarrow Fe(OH)_3 + 3H^+ + 3Cl^-$$
$Fe(OH)_3$ のコロイド溶液が生成する。
このコロイド溶液の透析を行うと, セロハン膜を通して [H^+ 及び Cl^-] が出てくる。
しがって, $AgNO_3$ aq を加えると,
$$Ag^+ + Cl^- \rightarrow AgCl \text{ の沈殿反応が起こる}。$$

(5) $Fe(OH)_3$ のコロイド粒子は, 正に帯電しているので,
$$Na_3PO_4 \rightarrow 3Na^+ + PO_4^{3-}$$
の電離で生じるリン酸イオンが凝析にもっとも有効。
コロイド粒子と反対の電荷をもち,価数が大きいほど, 沈殿を生成しやすい。

3
〔解答〕

(1) (ア) C_2H_2 (イ) 三重結合 (ウ) 白川英樹

(2) ① $CaC_2 + 2H_2O \rightarrow C_2H_2 + Ca(OH)_2$
② 5.0 L

(3) $Ag-C \equiv C-Ag$ (4) 51 g (5) アセタール化

(6) アセチレンに水が付加するとビニルアルコールが生じるが, 不安定ですぐにアセトアルデヒドに変化してしまうため。(53字)

(7) C : $CH_2=CH$
  　　　　|
  　　O$-$CO$-$CH$_3$

  F : ビニロン

  G : ベンゼン

〔出題者が求めたポイント〕
アセチレン, 化学反応の量的関係, アセチレン誘導体, 高分子

〔解答のプロセス〕

(1) アセチレンの構造式は, $H-C \equiv C-H$ で, 三重結合をもつ。ノーベル化学賞受賞者の人名と業績は知っておきたい。

(2) ②使用したカルシウムカーバイド 20 g 中 CaC_2 は,
$$20 \times 0.72 = 14.4 \text{ g}$$
これが反応すると,
$$\frac{14.4}{64} \times 22.4 = 5.04 \doteqdot 5.0 \text{ L}$$
のアセチレンを発生する。

(3) $H-C \equiv C-H + 2Ag^+ \rightarrow Ag-C \equiv C-Ag + 2H^+$
銀アセチリドが生成する。この物質は乾燥状態で爆発性がある。

(4)
$$\left(\!\!\begin{array}{c} CH_2-CH \\ | \\ OCOCH_3 \end{array}\!\!\right)_n \longrightarrow \left(\!\!\begin{array}{c} CH_2-CH \\ | \\ OH \end{array}\!\!\right)_n$$
　　　　D　　　　　　　　　E

(　　)内の式量 86　　　(　　)内の式量 44
したがって,

$$86n : 100 = 44n : x, \quad x = 51.1 \doteqdot 51 \text{ g}$$

(5)
$$\cdots-CH_2-CH-CH_2-CH-\cdots + HCHO$$
　　　　　　|　　　　　|
　　　　　OH　　　　OH

$$\longrightarrow \cdots-CH_2-CH-CH_2-CH-\cdots$$
　　　　　　　　|　　　　　|
　　　　　　　O$-CH_2-$O

の変化により $-OH$ が減少し, 水に溶けなくなる。

(6) $CH \equiv CH + H_2O \longrightarrow \left[\begin{array}{c} CH_2=CH \\ | \\ OH \end{array}\right] \longrightarrow CH_3CHO$
　　　　　　　　　　　　　ビニルアルコール

ビニルアルコールは不安定で, すぐに異性化しアセトアルデヒドなる。

(7) 化合物 C は, 酢酸ビニルである。
化合物 G は,
$$3CH \equiv CH \rightarrow C_6H_6 \text{ の反応で生じる}。$$
化合物 H は, ポリアセチレンである。

生物　解答　26年度

1

〔解答〕

問1　1．呼吸基質　　2．呼吸　　3．発酵
　　　4．解糖　　5．クエン酸回路　　6．電子伝達
　　　7．細胞質基質　　8．ミトコンドリア
　　　9．内膜　　10．乳酸

問2　シトクロム

問3　シアン化合物が水溶液中で電離したシアン化イオンはシトクロムのヘム鉄と結合し、電子伝達系を阻害することにより、呼吸を停止させる。そのため発酵が進み、乳酸の蓄積により血液 pH が急低下する。（99字）

〔出題者が求めたポイント〕

問1　呼吸の過程に関する用語問題である。

問2　シトクロムは活性部位にヘム鉄を持ち、電子伝達を行うタンパク質である。

問3　生体の血液の酸塩基平衡は pH7.4 で一定になるように保たれており、血液の平衡を酸性側にしようとする状態をアシドーシスと言う。シアン化合物はヘム鉄を強く結びつくため、酸素の運搬やミトコンドリアでの好気呼吸を阻害する。

2

〔解答〕

問1　1．ヌクレオチド　　2．リボース　　3．転写
　　　4．核小体　　5．翻訳

問2　アンチコドン

問3　粗面小胞体　　問4　メチオニン

問5　3′－ucugcgguuuuguauuucuu－5′

〔出題者が求めたポイント〕

問1　核酸の構造とタンパク質合成に関する用語問題である。

問2　mRNA の塩基の並びをコドン、tRNA のそれと相補的な塩基の並びをアンチコドンという。

問3　リボソームが付着した小胞体を、粗面小胞体。付着してない小胞体を滑面小胞体という。

問4　最初のコドン（開始コドン）はメチオニンである。

問5　相補的な RNA 配列であるので u は a に、a は u に、g は c に、c は g となる。

3

〔解答〕

問1　1．ハーディー・ワインベルクの法則
　　　2．遺伝的平衡　　3．中立説

問2　突然変異が起こること、自然選択が働くこと、自由な交雑が妨げられること、集団からの移出や集団への移入がおこること、集団の個体数が小さくなること、のうちから3つ

問3　2(l+m+n)

問4　P＝l/(l+m+n)，Q＝m/(l+m+n)，

R＝n/(l+m+n)

問5　(2l+m)/2(l+m+n)

問6　P＋Q/2

〔出題者が求めたポイント〕

問1　進化の用語に関する設問である。

問2　解答の条件が起こらない限り、ハーディー・ワインベルクの法則がなりたち、遺伝子頻度は変化しない。設問は遺伝子頻度を変える要因であるため、解答のようになる。

問3　AA，Aa，aa の個体数がそれぞれ l，m，n であるため、遺伝子数は2倍の 2(l+m+n) となる。

問4　それぞれの遺伝子頻度であるため、全集団の中の個体の割合となる。

問5　全遺伝子数中の、ホモ接合体である AA は 2l、ヘテロ接合体である Aa では A は m となり、(2l＋m)/2(l＋m＋n) となる。

問6　問5の式に問4の式を代入すると
l＝P(l＋m＋n)，m＝Q(l＋m＋n) であるため、
問5の式は
{2P(l＋m＋n)＋Q(l＋m＋n)}/2(l＋m＋n)
となる，(l＋m＋n)で約分すると、P＋Q/2 となる。

4

〔解答〕

問1　1．前成説　　2．後成説　　3．フォークト
　　　4．局所生体染色法　　5．原基
　　　6．原基分布図　　7．灰色三日月環
　　　8．原口　　9．原口背唇部
　　　10．シュペーマン

問2　形態形成運動

問3　A 表皮　B 体節　C 側板

〔出題者が求めたポイント〕

問1　発生の歴史や研究方法に関する基本的な用語問題である。

問2　形態形成運動とは、生物の発生過程で形態形成に伴っておこる細胞や組織の運動をいう。フォークトが局所生体染色法によりこの概念を確立した。

問3　各部位の名称、その部位が将来何の器官・組織になるかを整理しておく。

平成25年度

問 題 と 解 答

平成25年度

英 語

問題

25年度

久留米大学（医）25 年度 （1）

---

1 次の英文を読んで，下記の問いに答えよ。

 Like gambling, drugs, and alcohol, video and computer games can be habit forming. Playing them constantly can cause a variety of behavioral problems. These include loss of personal control, social withdrawal, dishonesty (lying to family and friends), and the inability to （ a ） fantasy from reality. Addicted gamers can even resort to criminal activity to support their addiction. There's also the problem of aggression: some studies contend that playing violent video games is directly linked to violent behavior in the real world.

 But there's another side to the story, too. Games have great potential as learning and healing tools. For instance, First Things First, an experimental curriculum being tried out in several schools in the United States, presents high school math as a series of levels that encourage students to master basic concepts, as they would in a game, before advancing to the next level. The program has been highly successful: participating students have scored impressive （ b ） in statewide tests, with some improving as much as 40%. And in the field of mental health, game playing (using puzzle-solving games in particular) is effective in decreasing the symptoms of Post Traumatic Stress Disorder (PTSD). Patients experience fewer flashbacks and nightmares and feel far less anxiety overall.

 A recent article in *The New York Times* asks if games might not have other important functions as well. Is there some way the skills, determination, optimism, and confidence games develop can be used to make us better people and solve real-world problems? Games are designed to produce instantaneous feedback and continual （ c ）. Though players may fail over and over, they remain motivated to keep going. Effort is rewarded, not just success. Short-term goals lead to long-term achievement. To make work, school, and other social institutions as （ d ） as games, the *Times* suggests, we need to emulate these basic gaming assets: "One of the most profound transformations we can learn from games is how to turn the sense that someone has 'failed' into the sense that he or she 'hasn't succeeded yet.'"

 It seems that when used effectively games can instill a sense of productivity and purpose in our lives. Games can work to build a strong social fabric and create a （ e ） of meaning in society, making each member feel like part of a much bigger picture.

1 本文の空所(a)～(e)に入れるのに最も適切な語を，下記の(1)～(4)からそれぞれ1つずつ選び，その番号を
マークせよ。

(a) (1) extinguish　　(2) diminish　　(3) distinguish　　(4) establish

(b) (1) increments　　(2) increases　　(3) intervals　　(4) interjections

(c) (1) judgment　　(2) development　　(3) rejection　　(4) encouragement

(d) (1) elective　　(2) deductive　　(3) attractive　　(4) proactive

(e) (1) score　　(2) sense　　(3) scent　　(4) scene

2 本文の内容と最もよく適合するものを下記の(a)～(h)から4つ選び，その記号をマークせよ。

(a) There are no negative consequences from enjoying computer games for extended periods of time.

(b) Computer games are now being implemented as instructional tools in schools.

(c) The field of mental health is reserved for advanced-level computer competitions.

(d) Our ability to function effectively in society may be enhanced through playing games.

(e) Video games can bring people together and give us a feeling of belonging in society.

(f) Modern problems are exclusively the result of watching too much electronic media.

(g) Games emulate real life by demonstrating that one can never receive instantaneous feedback.

(h) Research has indicated a relationship between video games and players' motivation levels.

2 次の英文が完成した文章になるように，その文意に沿って，(1)～(3)の(a)から(g)をそれぞれ並べ替えよ。そして，1番目，3番目，6番目にくるものを1つずつ選び，その記号をマークせよ。

Paradoxes of consequences have long fascinated students of human behavior. What (1) ((a) may have (b) we do (c) we intend (d) as human actors (e) outcomes (f) from those (g) quite distinct). The maxim, "private vices, public benefits," one way of expressing this phenomenon, became the mainstay of classical economics. The pursuit of naked self-interest, in the context of a competitive market, supposedly serves the ends of the community as a whole.

In recent years, theories of paradoxical consequences have been strongly influenced by game theory, which indeed is (2) ((a) its name (b) while (c) away many (d) often true to (e) in providing puzzles (f) enough to (g) intriguing) an hour. Consider a situation in which individual participants, each making rational decisions in respect of their interests, (3) ((a) actually run (b) produce (c) counter (d) consequences (e) which (f) those interests (g) to).

3 次の文章の下線部(A)の和訳と下線部(B)の英訳を解答欄に記入せよ。

There is no great harm in the air of patronage with which our times, in their self-satisfied enlightenment, address the great who were of old; but we do use droll adjectives! If these great ancients show the simplicity of perfect art, we call them *naïve,* particularly when their irony eludes us; if they tickle our fancy, they are *quaint*; if we find them altogether satisfactory, both in form and substance, we adorn them with the epithet *modern*, which we somehow think is a superlative of eminence. *Naïve, quaint, modern,* — a singular vocabulary! Add *convincing*, and the critic has done his best, or his worst.

それというのも，素朴なのはわれわれのほうだからである。風変わりであることと技巧的であることとは，両立しえないものである。And as for modernity, what we mistake for that, is the everlasting truth, the enduring quality that consists in conformity to changeless human nature. "The ancients," said a wise man, "never understood that they were ancients."

4 次の英文(1)～(5)の空欄(ア)～(オ)に入れるのに最も適切な語を，下記の(a)～(d)の中からそれぞれ1つ選び，その記号をマークせよ。

(1) It is said that approximately 60% of Americans have private (ア) insurance.

  (a) health   (b) healthful   (c) healthy   (d) healthily

(2) Some "catch & (イ)" anglers use barbless hooks because they are easier to remove from the fish.

  (a) carry   (b) release   (c) snatch   (d) take

(3) In the final play-off, our team came from (ウ) to capture the championship.

  (a) behind   (b) back   (c) against   (d) contrary

(4) TV companies are fighting hard to win the competition for (エ) ratings.

  (a) audition   (b) auditor   (c) audit   (d) audience

(5) The problem of (オ) care for their grandfather weighed heavily on the family.

  (a) nursling   (b) nursing   (c) nursery   (d) nurse

5 次の英文(1)～(5)の下線部1～4の中で，英語の表現として<u>最も不適切な</u>ものをそれぞれ1つ選び，その番号をマークせよ。

(1) Fermat wrote that <u>his proof of this assertion</u> was "marvelous" <u>but that</u> he did not have <u>enough space</u> in the book
                                     1   2   3
margin <u>to be written it</u>.
      4

(2) In the 19th century, <u>scientists realized</u> that <u>the fossilizing bones</u> <u>found throughout the world</u> were <u>the ancient relics of</u>
                      1   2   3   4
<u>extinct animals</u>.

(3) While the discoveries of nanoscientists <u>offer great potential</u>, care should <u>also</u> <u>be taken to ensure</u> that they do not
                                      1   2   3
<u>cause great harm</u> as well.
     4

(4) This pacemaker-accumulator model <u>is resembling</u> an hourglass, <u>in which</u> grains of sand fall <u>from the upper chamber</u>
                                      1   2   3
and accumulate <u>in the lower one</u>.
          4

(5) <u>In no meantime</u>, the <u>human race's need</u> for <u>a non-polluting energy</u> supply has <u>grown only</u> stronger.
    1   2   3   4

6 次の(1)～(10)の下線部に補充するのに最も適切なものを，それぞれ下記の(a)～(d)の中から1つずつ選び，その記号をマークせよ。

(1) Thanks to the crash barrier in the middle of the motorway, cars are _____ from hitting those on the other side in the event of an accident.

   (a) distracted   (b) protracted   (c) directed   (d) prevented

(2) It doesn't matter what position you hold in society; everyone is _____ to the same laws.

   (a) object   (b) subject   (c) controlled   (d) restricted

(3) As I was a stranger in that country, I was not _____ with some of their customs and didn't understand why people were laughing at me.

   (a) addicted   (b) attracted   (c) acquainted   (d) acquired

(4) You can have that car in any color you want. In fact, you have a _____ of 24 different ones.

   (a) choice   (b) choosing   (c) number   (d) shade

(5) The theater was _____ to display in the entrance some of the excellent newspaper reviews the play had received.

   (a) deluded   (b) developed   (c) demanded   (d) delighted

(6) At long last the storm is starting to look like it's going to _____.

   (a) let in   (b) let down   (c) let up   (d) let go

(7) That's better! I've got a clearer _____.

   (a) sighting now   (b) view now   (c) vision now   (d) scene now.

(8) He's one of those people who can't bear being seen to be wrong for fear of _____.

   (a) improving looks   (b) changing appearance   (c) losing face   (d) seeking revenge

(9) There are a lot of people standing in the car park and they're _____.

   (a) sailing their ships about   (b) waving their arms about

   (c) turning their cars about   (d) moving their spaces about

(10) Sorry, I don't mean to be rude, but I'm _____.

   (a) looking to recreate   (b) hoping to ruminate   (c) trying to concentrate   (d) thinking to cogitate

---

7 次のA～Eのそれぞれ4つの単語の中から，下線部の発音が他のものと異なるものをそれぞれ1つ選び，その番号をマークせよ。

A.   1. bew<u>i</u>lder   2. fin<u>i</u>te   3. subl<u>i</u>me   4. conc<u>i</u>se

B.   1. ex<u>a</u>sperate   2. er<u>a</u>dicate   3. <u>a</u>ffluent   4. st<u>a</u>le

C.   1. obstr<u>u</u>ct   2. succ<u>u</u>mb   3. pr<u>u</u>dent   4. v<u>u</u>lgar

D.   1. p<u>o</u>tent   2. gr<u>o</u>ss   3. chr<u>o</u>nicle   4. underg<u>o</u>

E.   1. discr<u>e</u>dit   2. th<u>e</u>sis   3. <u>e</u>xile   4. m<u>e</u>taphor

数 学

問題　　　　　25年度

次の □ に適切な解を入れよ。複数の解がある場合は，コンマで区切ってすべての解を記入すること。

1. 2つの曲線 $y = 2x^2 - 2$ と $y = 2x^2 - 4x + 2$ が共通の接線をもつとき，接線の方程式は $y =$ ① ，2つの接点の y 座標は ② であり，2つの曲線と接線とで囲まれた部分の面積は ③ となる。

2. $\omega = 1 + i$ とする。2次方程式 $x^2 + ax + b = 0$ が $\dfrac{\overline{\omega}}{\omega}$ を解としてもつとき，$a =$ ④ ，$b =$ ⑤ である。また，3次方程式 $x^3 + cx^2 + dx + e = 0$ が解として 1 と ω^3 をもつとき，$c =$ ⑥ ，$d =$ ⑦ ，$e =$ ⑧ である。ここで，i は虚数単位，$\overline{\omega}$ は ω と共役な複素数である。

3. 次の計算をしなさい。
$$\int_0^1 2^{2x}\,dx = \boxed{⑨}\ ,\quad \int_1^2 2\log_2 x\,dx = \boxed{⑩}\ ,\quad \int_0^{\frac{\pi}{24}} 16\sin^2 x\,dx = \boxed{⑪}$$

4. 次の問いに答えよ。
(a) $f(x) = \dfrac{4x + 5}{x^2 + 1}$ とする。
　　$f(x)$ は，$x =$ ⑫ で最小値 ⑬ を，$x =$ ⑭ で最大値 ⑮ をとる。
(b) $f(x) = \cos 5x + 9\cos 3x - 10\cos x$ とする。
　　$f(x)$ は，$\cos x =$ ⑯ のとき最小値 ⑰ をとる。ただし，$0 \leqq x < \dfrac{\pi}{2}$ とする。
(c) 実数 $x,\ y$ が $x^2 + y^2 - x - y - xy - 2 = 0$ を満たすとき，x の最小値は ⑱ ，最大値は ⑲ である。また，$x + y$ の最小値は ⑳ ，最大値は ㉑ である。

5. $f(x) = \displaystyle\int_0^x (x - t)^2(\sin t + \cos t)\,dt$ とする。このとき，$f'(x) =$ ㉒ ，$f''(x) =$ ㉓ となる。また，$f(\pi) =$ ㉔ である。

6. さいころを連続して振るとき，
(a) 同じ数が続けて2回でると終了とする。このとき，n 回目で終わる確率は ㉕ である。ただし，$n \geqq 2$ とする。
(b) n 回目にでた数が，それ以前にでた数と一致すると終了とする。このとき，n 回目で終わる確率は ㉖ である。ただし，$2 \leqq n \leqq 7$ とする。

物理

問題　25年度

1. 図1のように，水平でなめらかな床の上に置かれた半径 R[m] のなめらかな表面を持つ球がある。球は点Pに固定されている。球の頂点Aに質量 m[kg] の小物体を置き，静かにはなして，球の表面上を滑らせた。重力加速度を g[m/s^2] として次の問いに答えなさい。解答欄に[　]がある所はその単位をSI国際単位系による簡潔な形で記入しなさい。

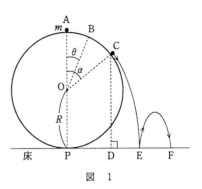

図 1

(1) 床面を基準としたとき，頂点Aの小物体の位置エネルギーはいくらか。

(2) 鉛直方向OAから角度 θ[rad] 傾いた球面上の点Bを通過する小物体の速さはいくらか。また，小物体が球の面から受ける垂直抗力の大きさはいくらか。

(3) 鉛直方向OAから角度 α[rad] 傾いた点Cで小物体は球の表面から離れた。点Cにおける小物体の速さはいくらか。また，点Cの鉛直下方の点をDとしたとき，点Cから点Dまでの距離を R をもちいて表わしなさい。

(4) 小物体は点Cで球の表面から離れた後，放物運動を行い，点Eに落下した。点Eに落ちる直前の小物体の速さはいくらか。

(5) 小物体は点Eでなめらかな床面ではね返り，再び点Fで床に衝突した。はねかえり係数を e として，点Eで小物体がはね返った直後の床面に垂直方向の速さはいくらか。また，EF間の距離はいくらか。

2. 真空中で以下の実験を行った。物理量はSI国際単位系を用いてあるとして，以下の問に答えなさい。真空の透磁率を μ_0，誘電率を ε_0 とする。

(1) 単位長さあたり n 回巻かれた，長さ a，断面の半径が r であるソレノイドコイルがある。このソレノイドコイルに電流 I を流すと，作られるコイル内の磁場は一様でその磁束密度は $\mu_0 nI$ であることが知られている。Δt 時間に ΔI の電流が増加したとき，磁束 Φ の単位時間当たりの変化の割合 $\Delta\Phi/\Delta t$ はいくらか。その結果このコイルの両端に生じる起電力はいくらか。一般に，自己インダクタンス L は誘導起電力 V，電流の時間変化の割合 $\Delta I/\Delta t$ とどのような関係で結び付けられているか。これを用いるとこのコイルの自己インダクタンス L はどう表現されるか。

(2) 面積 S の2枚の導板を距離 d だけ離して平行板コンデンサーを作った。電池をつなぎ両極板間に電位差 E を与えた。しばらく放置した後，電池を外した。蓄えられている電気量はいくらか。

(3) (2)の電荷を蓄えたコンデンサーの電気容量を C であらわす。このコンデンサーを図2のように自己インダクタンス L のコイルとつないだ。図中，コンデンサーに表現されている＋ － は，初めに蓄えた電荷の符号である。回路を流れる電流は特徴的な時間変化を示した。この回路に流れる電流の時間変化の様子を，回路をつないだ時を $t=0$ として，解答欄に書き入れなさい。ただし図2中の矢印の方向を正とする。コイルに蓄えられているエネルギーの時間変化も解答欄の図に書きなさい。図には特徴的な値(矢印の位置)を横軸，縦軸に記入すること。

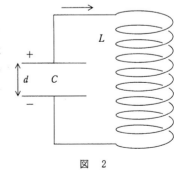

図 2

3 溝の間隔，すなわち格子定数が D [m]である回折格子の格子面に向かって可視光線の単色光をあて，反射する光を観察する実験を行った。SI 国際単位系を用いたとして，以下の問に答えなさい。真空中での光速を c_0 [m/s]とし，数値計算に当たっては $c_0 = 3.00 \times 10^8$ [m/s]を用いなさい。有効数字 2 桁で計算し，解答欄[　]内には簡潔な形での単位を記入しなさい。

(A—1) 図 3—1 のように，回折格子を配置して光の作る縞を観測した。回折格子の格子に垂直な面 P に平行に，波長 λ の光を入射した。回折格子面より L [m]離れた位置にスクリーンを置く ($D \ll L$)。スクリーン上，回折格子の中央に立てた法線から d_1 [m]だけ離れた位置にある窓 W から光を回折格子に向けて照らした。格子面からの反射光は，スクリーン上，入射光とは法線に関して反対側，法線から距離 d_2 [m]のスクリーン上に明線を作った。

図 3—2 は格子面上での様子である。光源より出た光の一部，光 A, 光 B は，隣り合う格子に到達する。それぞれの光 A, B が格子面に達したとき，点 A_L, B_L を波源として素元波が出る。スクリーン上で明線を作る条件は，光源からスクリーン上までの両者の経路に関して，ある条件がみたされた時に達成される。この条件をあらわしなさい。

(A—2) $D = 1.00 \times 10^{-5}$ [m], $L = 1.00$ [m], $d_1 = 9.50 \times 10^{-2}$ [m]であるとき，$d_2 = 5.10 \times 10^{-2}$ [m]に明線が観測される条件を満たす光の波長を求めなさい。必要であれば，$\varepsilon \ll 1$ の時，$\sqrt{1+\varepsilon} \approx 1+(\varepsilon/2)$ なる関係を用いなさい。

(B—1) 次に，格子面よりスクリーンまでの空間を屈折率 n の透明な液体で満たした。別の振動数 f の光を今度は法線に沿って，すなわち，$d_1 = 0$ [m]として，回折格子に入射した。スクリーン上，法線から d_3 [m]だけ離れた点に明るい縞模様を観測した。この光の振動数 f が満たすべき条件式を書きなさい。

(B—2) $D = 2.00 \times 10^{-5}$ [m], $L = 1.00$ [m], $n = 1.33$ であるとき $d_3 = 4.00 \times 10^{-2}$ [m]で明線が観測された。この光の振動数を求めなさい。

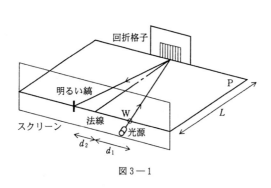

図 3—1

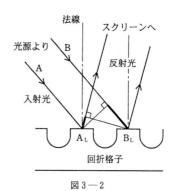

図 3—2

化 学

問題

25年度

1 アンモニアは工業的に，天然ガスの水蒸気改質反応と水性ガス転化反応によって水素を得た後，これを触媒の存在下で窒素と混合して製造される（ハーバー法）。これらはすべて気体同士の反応である。一般に溶液反応の平衡定数はモル濃度を用いて表されるが，このような気体反応の場合はモル濃度の代わりに分圧を用いた圧平衡定数 K_p で表すことができる。以降，メタンと水蒸気から一酸化炭素と水素が生成する水蒸気改質反応を[反応①]，一酸化炭素と水蒸気から二酸化炭素と水素が生成する水性ガス転化反応を[反応②]，ハーバー法によるアンモニア合成反応を[反応③]とそれぞれ定義すると，温度 1200 K における[反応①]の圧平衡定数 K_{p1} は $2.5 \times 10^3 \, [Pa^2]$ である。同様に，[反応②]の圧平衡定数 K_{p2} は 700 K と 1200 K においてそれぞれ 9.0 と 7.0×10^{-1} である。また，以下の熱化学方程式は上から順に[反応①]，[反応②]，[反応③]の熱収支をそれぞれ表している。これらをふまえて以下の設問に答えよ。ただし，水は完全に気体になっているものとし，気体はすべて理想気体として取り扱うものとする。なお，必要であれば気体定数 $R = 8.3 \times 10^3 \, Pa \cdot L/(K \cdot mol)$ を用い，数値を問う設問に関しては，特に指定がない限り有効数字 2 桁で解答せよ。

$$CH_4(気) + H_2O(気) = CO(気) + 3\,H_2(気) - 206 \, kJ$$
$$CO(気) + H_2O(気) = CO_2(気) + H_2(気) + 40 \, kJ$$
$$N_2(気) + 3\,H_2(気) = 2\,NH_3(気) + 92 \, kJ$$

(1) 温度の上昇により K_{p2} が減少した要因はどのような原理に基づくものか。また，K_{p1} の値は(a)圧力一定で温度のみが増大した場合と，(b)温度一定で圧力のみが増大した場合にそれぞれどうなるか。解答欄の[増大・減少・変化なし]の中から，最も適切なものを選び○で囲め。

(2) 物質量の等しい一酸化炭素と水を 1.7 L の反応容器内で適当な触媒とともに混合し，容器内の温度を 700 K としたとき，反応容器内では[反応②]のみが進行し，反応が平衡に達した後の容器内の一酸化炭素の分圧は $3.0 \times 10^4 \, Pa$ であった。

  (a) 平衡に達した際の水素の物質量を求めよ。

  (b) 上記の平衡混合物に，新たに X mol の一酸化炭素，およびこれと等しい物質量の水を追加し，温度を 700 K に保って再び平衡状態とした後の水素の分圧は $1.5 \times 10^5 \, Pa$ であった。新たに加えた一酸化炭素の物質量 X を求めよ。

(3) 実際の水素の製造では[反応①]と[反応②]を主体とした反応が複合的に起こる。

  (a) 1 mol のメタンが完全に二酸化炭素と水素に変換された際の反応熱はどのようになるか。解答例に従って答えよ。なお，数値は整数で表すこと。（解答例） 50 kJ の発熱反応

  (b) 圧力を一定に保つことができる容積可変の容器中，適当な触媒の存在下でメタンと水を 1：2 の物質量比で混合して容器内の温度を 1200 K とし，平衡状態に達するまで放置した。平衡状態到達時の反応容器内のメタンと水蒸気の分圧はともに $1.0 \times 10^5 \, Pa$ であり，水素の分圧は $5.0 \times 10^3 \, Pa$ であった。このときの二酸化炭素の分圧を求めよ。なお，反応容器内では[反応①]と[反応②]のみが複合的に進行したものとする。

(4) [反応③]に関して，実際のアンモニアの製造では生産効率を上げるために温度条件が最適化されており，反応は 800 K 前後で行われる。圧力一定のもと，500 K および 1100 K の温度条件で反応を行った場合，800 K で反応を行った場合に比べて生産効率が低下するが，その主な理由をそれぞれ 20 字以内で簡潔に答えよ。ただし，上記以外の反応条件は一定であり，反応容器の強度や安全性等については考慮しないものとする。なお，句読点は字数に含めない。

2 Al³⁺, Cu²⁺, Fe³⁺, K⁺の硝酸塩をほぼ同じ濃度で含む水溶液について，各イオンを分離するために下図の操作Ⅰ～Ⅳを順に行ったところ，Cu²⁺は試験管1，K⁺は試験管3，Fe³⁺は試験管5，Al³⁺は試験管6中にそれぞれ単離することができた。このとき，試験管5の内容物は赤褐色だった。

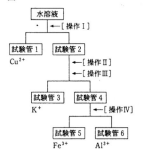

〈操作Ⅰ～Ⅳの選択肢〉
(ア) 希塩酸を加える。
(イ) 煮沸後，希塩酸を加え，加熱する。
(ウ) 煮沸後，希硝酸を加え，加熱する。
(エ) アンモニア水を過剰に加える。
(オ) 水酸化ナトリウム水溶液を過剰に加える。
(カ) 液体を一部とり，炎にかざす。
(キ) 酸性条件下で硫化水素を加える。
(ク) 塩基性条件下で硫化水素を加える。

(1) この水溶液に含まれる各金属イオンの濃度が0.40 mol/Lとなるように調製したときの，水溶液中の硝酸イオンのモル濃度を有効数字2桁で答えよ。ただし，水溶液中で各イオンは全て電離しているものとする。
(2) 図の試験管1～6のうち，沈殿が生じているものを全て選び，番号で答えよ。
(3) (a) 図の操作Ⅰ～Ⅳについて，最も適当なものを操作の選択肢(ア)～(ク)の中から1つずつ選び，記号で答えよ。
   (b) 図の操作Ⅱについて，(a)で選んだ操作を行う理由を答えよ。
   (c) 図の操作Ⅳによって試験管4の中ではどのような反応が起こるか，Fe³⁺とAl³⁺について，それぞれ化学反応式またはイオン反応式で答えよ。ただし，反応が起こらない場合は「×」と答えること。

3 フェノールは，1867年ジョセフ・リスターによって最初に用いられた抗敗血症剤である。フェノールは，工業的には，ベンゼンをプロペンでアルキル化してクメンをつくり，これを酸素で酸化して化合物Aとしてから希硫酸で分解することで製造される。このとき副生成物として化合物Bが生成する。化合物Bは酢酸カルシウムの乾留によって得られる化合物と同一である。一方，クメンを過マンガン酸カリウム水溶液とともに加熱して酸化すると防腐剤などに利用される酸性の化合物Cが生成する。フェノールは，実験室的には，ベンゼンスルホン酸ナトリウムをアルカリ融解(水酸化ナトリウムとともに約340℃で融解)して化合物Dをつくり，これに二酸化炭素を吹き込むことによって合成する。フェノールに濃硫酸と濃硝酸の混酸を作用させると，特定の位置の水素原子が置換され，爆発性の黄色の化合物Eになる。また，化合物Dとヨウ化メチルを無水の状態で加熱すると，非対称エーテルである化合物Fが生じる。

例　アセトアニリド
〈ベンゼン環〉-NHCOCH₃

(1) 化合物A，C，Eの化合物名を記せ。
(2) 下線部(a), (b)の化学反応式を記せ。構造式は例にならって書くこと。
(3) 下線部(c)のように，ベンゼン環にあらかじめ結合している置換基の影響で，次の置換反応の起こる位置が決まることを置換基の配向性というが，フェノールの置換反応と同じ配向性を示す化合物はどれか。下の【 】内から該当する化合物をすべて選び，例にならって構造式で答えよ。
    【クロロベンゼン，ニトロベンゼン，トルエン，アニリン，ベンゼンスルホン酸】
(4) 化合物Fの構造式を例にならって記せ。また，化合物Fの沸点は，フェノールの沸点(181.7℃)と比べてどうなると予想されるか。解答欄の[高くなる・変わらない・低くなる]の中から適切なものを○で囲み，その理由を簡潔に述べよ。
(5) 化合物Dは，クロロベンゼンからも合成することができるが，下線部(b)のようなアルカリ融解法では合成することができない。クロロベンゼンからの合成方法について簡潔に概要を述べよ。また，その理由について，クロロベンゼンとベンゼンスルホン酸ナトリウムの分子としての性質の違いに着目して答えよ。

生　物

問　題　25年度

1　次のA，Bの問題文を読み，各問に答えなさい。

〔A〕　胞子を形成して，生活史のどの時期においても鞭毛が形成されない真核生物の生物群は菌類として分類される。菌類は（　1　）を行わず，体外の有機物を吸収して養分とする（　2　）である。吸収された養分は代謝されて最終的に無機物にまで分解されるため，菌類は生態系において（　3　）として位置づけられる。

　　多くの菌類のからだは菌糸と呼ばれる糸状の構造からできており，胞子を形成して繁殖する。菌糸の構造や胞子の形成過程の違いから，菌類は接合菌類，子嚢菌類，担子菌類などに分類される。子嚢菌類の胞子の形成過程では，単相の核（n）をもつ2種類の菌糸が接合して細胞内に核が2つある2核性（n＋n）の接合子と呼ばれる菌糸を作る。接合子内の2核が融合して1個の接合核（2n）となり，それが減数分裂を行って4個の核（n）となった後，さらにそれぞれが1回分裂することによって8個の核（n）ができ，子嚢とよばれる袋状の器官内でそれぞれが8個の子嚢胞子となる。

問1　文中の（　1　）～（　3　）にあてはまる適切な語句を答えなさい。

問2　下線部について，菌糸を形成せずに生活環を通して単細胞で過ごし一般に出芽によって増殖する菌類のことを総称して何というか答えなさい。

問3　以下の各菌類は(A)接合菌類，(B)子嚢菌類，(C)担子菌類のいずれに分類されるか記号で答えなさい。
　　(ア)　マツタケ　　　　　(イ)　クモノスカビ　　　(ウ)　コウジカビ

〔B〕　子嚢菌類であるアカパンカビの野生株（ade⁺，leu⁺）とアデニンとロイシンを含まない培地では増殖できない二重変異株（ade⁻，leu⁻）の交配の実験を行った。ade⁻変異株はade遺伝子に突然変異が生じたためにアデニンの非存在下では増殖できなくなった栄養要求株であり，leu⁻変異株はleu遺伝子に突然変異が生じたためにロイシンの非存在下では増殖できなくなった栄養要求株である。野生株の菌糸とade⁻，leu⁻の二重変異株の菌糸を接合させることによって得られた子嚢の中から8個の子嚢胞子を取り出してそれぞれの栄養要求性を調べた。160例の子嚢について調べたところ，次のような結果が得られた。

　　1つの子嚢中にade⁺，leu⁺の子嚢胞子が4個，ade⁻，leu⁻の子嚢胞子が4個含まれる　40例

　　1つの子嚢中にade⁺，leu⁻の子嚢胞子が4個，ade⁻，leu⁺の子嚢胞子が4個含まれる　40例

　　1つの子嚢中にade⁺，leu⁺の子嚢胞子が2個，ade⁺，leu⁻の子嚢胞子が2個，ade⁻，leu⁺の子嚢胞子が2個，ade⁻，leu⁻の子嚢胞子が2個含まれる　80例

問4　上のような結果が得られた場合，ade遺伝子とleu遺伝子の染色体上の関係について分かることを，理由を付して100字以内で答えなさい。

2 次の問題文を読み，以下の問いに答えよ。

　生物は外界の多様な環境の変化に対して，体液の浸透圧を一定に保つしくみをもっている。淡水にすむゾウリムシは，単細胞動物であるため外界の浸透圧の影響をうけやすい。体内の浸透圧が外界よりも（　1　）。そのため，外部から水が体内に侵入する。しかし，侵入した水は（　2　）という器官により外部に排出され，浸透圧は一定に保たれている。
　淡水生無脊椎動物も，体内に侵入した水を排水して体液の浸透圧を一定に保っている。硬骨魚類において，淡水魚は，体液の浸透圧が周りの淡水より（　3　）ため，常に体内へ（　4　）の侵入がある。そのために，腎臓によって体液より（　5　）濃度の尿として体外へ排出する。体内の浸透圧を調整するために，えさや環境水からの（　6　）の吸収を行っている。海水魚は，体液の浸透圧がまわりの海水より（　7　）ため，常に体内の水が奪われ，（　8　）が体内へ侵入する。そのために海水魚は絶えず海水を飲み込んで水を補うとともに，（　9　）を（　10　）や（　11　）から排出して浸透圧を調整している。

問1　文中の（　1　）～（　11　）の中に適切な名称を記入せよ。
問2　図1の中の①～④に当てはまるものをA群より記号で選べ。
　　A群　a．海水生硬骨魚類　　b．淡水生無脊椎動物
　　　　　c．海水生無脊椎動物　d．海水生軟骨魚類（サメ，エイ）

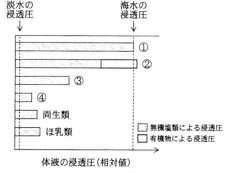

図　1

3 次の問題文を読み，以下の問いに答えよ。

　飢餓や病気，捕食などの死亡要因がない場合の生物の平均的寿命を，その生物の（　1　）という。これに対して，自然条件下での生物の平均的寿命を，その生物の（　2　）という。産まれた卵や子の生存個体数が，時間とともに減少していく状況を示した表を（　3　）といい，そのグラフを（　4　）という。

問1　文中の（　1　）～（　4　）に適切な語句を記入せよ。
問2　下記の〔I群〕のa～dのそれぞれに当てはまるものを，図2の中の(ア)～(エ)の曲線から1つずつ選んで答えよ。
　　〔I群〕　a．死亡率が幼齢期に高くなる場合
　　　　　　b．死亡率が老齢期に高くなる場合
　　　　　　c．齢ごとの死亡率が一定である場合
　　　　　　d．齢ごとの死亡個体数が一定である場合
問3　下記の〔II群〕の動物を，問2の〔I群〕のa, b, cに分類せよ。
　　〔II群〕　1．カニ　　　2．ヘビ　　　3．イワシ
　　　　　　4．鳥　　　　5．ヒト　　　6．ミツバチ

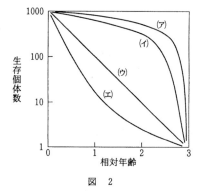

図　2

4 次の問題文を読み，以下の問いに答えよ。

　肝臓は脊椎動物における恒常性の維持に重要な役割をはたしており，ヒトでは腹部の右上方に位置する体内で最大の器官である。小腸で吸収された栄養分を含む血液は（　1　）を経て肝臓に入る。血液中のグルコースの一部は肝臓の細胞に吸収されて（　2　）に変えられて貯蔵され，必要に応じて再びグルコースに分解されてエネルギー源として全身の組織へと送り出される。肝臓にはグルコース以外にもタンパク質や脂質などの化学物質の合成や分解に関する酵素が他の器官よりも多く含まれており，酵素が触媒する化学反応に伴って発生する熱は体温の維持に役立つ。肝臓は体内の環境維持においても重要な役割を果たしており，体にとって有害な物質は肝臓において分解されたり無害な物質に変えられて解毒される。タンパク質を構成する（　3　）が分解されて生じる<u>アンモニアは肝臓において無毒化される</u>。また，消化管から吸収された水溶性の薬物は腎臓から
(a)
尿中に排泄されるが，脂溶性の薬物は肝臓で酸化反応などによって水溶性の化合物に変えて尿または胆汁へ排泄される。この酸化反応は主に肝細胞の小胞体に多く存在するシトクロム P 450 と呼ばれる酵素によってなされる。<u>シトクロム P 450 は分子中にヘムを含むタンパク質</u>であり，ヒトでは約 50 種類存在していることが知られている。そのうちの一つである CYP 2 D 6
(b)
をコードする遺伝子には多くの突然変異があることが知られており，CYP 2 D 6 *12 と呼ばれる突然変異では，翻訳を開始するメチオニンをコードする AUG コドンの A に対応する塩基から数えて 100 番目の塩基が C から T に置き換わっていて，<u>そ
(c)
のために CYP 2 D 6 の酵素活性が低下していること</u>が知られている。抗ガン治療薬であるタモキシフェンは体内で CYP 2 D 6 によって代謝されることによってはじめて薬理活性を示すようになるが，<u>CYP 2 D 6 の活性には個人差があるため，同じ量の
(d)
薬物を投与してもその代謝速度は個人によって異なるので，その血中濃度の変化の度合いが異なる場合がある。</u>

　以下に CYP 2 D 6 の遺伝子の塩基配列の一部を示す。網掛け部分は翻訳開始のメチオニンをコードする塩基配列に対応しており，CYP 2 D 6 *12 と呼ばれる突然変異では下線部の C が T に置き換わっている。CYP 2 D 6 の遺伝子のこの部分は全て mRNA に転写されて翻訳されスプライシングは起こらない。

ATGGGGCTAG AAGCACTGGT GCCCCTGGCC ATGATAGTGG CCATCTTCCT GCTCCTGGTG GACCTGATGC ACCGGCGCCA

ACGCTGGGCT GCACGCTACC CACCAGGCCC CCTGCCACTG CCCGGGCTGG GCAACCTGCT GCATGTGGAC TTCCA
　　　　　　　　　↓
　　　　　　　　　T

問 1　文中の（　1　）～（　3　）にあてはまる適切な語句を答えなさい。

問 2　下線部(a)の肝臓におけるアンモニア処理を行う化学反応系の名称を答えなさい。

問 3　下線部(b)のようなタンパク質として，シトクロム P 450 以外の例を 2 つ挙げなさい。

問 4　肝細胞の血管と接する側の表面には微細な突起が多数存在するが，その理由を 30 字以内で述べなさい。

問 5　下線部(c)について，この突然変異が生じると，なぜ酵素活性が低下するのか。右の表を参考にしてその理由を 30 字以内で答えなさい。

問 6　下線部(d)について，タモキシフェンを投与する際に注意する点について 100 字以内で述べなさい。

mRNA の遺伝暗号表

		第2文字				
		U	C	A	G	
第1文字	U	UUU UUC フェニルアラニン UUA UUG ロイシン	UCU UCC UCA UCG セリン	UAU UAC チロシン UAA UAG （終止）	UGU UGC システイン UGA （終止） UGG トリプトファン	U C A G 第3文字
	C	CUU CUC CUA CUG ロイシン	CCU CCC CCA CCG プロリン	CAU CAC ヒスチジン CAA CAG グルタミン	CGU CGC CGA CGG アルギニン	U C A G
	A	AUU AUC イソロイシン AUA メチオニン AUG （開始）	ACU ACC ACA ACG トレオニン	AAU AAC アスパラギン AAA AAG リシン	AGU AGC セリン AGA AGG アルギニン	U C A G
	G	GUU GUC GUA GUG バリン	GCU GCC GCA GCG アラニン	GAU GAC アスパラギン酸 GAA GAG グルタミン酸	GGU GGC GGA GGG グリシン	U C A G

久留米大学（医）25年度　（15）

英　語

解答　　25年度

1　出題者が求めたポイント

[全訳]

　ギャンブルやドラッグやアルコールと同じように、コンピューターゲームも習慣性がある。いつもそれをやり続けることにより、さまざまな問題行動が起こる。この中には、自制心の欠如、社会的ひきこもり、虚言（家族や友人に嘘をつくこと）、空想と現実の(a)区別ができないことなどがある。ゲーム依存の人は、その依存を続けるために、犯罪行為に手を染めることさえある。また、攻撃性の問題もある。暴力的なビデオゲームは現実世界の暴力行為と直接に結びついていると主張する研究もある。

　だが、別の話もある。ゲームは学びと癒しの道具として大きな可能性があるというものだ。アメリカのいくつかの学校で試行されている実験的カリキュラムの「大事なことから先にやろう」は高校の数学をレベル別にやらせていくもので、生徒はゲームでやるのと同じように、基礎概念をマスターしてから次のレベルに進むように後押しされる。このプログラムはかなり成果を出している。参加した生徒たちは州のテストで驚くほど点数が(b)上がった。中には40％も上昇した生徒がいた。また、精神衛生の分野でも、ゲーム（特にパズルを解くタイプのゲーム）は心的外傷後ストレス障害（PTSD）の症状を緩和するのに効果がある。患者はフラッシュバックや悪夢に襲われることが少なくなり、全体的に不安を感じることがかなり減る。

　ニューヨークタイムズの最近の記事は、ゲームが他にも大事な働きをすることはないのだろうかと問うている。ゲームが育む技術、決断力、前向きさ、自信などを、私たちを良い人間にするためや現実社会の問題を解決するために使えるような、そんな方法はないのだろうか。ゲームは即座のフィードバックと継続的な(c)励ましを作り出すようにデザインされている。プレイヤーは何回も何回も失敗するかもしれないが、続けてやろうという意欲を持ち続ける。努力は報われる。成功だけではない。短期の目標が長期の達成につながる。仕事や学校などの社会機構をゲーム(d)くらい魅力あるものにするために、私たちは次のようなゲームの基本原理を見習う必要があると、タイムズは言っている。つまり「私たちがゲームから学ぶことができる最も重大な発想の転換のひとつは、『失敗してしまった』という感覚を、いかにして『まだ成功していない』という感覚に変えるかということだ。」という原理である。

　ゲームは効果的に使えば、私たちの生活の中で、生産性を高め目的意識を持とうという気持ちを涵養することができるように思われる。ゲームは社会のメンバーのそれぞれに自分は大きな絵の一部なのだと感じさせるので、強い社会機構を作ったり社会に意味を見出す(e)感覚を作り出すのに、貢献することができる。

[解法のヒント]

設問2の選択肢の意味

(a)長時間コンピューターゲームをすることによる<u>悪い影響はない</u>。

(b)コンピューターゲームは今学校で、教えるための道具として実施されている。

(c)精神衛生の分野は先進レベルのコンピューター<u>競争</u>のために<u>保留されている</u>。

(d)社会でうまくやっていける能力は、ゲームをすることで高められるかもしれない。

(e)ビデオゲームは人々をまとめ、社会に属しているという感覚を私たちに与えてくれるかもしれない。

(f)最近の問題は、<u>電子メディアを見すぎることだけの結果</u>である。

(g)ゲームは、人は即座に<u>フィードバックを得ることができない</u>と教えることによって、現実世界を模倣している。

(h)研究は、ビデオゲームとプレイヤーのやる気レベルとの関係を示している。

[解答]

1.(a) 3　(b) 2　(c) 4　(d) 3　(e) 2

2.適合するのは　(b)　(d)　(e)　(h)

2　出題者が求めたポイント

[全訳]

　結果の逆説は、人間の行動を研究する者たちを長い間魅了してきた。私たちが行動した後に出てくる結果は、私たちが行為者として意図したものとかなりかけ離れたものになるかもしれない。この現象を言い表すひとつの例である「個人の悪徳、公共の利益」という格言は、古典派経済学の支柱となった。赤裸々な利益の追求が、競争市場という背景の中では、おそらく共同体全体の目的を叶えるのに役立つのである。

　最近、逆説的結果の論理は、ゲーム理論に強く影響を受けるようになった。これは、何時間も楽しめるくらいの気をそそるパズルを提供するということでは、しばしばまさにその名の通りである。個々の参加者がそれぞれ自分の利益という点で合理的な決断をしているのに、実際はその利益に逆らう結果を生んでしまっているという状況を考えてみよう。

[完成した英文]

(1) … we do may have outcomes quite distinct from those we intend as human actors.

(2) … often true to its name in providing its puzzles intriguing enough to while away many …

(3) … produce consequences which actually run counter to those interest.

[解答]

(1) 1番目 (b)　　3番目 (e)　　6番目 (c)

(2) 1番目 (d)　　3番目 (e)　　6番目 (b)

(3) 1番目 (b)　　3番目 (e)　　6番目 (g)

③　出題者が求めたポイント
[全訳]

　　われわれの時代が自己満足的な啓蒙主義で昔の偉人たちを恩着せがましく評することに、大きな弊害があるわけではないが、われわれは実にこっけいな形容詞を使う。(A)これらの偉大な古代の人たちが完成された芸術の簡素さを見せると、特にその皮肉がわれわれに感じ取れない時には、われわれは彼らを「素朴(naive)」と呼ぶ。われわれの想像力を楽しませる時には、彼らは「一風変わっている(quaint)」である。形式と実体において完全に満足にいくものであれば、われわれは彼らを「近代的(modern)」という形容詞で賞賛する。これはわれわれがなぜか名声の最上級と考えている言葉である。naive、quaint、modern、なんという奇妙な語彙！　これに「説得力がある(convincing)」を加えると、批評家は最良の、あるいは最悪の仕事をしたことになる。

　　(B)それというのも、素朴なのはわれわれのほうだからである。風変わりであることと技巧的であることとは、両立しえないものである。そして、近代的について言えば、われわれがそれと混同しているのは、不滅の真理、変わりない人間性との一致の中にある不朽の特性である。ある賢者は言った。「古代人たちは、自分が古代人だという理解は、決してしていなかった。」

[解答]

(A) これらの偉大な古代の人たちが完成された芸術の簡素さを見せると、特にその皮肉がわれわれに感じ取れない時には、われわれは彼らを「素朴(naive)」と呼ぶ。

(B) That's because it is we who are naive. Being quaint and being artificial cannot be compatible with each other.

④　出題者が求めたポイント
[正解を入れた訳]

(1) アメリカ人のおよそ60％が民間の健康保険に入っていると言われている。
　　　health insurance：健康保険
(2) 「キャッチアンドリリース」の釣りをする人たちの中には、魚から取り外すのが簡単なのでかかりなしの針を使う人たちがいる。
(3) 決勝戦でわれわれのチームは優勝を勝ち取るための同点に追いついた。
　　　come from behind：同点に追いつく
(4) テレビ会社は視聴率を取る競争に勝とうと必死にがんばっている。
　　　audience rating：視聴率
(5) おじいちゃんの介護の問題が家族に重くのしかかった。
　　　nursing：看護

[解答]

(1) a　(2) b　(3) a　(4) d　(5) b

⑤　出題者が求めたポイント
[誤りの訂正]

(1) to be written it → to write it in
(2) the fossilizing bones → the fossilized bones
(3) also → as well があるので不要
(4) is resembling → resembles
(5) In no meantime → In no time

[解答]

(1) 4　(2) 2　(3) 2　(4) 1　(5) 1

⑥　出題者が求めたポイント
[正解を入れた訳]

(1) 自動車道路の真ん中にある防護壁のおかげで、車は事故の際に反対車線の車にぶつかるのを免れる。
(2) あなたが社会的にどんな地位にあるのかは関係がない。すべての人が同じ法に従っている。
　　　subject to ～：～に従う
(3) 私はその国の人間ではなかったので、彼らの習慣のいくつかがよくわからず、人々がなぜ私を笑っているのかがわからなかった。
　　　be acquainted with ～：～を熟知している
(4) お好きな色の車をお選びいただけます。実際には24色からの選択になります。
(5) 劇場はその劇がもらったすばらしい新聞の評のいくつかを、喜んで入り口に貼り出した。
(6) やっとのことで、嵐はやみそうな気配になっている。
　　　「嵐などが止む」は let up
(7) よくなったよ！　前よりはっきり見えるようになった。
　　　have a clear view：「よく見える」
(8) 彼は、面目をなくすのではと恐れて、間違っていると見られることに耐えられない人々のうちのひとりだ。
　　　lose face：「面目をなくす」
(9) 駐車場にはたくさんの人々が立っていて、腕をぐるぐる振り回していた。
(10) すみません、失礼な態度を取るつもりはありませんが、集中しようとしているものですから。

[解答]

(1) d　(2) d　(3) c　(4) a　(5) d
(6) c　(7) b　(8) c　(9) b　(10) c

⑦　出題者が求めたポイント
[解答]

(A) 1　(B) 4　(C) 3　(D) 3　(E) 2

数　学

解答　　25年度

1 出題者が求めたポイント
（数学Ⅰ・2次関数）

〔解答〕

$y=2x^2-2$上の点$(a, 2a^2-2)$における接線の方程式を求める。

$y'=4x$, $x=a$を代入して接線の傾きを求めると$4a$

$$y-(2a^2-2)=4a(x-a)$$
$$y=4ax-2a^2-2\cdots\cdots①$$

接線①と$y=2x^2-4x+2$
が接するから
$$2x^2-4x+2=4ax-2a^2-2$$
$$x^2-2(a+1)x+a^2+2=0$$
の判別式をDとおくとD=0より
$$\frac{D}{4}=(a+1)^2x+a^2+2=0 \quad \therefore a=\frac{1}{2}$$

①へ代入すると　$y=2x-\dfrac{5}{2}$　　　　　……（①の答）

次に接点の座標を求める

$$2x^2-2=2x-\frac{5}{2} \quad (2x-1)^2=0 \quad x=\frac{1}{2}$$

このとき$y=1-\dfrac{5}{2}=-\dfrac{1}{2}$

$$2x^2-4x+2=2x-\frac{5}{2} \quad (2x-3)^2=0 \quad x=\frac{3}{2}$$

このとき　$y=3-\dfrac{5}{2}=\dfrac{1}{2}$

よって接点の座標は　$\left(\dfrac{1}{2}, -\dfrac{3}{2}\right), \left(\dfrac{3}{2}, \dfrac{1}{2}\right)$……（②の答）

次に、$\dfrac{1}{2}\leqq x\leqq 1$, $1\leqq x\leqq\dfrac{3}{2}$の部分の面積をそれぞれ
S_1, S_2とおくと

$$S_1=\int_{\frac{1}{2}}^{1}\left\{(2x^2-2)-\left(2x-\frac{5}{2}\right)\right\}dx$$

$$=\int_{\frac{1}{2}}^{1}\left(2x^2-2x+\frac{1}{2}\right)dx=\left[\frac{2}{3}x^3-x^2+\frac{1}{2}x\right]_{\frac{1}{2}}^{1}$$

$$=\frac{2}{3}\left(1-\frac{1}{8}\right)-\left(1-\frac{1}{4}\right)+\frac{1}{2}\left(1-\frac{1}{2}\right)=\frac{1}{12}$$

$$S_2=\int_{1}^{\frac{3}{2}}(2x^2-4x+2)-\left(2x-\frac{5}{2}\right)dx$$

$$=\int_{1}^{\frac{3}{2}}\left(2x^2-6x+\frac{9}{2}\right)dx=\left[\frac{2}{3}x^3-3x^2+\frac{9}{2}x\right]_{1}^{\frac{3}{2}}$$

$$=\frac{2}{3}\left(\frac{27}{8}-1\right)-3\left(\frac{9}{4}-1\right)+\frac{9}{2}\left(\frac{3}{2}-1\right)$$

$$=\frac{1}{12}$$

よって, 求める面積Sは

$$S=S_1+S_2=\frac{1}{12}+\frac{1}{12}=\frac{1}{6}$$　　　　……（③の答）

2 出題者が求めたポイント（数学Ⅱ・複素数と方程式）

〔解答〕

$w=1+i$のとき$\dfrac{\overline{w}}{w}=\dfrac{1-i}{1+i}=\dfrac{(1-i)^2}{(1+i)(1-i)}$

$$=\frac{-2i}{1+1}=-i$$

題意よりこの$-i$が$x^2+ax+b=0$解となるから代入して

$(-i)^2+a(-i)+b=0$　$b-1-ai=0$

よって, $a=0, b=1$　　　　　　……（④, ⑤の答）

また, $x=1$は$x^3+cx^2+dx+e=0$の解だから, $x-1$を因数にもつから

$$(x-1)\{x^2+(c+1)x+c+d+1\}=0$$

また, $1+c+d+e=0\cdots\cdots①$

すると, $x=w^3$は$x^2+(c+1)x+c+d+1=0\cdots\cdots②$
の解となる。

ここで, $w^3=(1+i)^3=1+3i+3i^2+i^3=-2+2i$

$$=-2(1-i)$$

$w^6=(w^3)^2=\{-2(1-i)\}^2=-8i$

すると②より

$(w^3)^2+(c+1)w^3+c+d+1=0$

$-8i+(c+1)(-2)(1-i)+c+d+1=0$

$-c+d-1+2(c-3)i=0$

よって, $c=3, d=4$　　　　　……（⑥, ⑦の答）

①へ代入して, $1+3+4+e=0$　$\therefore e=-8$　……（⑧の答）

3 出題者が求めたポイント（（数学Ⅲ・微分積分）

〔解答〕

$$\int_{0}^{1}2^2{}^x dx=\int_{0}^{1}4^x dx=\left[\frac{4^x}{\log4}\right]_{0}^{1}=\frac{3}{2\log2}$$　……（⑨の答）

$$\int_{1}^{2}2\log_2 x dx=2\int_{1}^{2}\frac{\log x}{\log2}dx$$

$$=\frac{2}{\log2}[x\log x-x]_{1}^{2}=\frac{2}{\log2}\{(2\log2-0)-(2-1)\}$$

$$=2\left(2-\frac{1}{\log2}\right)=2(2-\log_2 e)$$　　　　……（⑩の答）

$$\int_{0}^{\frac{\pi}{24}}16\sin^2 x dx=16\int_{0}^{\frac{\pi}{24}}\frac{1-\cos2x}{2}dx$$

$$=8\left[x-\frac{1}{2}\sin2x\right]_{0}^{\frac{\pi}{24}}=\frac{\pi}{3}-4\sin\frac{\pi}{12}$$

ここで, $\sin^2\dfrac{\pi}{12}=\dfrac{1}{2}\left(1-\cos\dfrac{\pi}{6}\right)=\dfrac{2-\sqrt{3}}{4}$

$\sin\dfrac{\pi}{12}>0$　より　$\sin\dfrac{\pi}{12}=\sqrt{\dfrac{2-\sqrt{3}}{4}}=\sqrt{\dfrac{4-2\sqrt{3}}{8}}$

$$=\frac{\sqrt{3}-\sqrt{1}}{2\sqrt{3}}=\frac{\sqrt{6}-\sqrt{2}}{4}$$

よって 与式$=\dfrac{\pi}{3}-4\times\dfrac{\sqrt{6}-\sqrt{2}}{4}$

$=\dfrac{\pi}{3}+\sqrt{2}-\sqrt{6}$ ……(⑪の答)

4 出題者が求めたポイント（数学III・微分積分）
〔解答〕

(a) $f'(x)=\dfrac{4(x^2+1)-(4x+5)\times 2x}{(x^2+1)^2}$

$=\dfrac{-2(2x^2+5x-2)}{(x^2+1)^2}$

$2x^2+5x-2=0$ の解を α, β ($\alpha<\beta$) とおく。

$x=\dfrac{-5\pm\sqrt{5^2-4\times 2\times(-2)}}{2\times 2}=\dfrac{-5\pm\sqrt{41}}{4}$

$\alpha=\dfrac{-5-\sqrt{41}}{4}$, $\beta=\dfrac{-5+\sqrt{41}}{4}$ より

$4\alpha+5=\sqrt{41}$, $4\beta+5=\sqrt{41}$

また, $2\alpha^2+5\alpha-2=0$ より

$2\alpha^2=-5\alpha+2=-5\times\dfrac{-5-\sqrt{41}}{4}+2=\dfrac{33+5\sqrt{41}}{4}$

$2\beta^2=-5\beta+2=-5\times\dfrac{-5\times\sqrt{41}}{4}+2=\dfrac{33-5\sqrt{41}}{4}$

よって,

$f(\alpha)=\dfrac{4\alpha+5}{\alpha^2+1}=\dfrac{8(4\alpha+5)}{8\alpha^2+8}=\dfrac{8(-\sqrt{41})}{(33+5\sqrt{41})+8}$

$=\dfrac{-8\sqrt{41}}{41+5\sqrt{41}}=\dfrac{-8}{\sqrt{41}+5}=\dfrac{5-\sqrt{41}}{2}$

$f(\beta)=\dfrac{4\beta+5}{\beta^2+1}=\dfrac{8(4\beta+5)}{8\beta^2+8}=\dfrac{8\sqrt{41}}{(33-5\sqrt{41})+8}$

$=\dfrac{8\sqrt{41}}{41-5\sqrt{41}}=\dfrac{8}{\sqrt{41}-5}=\dfrac{5+\sqrt{41}}{2}$

これから増減表は

x	…	α	…	β	…
$f'(x)$	$-$	0	$+$	0	$-$
$f(x)$	↘	$f(\alpha)$	↗	$g(\beta)$	↘

$\lim_{x\to\infty}f(x)=\lim_{x\to-\infty}f(x)=0$

$x<-\dfrac{5}{4}$ のとき $f(x)<0$

$x>-\dfrac{5}{4}$ のとき $f(x)>0$

$x=\dfrac{-5-\sqrt{41}}{4}$ のとき最小値 $\dfrac{5-\sqrt{41}}{2}$ …(⑫, ⑬の答)

$x=\dfrac{-5+\sqrt{41}}{4}$ のとき最大値 $\dfrac{5+\sqrt{41}}{2}$ …(⑭, ⑮の答)

(b) 次の公式を利用して与式を変形し, $\cos x$ の多項式に変形する。

$\cos A-\cos B=-2\sin\dfrac{A+B}{2}\sin\dfrac{A-B}{2}$

$\sin 2x=2\sin x\cos x$, $\cos 2x=2\cos^2 x-1$

$\sin^2 x=1-\cos^2 x$

$f(x)=\cos 5x-\cos 3x+10(\cos 3x-\cos x)$

$=-2\sin 4x\sin x+10(-2)\sin 2x\sin x$

$=-4\sin 2x\cos 2x\sin x-20\sin 2x\sin x$

$=-4\sin 2x\sin x(\cos 2x+5)$

$=-4\cdot 2\sin x\cos x\sin x(2\cos^2 x-1+5)$

$=-16\sin^2 x\cos x(\cos^2 x+2)$

$=-16(1-\cos^2 x)\cos x(\cos^2 x+2)$

ここで, $t=\cos x$ とおくと $0\leqq x<\dfrac{\pi}{2}$ より $0<t\leqq 1$

すると与式は次のように変形できる。

$f(x)=g(t)=16t(t^2-1)(t^2+2)$

$=16(t^5+t^3-2t)$

$g(t)'=16(5t^4+3t^2-2)=16(t^2+1)(5t^2-2)$

$0<t\leqq 1$ に変形して増減表をかくと

t	0		$\dfrac{\sqrt{10}}{5}$		1
$g(t)$		$-$	0	$+$	$+$
$g'(t)$		↘		↗	↗

$g\left(\dfrac{\sqrt{10}}{5}\right)=16\times\dfrac{\sqrt{10}}{5}\left(\dfrac{2}{5}-1\right)\left(\dfrac{2}{5}+2\right)$

よって, $\cos x=\dfrac{\sqrt{10}}{5}$ のとき最小値 $-\dfrac{576\sqrt{10}}{125}$

……(⑯, ⑰の答)

(c) y の2次方程式と考えて式を変形する。

$y^2-(x+1)y+x^2-x-2=0$

この判別式をDとおくと

$D=(x+1)^2-4\times 1(x^2-x-2)=-3(x+1)(x-3)$

y は実数だから $D\geqq 0$ より $-1\leqq x\leqq 3$

このとき解の公式より

$y=\dfrac{x+1\pm\sqrt{3}\sqrt{-x^2+2x+3}}{2}$

(ア) $f(x)=\dfrac{1}{2}(x+1+\sqrt{3}\sqrt{-x^2+2x+3})$ のグラフをかく

$f'(x)=\dfrac{1}{2}\left\{1-\dfrac{\sqrt{3}(-2x+2)}{2\sqrt{-x^2+2x+3}}\right\}$

$=\dfrac{\sqrt{-x^2+2x+3}-\sqrt{3}(x-1)}{2\sqrt{-x^2+2x+3}}$

ここで, $y_1=\sqrt{-x^2+2x+3}$ と $y_2=\sqrt{3}(x-1)$ のグラフをかき, $f'(x)$ の正負の変化を調べる。

$y_1^2=-x^2+2x+3$ より

$(x-1)^2+y_1^2=4$

中心$(1, 0)$, 半径2の円の上半分の円となる。

また, 交点を求めると

$\sqrt{3}(x-1)=\sqrt{-x^2+2x+3}$

$\Leftrightarrow\begin{cases}x\geqq 1\\ 3(x-1)=-x^2+2x+3\end{cases}$

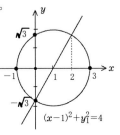

を解いて, $x(x-2)=0$ $\therefore x=2$

よって, $y=f(x)$ の増減表は

x	-1		2		3
$g(x)$		$+$	0	$-$	
$g'(x)$	0	↗	3	↘	2

$f(2)=\dfrac{1}{2}(2+1+\sqrt{3}+\sqrt{3})$
$=3$

(イ) 同様にして $g(x)=\dfrac{1}{2}(x+1-\sqrt{3}\sqrt{-x^2+2x+3})$

のグラフをかく。

$g'(x)=\dfrac{\sqrt{-x^2+2x+3}+\sqrt{3}(x-1)}{2\sqrt{-x^2+2x+3}}$

$g'(x)=0$ となるのは $\sqrt{-x^2+2x+3}=-\sqrt{3}(x-1)$

$\Leftrightarrow \begin{cases} x-1\leqq 0 \\ 3(x-1)^2=-x^2+2x+3 \end{cases}$ より $x=0$

よって, $y=g(x)$ の増減表は

x	-1		0		3
$g(x)$		$-$	0	$+$	
$g'(x)$	0	↘	-1	↗	2

$g(0)=\dfrac{1}{2}(0-\sqrt{3}\times\sqrt{3})$
$=-1$

(ア), (イ) より, この曲線は
右図のようになる。

最小値は -1……(⑱の答)
最大値は 3……(⑲の答)
次に, $t=x+y$ とおきこの曲線
と直線 $y=-x+t$ が接するとき,
t の値が最大, 最小となる。

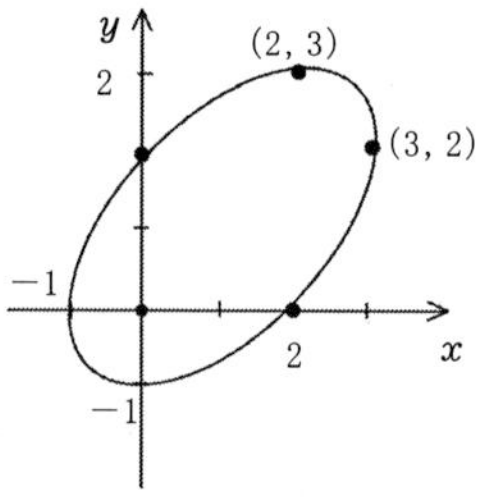

$x^2+y^2-(x+y)-xy-2=0$
$x^2+(t-x)^2-t-x(t-x)-2=0$
$3x^2-3tx-t^2-t-2=0$
判別式をDとすると

$D=(-3t)^2-4\times 3(t^2-t-2)=-3(t^2-4t-8)=0$
$=-3(t^2-4t-8)$
$D=0$ のとき $t=2\pm 2\sqrt{3}$

よって $x+y$ の最大値は $2+2\sqrt{3}$ ……(⑳の答)
最小値は $2-2\sqrt{3}$ ……(㉑の答)

5 出題者が求めたポイント (数学Ⅲ・微分積分)
〔解答〕

まず不定積分を求める。$\sin t+\cos t=\sqrt{2}\sin\left(t+\dfrac{\pi}{4}\right)$ より

$g(t)=\sqrt{2}\displaystyle\int(t-x)^2\sin\left(t+\dfrac{\pi}{4}\right)dt$

$=\sqrt{2}\left\{-(t-x)^2\cos\left(t+\dfrac{\pi}{4}\right)+2(t-x)\cos\left(t+\dfrac{\pi}{4}\right)dt\right\}$

$=\sqrt{2}\left\{\left(-(t-x)^2\cos t+\dfrac{\pi}{4}\right)+2(t-x)\sin\left(t+\dfrac{\pi}{4}\right)\right.$
$\left.-2\displaystyle\int\sin\left(t+\dfrac{\pi}{4}\right)dt\right\}$

$=-\sqrt{2}(t-x)^2\cos\left(t+\dfrac{\pi}{4}\right)+2\sqrt{2}(t-x)\sin\left(x+\dfrac{\pi}{4}\right)$
$+2\sqrt{2}\cos\left(t+\dfrac{\pi}{4}\right)+c$

$f(x)=\left[-\sqrt{2}(t-x)^2\cos\left(t+\dfrac{\pi}{4}\right)+1(t-x)\sin\left(x+\dfrac{\pi}{4}\right)\right.$
$\left.+2\sqrt{2}\cos\left(t+\dfrac{\pi}{4}\right)\right]_0^x$

$=x^2+2x+2\sqrt{2}\cos\left(x+\dfrac{\pi}{4}\right)-2$

$f'(x)=2x+2-2\sqrt{2}\sin\left(x+\dfrac{\pi}{4}\right)$ ……(㉒の答)

$f''(x)=2-2\sqrt{2}\cos\left(x+\dfrac{\pi}{4}\right)$ ……(㉓の答)

$f(\pi)=\pi^2+2\pi-4$ ……(㉔の答)

6 出題者が求めたポイント (数学A・確率)
〔解答〕

(a) 1回目の次に $n-1$ 回目までに前の目と違う目が出て,
n 回目に前の目と同じ目が出る

$\underbrace{○○○ \cdots\cdots\cdots ○○}_{n-2}$

$1\times\left(\dfrac{5}{6}\right)^{n-2}\times\dfrac{1}{6}=\dfrac{1}{6}\left(\dfrac{5}{6}\right)^{n-2}$ ……(㉕の答)

(b) $n-1$ 回違う目が出て, n 回目にそれまで出た目が出る
から

$P_n=\dfrac{{}_6P_{n-1}}{6^{n-1}}\times\dfrac{n-1}{6}=\dfrac{6!\times(n-1)}{6^n\times(7-n)!}$ ……(㉖の答)

物　理

解答　25年度

1【出題者が求めたポイント】
球面上を滑る小物体　衝突　跳ね返り
【解答】
(1) $2mgR$ 〔kgm^2/s^2〕…（答）

(2) 力学的エネルギー保存 $mgR(1-\cos\theta)=\frac{1}{2}mv_B^2$

$v_B=\sqrt{2gR(1-\cos\theta)}$ 〔m/s〕…（答）

半径方向の力のつりあい $mg\cos\theta=N+\frac{mv_B^2}{R}$

v_B を代入して

$N=(3\cos\theta-2)mg$ 〔Kgm/s^2〕…（答）

(3) $N=0$ のとき $\cos\alpha=\frac{2}{3}$ だから

$v_C=\sqrt{2gR(1-\cos\alpha)}=\sqrt{\frac{2gR}{3}}$ 〔m/s〕…（答）

CD間の距離 $R+R\cos\alpha=\frac{5}{3}R$〔$m$〕…（答）

(4) 点Aと点Eの力学的エネルギー保存

$2mgR=\frac{1}{2}mv_E^2$ ∴ $v_E=2\sqrt{gR}$ 〔m/s〕…（答）

(5) 点Cにおける速度の水平成分は点Eにおいて変わらない。点Eにおける鉛直下方の速さをVとして力学的エネルギー保存より $2mgR=\frac{1}{2}m(v_C\cos\alpha)^2+\frac{1}{2}mV^2$

これを解いて $V=\frac{10}{3}\sqrt{\frac{gR}{3}}$ よってはね返った直後の

鉛直方向の速さは $eV=\frac{10e}{3}\sqrt{\frac{gR}{3}}$ 〔m/s〕…（答）

EH間の時間tは $t=\frac{2eV}{g}$ だからEH間の距離は

$v_C\cos\alpha\times t=\frac{40}{27}\sqrt{2}\,eR$ 〔m〕…（答）

2【出題者が求めたポイント】
コイルのインダクタンス　誘導起電力　LC回路を流れる電流
【解答】
(1) $B=\mu_0 nI$　$\phi=BS=\mu_0 n\pi r^2 I$ より

$\frac{\Delta\Phi}{\Delta t}=\mu_0 n\pi r^2\frac{\Delta I}{\Delta t}$　…（答）

$V=-na\frac{\Delta\Phi}{\Delta t}=-\mu_0 n^2 a\pi r^2\frac{\Delta I}{\Delta t}$　…（答）

$V=-L\frac{\Delta I}{\Delta t}$　…（答）

$L=\mu_0 n^2 a\pi r^2$　…（答）

(2) $C=\varepsilon_0\frac{S}{d}$ より $Q=CE=\varepsilon_0\frac{S}{d}E$　…（答）

(3) エネルギーの保存より $\frac{1}{2}CE^2=\frac{1}{2}LI_0^2$ よって電流の

最大値は $I_0=E\sqrt{\frac{C}{L}}$

振動の周期は $T=2\pi\sqrt{LC}$

コイルの自己誘導のため電流はすぐには増加せず図のように変化する。

電流変化

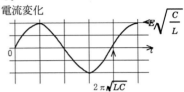

エネルギーの時間変化は

エネルギー変化

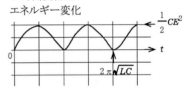

3【出題者が求めたポイント】
反射型回折格子の問題。近似計算力
【解答】
(A-1) 図3より入射光の経路差−反射光の経路差は

$D\sin\theta-D\sin\alpha=D\dfrac{d_1}{\sqrt{L^2+d_1^2}}-D\dfrac{d_2}{\sqrt{L^2+d_2^2}}$ で表されるから、干渉により強めあう条件は

$D\dfrac{d_1}{\sqrt{L^2+d_1^2}}-D\dfrac{d_2}{\sqrt{L^2+d_2^2}}=m\lambda$　（mは整数）…（答）

(A-2) 問題文の近似を用いると

$\sqrt{L^2+d_1^2}=L\sqrt{1+\dfrac{d_1^2}{L^2}}\fallingdotseq L\left(1+\dfrac{d_1^2}{2L^2}\right)=\dfrac{L^2+d^2}{2L}$

よって $D\dfrac{d_1}{\sqrt{L^2+d_1^2}}=\dfrac{2LDd_1}{L^2+d_1^2}=\dfrac{2LDd_1}{L^2\left(1+\dfrac{d_1^2}{L^2}\right)}$

$\fallingdotseq\dfrac{2LDd_1}{L^2}=\dfrac{2Dd_1}{L}$

これより強めあう条件は

$\dfrac{2Dd_1}{L}-\dfrac{2Dd_2}{L}=m\lambda$ となるから $\lambda=\dfrac{2D(d_1-d_2)}{mL}$

数値を代入すると $\lambda=\dfrac{8.8\times10^{-7}}{m}$

可視光の波長の範囲は約$3.8\sim7.7\times10^{-7}m$だから、これを満たすmは$m=2$である。

よって $\lambda=4.4\times10^{-7}m$　…（答）

（B-1）法線から θ の方向に反射する光が干渉して強め合う条件は

$$D\sin\theta = D\frac{d_3}{\sqrt{L^2+d_3^2}} = m\frac{\lambda}{n}$$

$\lambda = \dfrac{C_0}{f}$ を用いて、前問と同様の近似を行うと

$$\frac{2Dd_3}{L} = \frac{m\lambda}{nf} \qquad \therefore \ f = \frac{mL\lambda}{2nd_3D} \quad \cdots（答）$$

（B-2）数値を代入して、$f = 2.8 \times 10^{14} m[Hz]$

可視光だから $m=2$ として、$f = 5.6 \times 10^{14}[Hz] \cdots（答）$

化 学

解答　25年度

1 出題者が求めたポイント……圧平衡定数、ル・シャトリエの原理、気体の状態方程式、アンモニアの工業的製法と反応条件

(1) 反応②は発熱反応であるから温度を上昇すると平衡は左へ移動し、K_{p2} は小さくなる。

　反応①は吸熱反応であるから圧力一定で温度を上昇すると平衡は右へ移動し、K_{p1} は大きくなる。また、温度一定で圧力を増大させると、分子数が減る方向、つまり左向きに平衡が移動する。その結果、K_{p1} は小さくなる。

平衡移動の向きはル・シャトリエの原理に基づいて判定できる。

(2) (a) CO と H_2O をそれぞれ x (mol) 容器内に入れ、平衡状態に達したとする。生成した CO_2 と H_2 の物質量は等しいので、a (mol) とする。

$$K_{p2} = \frac{P_{CO_2} \cdot P_{H_2}}{P_{CO} \cdot P_{H_2O}} = 9.0$$

$P_{CO} = P_{H_2O}$，$P_{CO_2} = P_{H_2}$ であるから、

$$\frac{P_{H_2}^2}{P_{CO}^2} = 9.0 \qquad \therefore \frac{P_{H_2}}{P_{CO}} = 3.0$$

$P_{CO} = 3.0 \times 10^4$ (Pa) であるから　$P_{H_2} = 9.0 \times 10^4$ (Pa)

したがって、

$$P_{H_2} \times 1.7 = a \times 8.3 \times 10^3 \times 700, \ a = 2.63 \times 10^{-2}$$
$$\fallingdotseq 2.6 \times 10^{-2} \text{ (mol)}$$

また、$P_{CO} \times 1.7 = (x-a) \times 8.3 \times 10^3 \times 700$

$$x - a = 8.78 \times 10^{-3}$$

$$\therefore x = a + 8.78 \times 10^{-3} = 2.63 \times 10^{-2} + 8.78 \times 10^{-3}$$
$$= 3.51 \times 10^{-2} \fallingdotseq 3.5 \times 10^{-2} \text{ (mol)}$$

(b) はじめに、CO と H_2O がそれぞれ、

$$X + 3.51 \times 10^{-2} \text{ (mol)}$$

容器に入れ平衡状態に達したとする。生成した CO_2 と H_2 の物質量をそれぞれ b (mol) とする。

$$K_{p2} = \frac{P_{H_2}^2}{P_{CO}^2} = 9.0 \quad \therefore \ \frac{P_{H_2}}{P_{CO}} = 3.0$$

$P_{H_2} = 1.5 \times 10^5$ (Pa) であるから、

$$P_{CO} = 5.0 \times 10^4 \text{ (Pa)}$$

平衡状態における全圧は、

$$P = 2 \times (1.5 \times 10^5 + 5.0 \times 10^4) = 4.0 \times 10^5 \text{ (Pa)}$$

混合気体の全物質量は、

$$2(X + 3.51 \times 10^{-2}) \text{ (mol)}$$

したがって、

$$4.0 \times 10^5 \times 1.7 = 2(X + 3.51 \times 10^{-2}) \times 8.3 \times 10^3 \times 700$$

$$\therefore \ X = 5.85 \times 10^{-2} - 3.5 \times 10^{-2} = 2.35 \times 10^{-2}$$
$$\fallingdotseq 2.4 \times 10^{-2} \text{ (mol)}$$

(3) (a) CH_4 (気) $+ H_2O$ (気)

$$= CO \text{ (気)} + 3H_2 \text{ (気)} - 206 \text{ kJ}$$

CO (気) $+ H_2O$ (気) $= CO_2$ (気) $+ H_2$ (気) $+ 40$ kJ

2式を辺々加えると、

CH_4 (気) $+ 2H_2O$ (気) $= CO_2$ (気) $+ 4H_2$ (気) $- 166$ kJ

したがって、166kJ の吸熱反応となる。

(b) 反応①及び反応②の圧平衡定数は、それぞれ

$$K_{p1} = \frac{P_{CO} \cdot P_{H_2}^3}{P_{CH_4} \cdot P_{H_2O}} \quad , \ K_{p2} = \frac{P_{CO_2} \cdot P_{H_2}}{P_{CO} \cdot P_{H_2O}}$$

ここで、

$$K_{p1} \cdot K_{p2} = \frac{P_{CO_2} \cdot P_{H_2}^4}{P_{CH_4} \cdot P_{H_2O}^2} = 2.5 \times 10^3 \cdot 7.1 \times 10^{-1}$$
$$= 1.75 \times 10^3$$

したがって、

$$\frac{P_{CO_2} \cdot (5.0 \times 10^3)^4}{1.0 \times 10^5 \cdot (1.0 \times 10^5)^2} = 1.75 \times 10^3 \quad ,$$

$$P_{CO_2} = 2.8 \times 10^3 \text{ (Pa)}$$

(4) 生産効率を高くするには、反応速度を大きくするか、平衡状態における NH_3 の割合を大きくする必要がある。

・反応速度を大きくするには、温度を高くする。

・NH_3 の割合を高くするには、温度を低くする。

　二つの矛盾した条件を最適にする温度条件を考える必要がある。

[解答]

(1) ル・シャトリエの原理に基づく。

　(a) 増大　(b) 変化なし

(2) (a) 2.6×10^{-2} [mol]　(b) 2.4×10^{-2} [mol]

(3) (a) 166 kJ の吸熱反応　(b) 2.8×10^3 [Pa]

(4)　500 K；温度が低いと反応速度が小さくなるから。
　　　　　　（18字）

　　1100 K；温度が高いと平衡が左側に片寄るから。
　　　　　　（17字）

---

2 出題者が求めたポイント……金属イオンの分離

(1) 硝酸塩の化学式と電離式を示す。

① $Al(NO_3)_3 \rightarrow Al^{3+} + 3NO_3^-$

② $Cu(NO_3)_2 \rightarrow Cu^{2+} + 2NO_3^-$

③ $Fe(NO_3)_3 \rightarrow Fe^{3+} + 3NO_3^-$

④ $KNO_3 \rightarrow K^+ + NO_3^-$

1 (L) の混合溶液中に含まれる NO_3^- の物質量は、

①$0.40 \times 3$　②$0.40 \times 2$　③$0.40 \times 3$　④$0.40 \times 1$

合計 $1.2 + 0.80 + 1.2 + 0.40 = 3.6$(mol)

したがって、NO_3^- のモル濃度は、3.6 (mol/L)

(2) 試験管 1 (CuS)

　　試験管 4 ($Fe(OH)_3$, $Al(OH)_3$)

　　試験管 5 ($Fe(OH)_3$)

(3) (a) 操作 I. $Cu^{2+} + S^{2-} \rightarrow CuS$ (黒色)

操作 II. 煮沸して H_2S を追い出す。Fe^{3+} が H_2S により次のように還元される。

$$2Fe^{3+} + H_2S \rightarrow 2Fe^{2+} + 2H^+ + S$$

Fe^{2+} を Fe^{3+} に戻すために硝酸で酸化する。

$$3Fe^{2+} + NO_3^- + 4H^+ \rightarrow 3Fe^{3+} + NO + 2H_2O$$

Fe^{2+} のままだと分離が不十分になる。

操作 III. アンモニア水を加えると、

$Fe^{3+} + 3OH^- \rightarrow Fe(OH)_3$, $Al^{3+} + 3OH^- \rightarrow Al(OH)_3$
いずれも過剰に加えても沈殿は溶けない。
操作IV. 上記の2種類の水酸化物にNaOH水溶液を加えると，$Al(OH)_3$ のみ溶ける。
(b)，(c)解答欄参照。
[解答]
(1) 3.6 [mol/L]　(2) 1，4，5
(3) (a) I-(キ)，II-(ウ)，III-(エ)，IV-(オ)
　　(b) 溶けている硫化水素を除き，硫化水素により還元されて生じたFe^{2+}を酸化してFe^{3+}にするため。
　　(c) F^{3+}；×
　　　　Al^{3+}；$Al(OH)_3 + NaOH \rightarrow Na[Al(OH)_4]$

3 出題者が求めたポイント……フェノールの合成法，化学反応式，芳香族化合物の推定，芳香族化合物の配向性
文中の反応を反応系統図で示す。

$$\bigcirc \xrightarrow{CH_3-CH=CH_2} \bigcirc\overset{CH_3}{\underset{CH_3}{CH}} \xrightarrow{O_2} \bigcirc\overset{CH_3}{\underset{CH_3}{COOH}}$$
(A)

$$\xrightarrow{H_2SO_4} \bigcirc-OH + CH_3COCH_3$$
(B)

$$\bigcirc\overset{CH_3}{\underset{CH_3}{CH}} \xrightarrow{KMnO_4} \bigcirc-COOH \text{ (C)}$$

$$\overset{SO_3Na}{\bigcirc} \xrightarrow{NaOH} \overset{ONa}{\bigcirc} \xrightarrow{CO_2} \overset{OH}{\bigcirc}$$
(D)

$$\overset{OH}{\bigcirc} \xrightarrow{HNO_3 + H_2SO_4} O_2N\overset{OH}{\underset{NO_2}{\bigcirc}}NO_2 \text{ (E)}$$

$$\bigcirc-ONa \xrightarrow{CH_3I} \bigcirc-OCH_3 \text{ (F)}$$

(1)，(2)解答欄参照。
(3) この問題はやや難しい。芳香族化合物の反応から類推するしかない。
(例1)フェノールのニトロ化は，

$$\overset{OH}{\bigcirc} + 3HNO_3 \longrightarrow O_2N\overset{OH}{\underset{NO_2}{\bigcirc}}NO_2 + 3H_2O$$

（濃硫酸は触媒として作用する）
この反応で，ニトロ基($-NO_2$)は，$-OH$に対して，o位とp位のみに反応している。これをo，p(オルト，パラ)配向という。
(例2)ニトロベンゼンのニトロ化は，

$$\overset{NO_2}{\bigcirc} + HNO_3 \longrightarrow \overset{NO_2}{\bigcirc}NO_2 + H_2O$$

この反応で，ニトロ基は$-NO_2$に対して，m位に反応している。これをm(メタ)配向という。
このような違いは何故起きるか。これは置換基の性

質による。
　o，p配向は，$-OH$，$-CH_3$，$-Cl$，$-NH_2$ をもつ化合物に見られる。この置換基はベンゼン環に電子を押し出す性質があり，その結果，o位とp位が反応しやすくなる。
　m配向は，$-NO_2$，$-SO_3H$ をもつ化合物に見られる。この置換基は，ベンゼン環から電子を引っ張る性質があり，その結果，m位が反応しやすくなる。
(4) $R-O'-R'$ のようにエーテル結合を持つ化合物は分子間力が弱いため沸点が低くなる。これに対して，$-OH$があると水素結合が形成され分子間力が強くなり，沸点が高くなる。
(5)解答欄参照。
[解答]
(1) A；クメンペルオキシド　　C；安息香酸
　　E；2,4,6-トリニトロフェノール(ピクリン酸)
(2) (a) $Ca(CH_3COO)_2 \rightarrow CaCO_3 + CH_3COCH_3$

(b) $\overset{SO_3Na}{\bigcirc} + 2NaOH \longrightarrow \overset{ONa}{\bigcirc} + Na_2SO_3 + H_2O$

(3) $\overset{Cl}{\bigcirc}$，$\overset{CH_3}{\bigcirc}$，$\overset{NH_2}{\bigcirc}$

(4) 構造式；$\bigcirc-OCH_3$

沸点；低くなる。
理由；分子間に水素結合が存在しないため。
(5) 合成法；クロロベンゼンを高温・高圧下で水酸化ナトリウム水溶液を反応させる。
理由；クロロベンゼンは分子性物質で沸点が低く，高温ではすぐ蒸発してしまうが，ベンゼンスルホン酸ナトリウムはイオン性物質であるから高温でも蒸発することなくアルカリ融解ができる。

生　物

解答　25年度

定となる。

5.ヒトや大型ほ乳類は親の保護が手厚く、初期死亡率が低い。

6.ミツバチは高度に分化した社会を持ち、初期死亡率の低い生存曲線となる。

【解答】

問1　1.生理的寿命　2.生態的寿命　3.生命表　4.生存曲線

問2　a)エ　b)ア　c)ウ　d)イ

問3　1)a　2)c　3)a　4)c　5)b　6)b

Ⅰ　出題者が求めたポイント(Ⅱ系統・遺伝)

問1　菌類に関する基本的な設問。

問2　酵母菌は単細胞性を示す真菌類の総称であり、正式な分類群ではなく、慣用的に用いられている名称である。

問4　アカパンカビは子嚢菌類であり、無性胞子である分生子が発芽して菌糸(n)となり、菌糸が有性生殖である接合をして合体した核(2n)を形成する。その核(2n)が減数分裂を行って、nの核を4個作り、体細胞分裂を行って、8個の子嚢胞子になる。野生株のade⁺の遺伝子型をA、leu⁺をL、変異型のade⁻をa、とleu⁻をlとおくと、AALL×aallの交配となり、接合した核(2n)はAaLlとなる、子嚢胞子はこれが減数分裂を行ったものとなる。ALとalが連鎖しているとすると、子嚢胞子の数は、組換えが起こることも考えると、AL：Al：aL：al＝n：1：1：nとなるはずであるが。結果はALの子嚢胞子4個×40例＋2個×80例＝320個、他も同じ値となり、AL：Al：aL：al＝1：1：1：1となる。このため、ade遺伝子とleu遺伝子は独立しているということがいえる。

【解答】

問1　1.炭酸同化(光合成)　2.従属栄養生物　3.分解者

問2　酵母　問3　ア)C　イ)A　ウ)B

問4　子嚢胞子は接合した2nの核が減数分裂を行い形成される胞子であり、連鎖していれば数に偏りが生じるはずだが、ade⁺leu⁺は160個、他もそれぞれ同数生じたため各遺伝子は独立していることが分かる。(97字)

Ⅱ　出題者が求めたポイント(Ⅰ恒常性)

問1　浸透圧の調節に関する基本的な設問。

問2　①浸透圧を調節する仕組みを持っていないため、体液の浸透圧は海水の浸透圧に等しい。

②血液中に多量の尿素を蓄えることで海水の浸透圧にほぼ等しくなるように調節している。

③体液を海水より低い浸透圧に調節する仕組みを持っている。

【解答】

問1　1.高い　2.収縮胞　3.高い　4.水　5.低い　6.無機塩類　7.低い　8.無機塩類　9.無機塩類　10.11.えら・腎臓（順不同）

問2　①c　②d　③a　④b

Ⅲ　出題者が求めたポイント(Ⅱ生存曲線)

問1　生存曲線に関する基本的な用語問題。

問2　d)相対年齢1の時と2の時の死亡個体数がほぼ同じであることが読み取れる。

問3　1.3.魚類や無脊椎動物は産卵数が多く、初期死亡率が高い。

2.4.鳥類やは虫類は親の保護が多少あり、死亡率が一

Ⅳ　出題者が求めたポイント(Ⅰ肝臓、Ⅱタンパク質の合成)

問1～問2　肝臓に関する知識問題

問3　ヘモグロビン・ミオグロビンもヘムを含む。

問4　細かい知識を問う問題である。肝細胞には微絨毛の突起があり、肝細胞と血管の表面積を広くすることで物質の輸送効率を上げていると考えられている

問5　網掛け部分がAUG(メチオニン)に対応する部分であるため、示されている塩基配列は鋳型鎖(センス鎖)と相補的なアンチセンス鎖である。100番目がCであれば、mRNAはCCAとなり、プロリンが指定されるが、Tに置換することで、UCAとなり、セリンに置き換わり、タンパク質の構造に変化が生じると考えられる。

問6　オーダーメイド医療(テーラーメイド医療)についての設問。酵素活性の個人差を考慮することを述べる。

【解答】

問1　1.肝門脈　2.グリコーゲン　3.アミノ酸

問2　オルニチン回路

問3　ヘモグロビン・ミオグロビン

問4　肝細胞の表面積が広くなり、物質が効率よく輸送される。(26字)

問5　プロリンがセリンに代わり、タンパク質の立体構造が変化する。(29字)

問6　同じ投与量でもCYP2D6の酵素活性が高い人には薬理活性が期待でき、変異が生じて酵素活性の低い人には期待できない可能性があることから、酵素活性を測定してから投与量を決定するなど個人差を考慮する。(97字)

平成24年度

問 題 と 解 答

平成24年度

英　語

問題

24年度

1 次の英文を読んで，下記の問いに答えよ。

　　The pioneers of the teaching of science imagined that its introduction into education would remove the conventionality and artificiality which were characteristic of classical studies, but they were (　a　) disappointed. So, too, in their time had the humanists thought that the study of the classical authors in the original would banish at once the dullness and superstition of medieval scholasticism. The professional schoolmaster was a match for both of them, and has almost managed to make the understanding of chemical reactions as dull and as dogmatic an affair as the reading of Virgil's *Aeneid*.

　　The chief claim for the use of science in education is that it teaches a child something about the actual universe in which he is living, in making him acquainted with the results of scientific discovery, and at the same time teaches him how to think logically and inductively by studying scientific method. A certain limited success has been reached in the first of these aims, but practically none at all in the second. Those privileged members of the community who have been through a secondary or public school education may be expected to know something about the elementary physics and chemistry of a hundred years ago, but they probably know hardly more than any bright boy can pick up from an interest in wireless or scientific (　b　) out of school hours. As to the learning of scientific method, the whole thing is a farce. Actually, for the convenience of teachers and the requirements of the examination system, it is (　c　) that the pupils not only do not learn scientific method but learn precisely the reverse, that is, to believe exactly what they are told and to reproduce it when asked, whether it seems nonsense to them or not. The way in which educated people respond to such quackeries as spiritualism or astrology, not to say more dangerous ones such as racial theories or myths, shows that fifty years of education in the method of science has produced no (　d　) effect whatever. The only way of learning the method of science is the long and bitter way of personal experience, and, until the educational or social systems are altered to make this possible, the best we can expect is the production of a minority of people who are able to(　e　)some of the techniques of science and a still smaller minority who are able to use and develop them.

1　本文の空所 (a)〜(e) に入れるのに最も適切な語を，下記の (1)〜(4) からそれぞれ１つ選び，その番号をマークせよ。

(a)　(1)　gratingly　　　　(2)　gravely　　　　(3)　grippingly　　　　(4)　gruelingly

(b)　(1)　hints　　　　　(2)　habits　　　　　(3)　heretics　　　　　(4)　hobbies

(c)　(1)　needless　　　　(2)　nebulous　　　　(3)　necessary　　　　(4)　negative

(d)　(1)　virulent　　　　(2)　vibrant　　　　　(3)　visible　　　　　(4)　vicious

(e)　(1)　acquire　　　　 (2)　acquit　　　　　(3)　acquiesce　　　　(4)　acquaint

2　本文の内容と最もよく適合するものを下記の (a)〜(h) から<u>４つ</u>選び，その記号をマークせよ。

(a)　The teaching of science leads to children's ability to use logical thought processes.

(b)　Those who have experienced a formal education are more knowledgeable in the ways of science than are curious and keen youth.

(c) Personal experience is more useful than memorization in learning the methods of science.

(d) Physics and Chemistry were more difficult to learn one hundred years ago.

(e) At present, science in education actually teaches students to think less creatively.

(f) The use of science in education has not achieved any success in teaching children about their immediate surroundings.

(g) Education and society should provide more opportunities for personal experience.

(h) Unless changes are made to how methods in science are taught, a majority of people will not be able to use them effectively.

---

2 次の英文が完成した文章になるように，その文意に沿って，(1)～(3)の(a)から(g)をそれぞれ並べ替えよ。そして，1番目，3番目，6番目にくるものを1つずつ選び，その記号をマークせよ。

In 1920, when I was still only three, my mother's eldest child, my own sister Astri, died from appendicitis. She was seven years old when she died, which was also the age of my own eldest daughter, Olivia, when she died from measles forty-two years later.

Astri was far and away my father's favorite. He adored (1)((a) her sudden death (b) and (c) for days (d) literally speechless (e) him (f) left (g) her beyond measure) afterwards. He was (2)((a) when he himself (b) so overwhelmed (c) or so (d) with grief that (e) with pneumonia (f) went down (g) a month) afterwards, he did not much care whether he lived or died.

If they had had penicillin in those days, neither appendicitis nor pneumonia would have been so much of a threat, but (3)((a) a very (b) magical antibiotic cures, (c) dangerous illness (d) with no penicillin (e) particular was (f) or any other (g) pneumonia in) indeed. The pneumonia patient, on about the fourth or fifth day, would invariably reach what was known as 'the crisis.' The temperature soared and the pulse became rapid. The patient had to fight to survive. My father refused to fight. He was thinking, I am quite sure, of his beloved daughter, and he was wanting to join her in heaven. So he died. He was fifty-seven years old.

---

3 次の文章の下線部(A)の英訳と下線部(B)の和訳を解答欄に記入せよ。

When to advance to a higher educational level is a big issue for anyone who has begun the one-million-word extensive reading. In fact, the timing of this move is a big concern not only for starters, but also for those who have read over one million words, even two or three million words. Instructional details can be found in this chapter. Here, I will touch upon what I call 'champuru reading,' named after Okinawa's cuisine mixing many ingredients; this is beneficial for deciding both when to advance and when to stop moving up.

<u>これは同時にいくつかのレベルを混ぜて読むことを言います。</u> For example, if you are mainly reading level 2 (A) books, then you are to read concurrently books of lower levels such as 0 or 1, and also higher levels of 3 or above. Therefore I also call it 'uneven parallel reading.'

Unless your brain is confused by reading different level books, there are some advantages to this. First, even more advanced readers can learn quite a few points from lower level texts. <u>Also, since the most basic several hundred (B) words are frequently used in daily speech, they can be reused when readers engage in conversations and email.</u>

---

4 次の英文(1)～(5)の空欄(ア)～(オ)に入れるのに最も適切な語を，下記の(a)～(d)の中からそれぞれ1つ選び，その記号をマークせよ。

(1) Before you invest, you should realize that low risk and high return are mutually (ア).

(a) inclusive   (b) exclusive   (c) ambiguous   (d) synonymous

(2) We want people to live in harmony with each other and to settle (イ) amicably.

　(a) distastes　　　　(b) disasters　　　　(c) disturbs　　　　(d) disputes

(3) I'll do your laundry for you this time, but I'm not going to make a (ウ) of it.

　(a) sense　　　　(b) custom　　　　(c) record　　　　(d) practice

(4) After her promotion, Ms. White worked longer hours and saw (エ) of her children.

　(a) modicum　　　　(b) any　　　　(c) less　　　　(d) infrequence

(5) The citizens of that town are getting sick of all this (オ) violence.

　(a) ugly　　　　(b) disgusted　　　　(c) considerate　　　　(d) pertinent

---

5 次の英文(1)～(5)の下線部１～４の中で，英語の表現として<u>最も不適切な</u>ものをそれぞれ１つ選び，その番号をマークせよ。

(1) I <u>talked with</u> the beautiful woman <u>every day</u> <u>for two or three weeks</u> and <u>found her exhaustive</u>.
　　　　　1　　　　　　　　　　　2　　　　　　3　　　　　　　　　　4

(2) <u>A gay bootblack</u> in a street <u>who took me unawares</u>, <u>tore the heels off my shoes</u> and <u>nailed on new one</u>.
　　1　　　　　　　　　　　2　　　　　　　　　3　　　　　　　　　　4

(3) <u>The injuring cyclist</u> was <u>in dire need</u> of <u>medical attention</u>, but there was no hospital <u>for miles around</u>.
　　　　1　　　　　　　2　　　　　3　　　　　　　　　　　　　　　　4

(4) The doctor discovered <u>a tumor</u> in <u>the patient's stomach</u> <u>while routine examination</u>, but fortunately it <u>turned out to be</u>
　　　　　　　　　　　1　　　　　2　　　　　　　　3　　　　　　　　　　　　　　　4

benign.

(5) <u>Enable to pinpoint</u> <u>the cause of the disease</u>, <u>the family doctor</u> was forced <u>to solicit the advice</u> of a specialist.
　　1　　　　　　　　2　　　　　　　　　3　　　　　　　　　4

---

6 次の(1)～(10)の空欄(ア)～(コ)を補充するのに最も適切なものを，下記の(a)～(d)の中からそれぞれ１つ選び，その記号をマークせよ。

(1) What I'll do now is (ア).

　(a) up to me　　　　(b) through me　　　　(c) across me　　　　(d) on to me

(2) It must be at least a year since (イ).

　(a) you are here　　(b) you will be here　　(c) you were here　　(d) you had been here

(3) I'm desperate. All I need really is someone to (ウ).

　(a) take me a hand　(b) put me a hand　　(c) give me a hand　　(d) show me a hand

(4) As far as I'm concerned, they can all go (エ).

　(a) jump through the oven　(b) jump under the bin　(c) jump over the field　(d) jump in the lake

(5) Did you hear that noise? I'm sure there must be (オ).

　(a) a bugler in the house　(b) a burglar in the house　(c) a bungler in the house　(d) a bowler in the house

(6) I don't know about you, but I'm so hungry (カ).

　(a) I ought to eat a mountain　(b) I should eat a cow　(c) I would eat a table　(d) I could eat a horse

(7) I have tried, but honestly I just can't (キ).

　(a) get without her　(b) get in between her　(c) get up to her　(d) get through to her

(8) If you can't get this right, then there's no (ク).

　(a) sense for you　　(b) hope for you　　(c) thought for you　　(d) idea for you

(9) I can't make head or tail of this — (ケ).

　(a) it's utter destruction　(b) it's utter rubbish　(c) it's utter paperwork　(d) it's utter cheese

(10) You don't have to shout. (コ).

    (a) I'm not that dear   (b) I'm not that deaf   (c) I'm not that dead   (d) I'm not that dean

7 次のA～Eのそれぞれ4つの単語の中から，下線部の発音が他のものと異なるものをそれぞれ1つ選び，その番号をマークせよ。

A. 1. invincible   2. biosensor   3. filament   4. holistic

B. 1. hippocampus   2. detraction   3. tannic   4. cirrostratus

C. 1. conundrum   2. sulfur   3. plummet   4. profusion

D. 1. ozone   2. disposal   3. insomnia   4. dose

E. 1. pesticide   2. totemic   3. enzyme   4. depletion

数　学

問題　24年度

次の □ に適切な解を入れよ。複数の解がある場合は，コンマで区切ってすべての解を記入すること。

1. 数列 $\{a_n\}$ が $a_n = (1+r)^{-n}$ で定められるとき，$\displaystyle\lim_{n\to\infty}(a_1+a_2+\cdots+a_n)=$ ① となる。また，$\displaystyle\lim_{t\to\infty}\int_0^t (1+r)^{-x}\,dx$ $=$ ② となる。ただし，r は正の実数とする。

2. 曲線 $y=2\tan^2 x$ 上の点 $\left(\dfrac{\pi}{4},\ 2\right)$ における接線 ℓ の方程式は $y=$ ③ であり，この曲線と接線 ℓ および x 軸によって囲まれた部分の面積は ④ となる。ただし，$0\leqq x<\dfrac{\pi}{2}$ とする。

3. a は正の実数で，点 $A(0,\ a)$，点 $P(-2,\ 0)$，点 $Q(2,\ 0)$ を頂点とする三角形を考える。この三角形の外接円の中心座標は ⑤ ，半径は ⑥ であり，$a=$ ⑦ のとき，外接円の半径は最小値 ⑧ をとる。

4. $y=x^4+2x^3-3x^2-2x+1$ のグラフと2点で接する直線の方程式は $y=$ ⑨ であり，接点の座標は ⑩ と ⑪ となる。

5. 点 $A(2,\ 2,\ 3)$ と点 $B(2,\ 4,\ 1)$ の中点を M，原点を O とする。ベクトル $\overrightarrow{AB}$，$\overrightarrow{OM}$ ともに直交する単位ベクトル $\vec{t}$ を成分表示で表すと ⑫ となる。また，AB を底辺とする正三角形 ABC が $\overrightarrow{OM}\perp\overrightarrow{MC}$ の条件を満たすとき，頂点 C の座標は ⑬ となる。

6. $f(x)=a(x^2-6x+10)^2-x^2+6x-5+a$ とする。$a=0$ のとき，$f(x)$ の最大値は ⑭ となる。また，$f(x)$ が正の最大値をもつ a の条件は ⑮ であり，$x=$ ⑯ のとき最大値をとる。

7. $f(x)=a\cos x$，$g(x)=\sin x$，$0\leqq x\leqq\dfrac{\pi}{2}$ とする。曲線 $y=f(x)$，x 軸，y 軸で囲まれた部分の面積を S，曲線 $y=f(x)$，曲線 $y=g(x)$，y 軸で囲まれた部分の面積を S_1 とする。

(i) 曲線 $y=f(x)$ と曲線 $y=g(x)$ が $x=\dfrac{\pi}{6}$ で交わるとき，$a=$ ⑰ ，$\dfrac{S_1}{S}=$ ⑱ である。

(ii) $\dfrac{S_1}{S}=\dfrac{2}{3}$ のとき $a=$ ⑲ となる。

8. 次の計算をすると，
$$\lim_{x\to 4}\frac{\sqrt{2x+1}-3}{\sqrt{x-2}-\sqrt{2}}=$$ ⑳ となる。

物理

問題　24年度

物理量の単位として国際単位系(SI)を用いている。解答に際しては解答欄[ ]内に簡潔な形での単位を記入すること。

1　図1-1のように，水平な床上に質量の無視できる，ばね定数 k[N/m]のばねが自然長を保って置かれている。ばねはその一端が点Sで固定され，他端は点Aにある。ばねの先端では質量 M[kg]の物体Kが床の上に置かれている。床面は点Sより点Dまであらく，静止摩擦係数の大きさは μ，動摩擦係数の大きさは μ' である。点Dより先の点Hまで床面はなめらかである。点Aと点C，点Aと点Dの間の距離は L[m]である。物体と一緒にばねを押し縮めた時，点Bを越えた点で支える手を離すと，ばねはもとの長さに戻るような運動をした。点Bよりも点Aに近い側で支える手を離すと，物体はその位置にとどまった。ばねを押し縮め，点Cで支える手を離したところ，物体は運動を始めた。点Aで物体はばねから離れ，更に運動を続けた。先の点Hでは，中心軸と側面とのなす角 β で，上方に開いたなめらかな内面を持った，円すい面Pにつながっている。円すいの中心軸は鉛直である。軌跡CHは，点Hを接点とする円すい面P上の半円Qの接線となっている。物体は半円Q周上を運動し，他端である点Jを通過した。図1-2には斜め上方より見た時の軌跡が模式的に示してある。重力加速度を g[m/s²]として，以下の問に答えなさい。

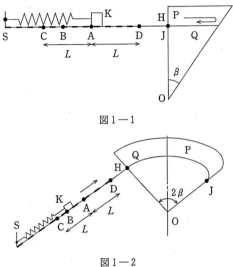

図1-1

図1-2

I] AB間の距離を求めなさい。

II] 点Cから点Aまでに物体Kがばねから得たエネルギー，点Cから点Dまでで物体が失ったエネルギーの大きさはいくらか。点Cから運動を始めた物体が点A，点Dに達したときのそれぞれの速さを求めなさい。

III] 以下では，物体が点Hを通過したときの速さを V[m/s]で表すとする。物体が点Hに達した直後，物体が円すい面より受ける垂直抗力の大きさはいくらか。点Hと点Jとの距離を求めなさい。また，点Hから点Jまでの運動で物体の受けた力積の大きさはいくらか。

2　図2のように，移動可能な台の上に乗せられたおんさと，液面によって長さの変えられる気柱がある。気柱は移動しない。気柱の共鳴に関して，開口端補正は無視してよい。以下の問に答えなさい。

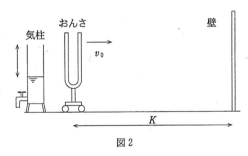

図2

I] 気柱の長さを0から少しずつ長くしていったところ，L_1 で初めておんさの音による気柱の共鳴を観測した。次におんさの前方，距離 K の位置に壁を置いた。おんさのある位置でおんさの音を聞く実験をした。おんさをたたいてから時間 t 後に初めて壁で反射したおんさの音を聞いた。音の速さ c はいくらか。おんさの発する音の波長 λ，振動数 f はいくらか。また，周囲の気温が T から，$T'(T' > T)$ になると共鳴する気柱の長さは，温度 T のときの気柱の長さ L_1 に比べ，どのように変化するか。理由をつけて解答しなさい。ただし，おんさの振動数は温度によって変化しないものとする。

II] 気温 T のとき，おんさの乗せられた台を壁に向かって移動させた。移動の速さを0からゆっくり増加させ，気柱は L_1 からその長さを長くして，常に共鳴状態を保つようにした。移動の速さが v_0 になったとき，速さを一定にし，共鳴する気柱の長さを測定したところ，L_2 であった。音の速さを c，静止時のおんさの発する音の振動数を f で表すとき，気柱の長さ L_2 を求めなさい。また，気柱近くでうなりが観測された。うなりの観測される理由と1秒間当たりのうなりの数を答えなさい。

3 図3のように，真空中に平行に置いた間隔 d[m]の2枚の薄い極板PとQの間に電圧 V[V]を加え，極板間に極板に垂直で一様な電界をつくる。質量 m[kg]，電荷 q[C]の正の荷電粒子を，この電界で，極板Pの中央の表面から初速0で加速し，極板Qの中央の小さな穴から飛び出させ，極板Qの右側の空間に入れる。この空間は紙面の裏から表向きに磁束密度 B[T]の一様な磁界が加えられている。磁界に垂直に入射した荷電粒子は等速円運動を行い，極板Qの穴を通過してから半周した点Rに到達する。次の問に答えなさい。

Ⅰ] 極板PとQの間の電界の強さはいくらか。また，この電界による荷電粒子の加速度の大きさはいくらか。
　　荷電粒子が極板Qの穴に到達するときの速さはいくらか。また，荷電粒子が極板Pの表面から極板Qの穴に到達するまでの時間はいくらか。

Ⅱ] 極板Qの右側の空間で，荷電粒子が磁界から受ける力の名称は何か。その力の大きさはいくらか。また，等速円運動の半径はいくらか。荷電粒子が極板Qの穴から点Rに到達するまでの時間はいくらか。

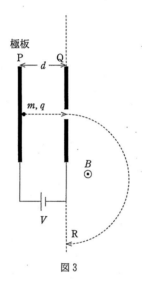

図3

化 学

問題 24年度

全問をとおして必要があれば，次の原子量を用いよ。H ＝ 1.0，C ＝ 12，O ＝ 16，Na ＝ 23，S ＝ 32，Cu ＝ 64，U ＝ 238

1　次の問いに答えよ。ただし，必要であれば次の数値を用いること。1 eV ＝ 1.60 × 10⁻¹⁹ J，アボガドロ定数：6.0 × 10²³/mol，水（液）の生成熱：286 kJ/mol，二酸化炭素（気）の生成熱：394 kJ/mol

　　現在，国内における電力供給は火力発電，原子力発電，水力発電など様々な発電方法を利用しており，その中でも原子力発電と火力発電はそれぞれ熱エネルギーを介して電気エネルギーを供給している。前者は放射性同位元素の核分裂により核エネルギーを熱エネルギーに変換し，また，後者は化石燃料の燃焼により化学エネルギーを熱エネルギーに変換してから，さらにそれらを電気エネルギーに変換することで発電している。これらの発電方法のもととなっている核エネルギーと化学エネルギーについて，そのエネルギー効率を比較するために次の計算を行った。

　　放射線による核エネルギーの例としてウランの放射性壊変について考える。ウランの同位体 ^{238}U は α 壊変によって原子核から α 線を放出し，トリウムの同位体 ^{234}Th になる。この時放出される α 線のエネルギーは 4.20 × 10⁶ eV である。

$$^{238}_{92}U \rightarrow {}^{234}_{90}Th + \alpha$$

　　次に化学エネルギーの例として，炭化水素であるメタンの燃焼を考える。燃焼熱は 1 mol の物質が完全燃焼するときの反応熱であり，反応前後の物質の生成熱から計算することができる。

(1)　ウランの同位体 ^{238}U の陽子数，中性子数，電子数をそれぞれ答えよ。

(2)　α 線はある原子の原子核であることが知られているが，その原子名，質量数をそれぞれ答えよ。

(3)　α 線のエネルギーは通常 eV で表されるが，国際単位系（SI）におけるエネルギーの単位は J である。SI では 7 つの基本単位とそれら基本単位の積または商による組立単位によって全ての物理量が表され，長さ(m)，質量（　ア　），時間(s)，電流(A)，熱力学温度（　イ　），物質量(mol)，光度(cd)の 7 つが基本単位と定められている。したがって，エネルギーの単位 J を基本単位による組立単位で表すと（　ウ　）となる。（　ア　）～（　ウ　）に当てはまる単位を答えよ。

(4)　メタンの生成熱が 73 kJ/mol であるとき，メタンの生成熱を表す熱化学方程式を答えよ。

(5)　メタンの燃焼熱を単位をつけて答えよ。

(6)　1 J のエネルギーを得るために必要なウランとメタンの質量はそれぞれ何 g か。有効数字 2 桁で答えよ。

2　炭素，水素，酸素からなる有機化合物 A にナトリウムを加えたところ水素が発生した。酸素気流下，17.2 g の有機化合物 A を完全に燃焼させ，生じた気体を塩化カルシウム管とソーダ石灰管に通じたところ，燃焼後のそれぞれの管の重量は 18.0 g と 44.0 g 増加していた。ニッケル触媒の存在下，21.5 g の有機化合物 A に水素を吹き込んだところ，標準状態で 5.60 L の水素が付加し，有機化合物 B を与えた。このとき有機化合物 A 中に含まれていた不斉炭素原子は消失した。有機化合物 A に臭素を付加させると有機化合物 C が生じ，これに引き続き硫酸酸性の二クロム酸カリウムを作用させたところ，有機化合物 D が生じた。以下の問いに答えよ。ただし，各化合物は環状構造を含まないものとする。

(1)　有機化合物 A の分子式を求めよ。

(2)　有機化合物 A〜D の構造を，下記の例にならって記せ。さらに，その構造式において不斉炭素原子がある場合には，その炭素原子の上に ＊ をつけて示せ。ただし，立体異性体の区別については考慮しなくてよい。

　　　　構造式の例　　CH₂(OH)—CO—$\overset{*}{C}$HCl—CH₃

(3)　有機化合物 C は 4 種類の立体異性体を生じる。その理由を 15 字以内で答えよ。ただし句読点は字数に含めない。

3 銅は湿った空気中では赤色の酸化物である化合物Aの被膜をつくり，長く風雨にさらすと緑色の錆び（緑青）を生じる。銅を空気中で加熱すると，黒色の酸化物である化合物Bが生じる。化合物Bを希硫酸に溶かして得られる液体を濃縮すると，青色の結晶として化合物Cが析出する。化合物Cには5つの水分子が配位しているが，化合物Cを250℃以上に加熱すると，水和水を失って白色粉末状の化合物Dとなる。化合物Dの水溶液に少量のアンモニア水を加えると化合物Eの青白色の沈殿を生じる。化合物Eに過剰の濃アンモニア水を加えると，錯イオンFとなって溶け，溶液は深青色を呈する。この錯イオンを含む濃厚な溶液は高分子化合物Gを溶かす性質を持っており，キュプラの製造に利用されている。以下の問いに答えよ。なお，反応式はすべて電子(e^-)を含むイオン反応式で示すこと。

(1) 化合物A～Dの化学式を答えよ。また錯イオンFの名称を答えよ。
(2) 下線部において，高分子化合物Gを溶かす溶液は何試薬と呼ばれるか。また，高分子化合物Gの名称を答えよ。
(3) 20℃で水1000gを使って化合物Dの飽和水溶液をつくるのに必要な化合物Cは何gか。また，60℃の化合物Dの飽和水溶液280gを20℃に冷却すると，何gの化合物Cの結晶が析出するか。それぞれ有効数字3桁で答えよ。ただし，化合物Dの溶解度は，100gの水に60℃で40.0g，20℃で20.0gであるとする。
(4) 0.5 mol/Lの化合物Dの水溶液1Lを入れた電解槽X，Yがある。電解槽Xは銅板を電極とし，電解槽Yは白金板を電極とする。銅板を電極とした電解槽Xに一定の電流を60分間流したところ，陰極銅板上に1.60gの銅が析出した。
  (a) 同じ電気量を白金電極の電解槽Yに流した時，白金電極の陽極で起こる反応式を示し，60分後に陽極で発生した気体の体積は，標準状態で何Lか。有効数字2桁で答えよ。ただしファラデー定数は，$F = 9.65 \times 10^4$ C/mol とする。
  (b) 白金電極の電解槽Yに化合物Dの水溶液の代わりに，同じモル濃度の水酸化ナトリウム水溶液を入れ，一定の電流を流した。陽極と陰極で起こる反応式を示せ。

4 グルコースとフルクトースは$C_6H_{12}O_6$の分子式で表される代表的な単糖である。結晶中のグルコース分子は六員環構造をもつα-グルコースとβ-グルコースの2種類の立体異性体として存在している。水溶液中では，この2種類の他に少量の鎖状構造の分子が共存し3種類の異性体が平衡状態にある。フルクトースも水溶液中では六員環構造や鎖状構造をとり，さらに五員環構造の異性体も存在して，それらが図のような平衡状態にある。

糖質では一般に六員環構造のことをピラノース形といい，五員環構造のことを（ ア ）形という。鎖状のグルコース分子は（ イ ）基をもつため，水溶液は還元性を示す。フルクトース分子には（ イ ）基はないが，その水溶液はグルコースと同様に還元性を示す。2分子のα-グルコースがそれぞれのヒドロキシ基間で脱水縮合した二糖は（ ウ ）と呼ばれる。この（ ウ ）の水溶液はグルコース同様に還元性を示す。一方，α-グルコースとβ-フルクトースが脱水縮合してできた二糖は（ エ ）と呼ばれるが，この（ エ ）の水溶液は還元性を示さない。以下の問いに答えよ。

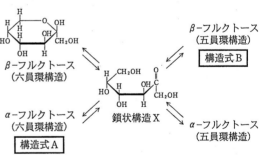

図　フルクトースの水溶液中の平衡状態

(1) （ ア ）～（ ウ ）に当てはまる適切な語句を記せ。
(2) 図中のAとBの構造式を図中の構造式にならって記せ。
(3) 鎖状構造Xはそのままでは還元性を示さないが，水溶液中で容易に鎖状構造Yという構造に変化できるため，還元性を示すようになる。鎖状構造Yの構造式を鎖状構造Xの構造式にならって記せ。
(4) 下線部において，共に還元性を示す2分子の単糖が縮合してできた二糖にも関わらず，（ エ ）の水溶液が還元性を示さない理由を（ エ ）の名称を含めて簡潔に記せ。

生 物

問 題

24年度

1 次の〔Ⅰ〕，〔Ⅱ〕について答えよ。

〔Ⅰ〕 近代の生物分類は，分類の基本単位である種を（ 1 ）と（ 2 ）の2つのラテン語の組み合わせによりつくられた学名で命名する。これは（ 3 ）とよばれ，スウェーデンの博物学者（ 4 ）が提唱し確立された。

また，（ 4 ）は，生物を動物界と植物界に分類したが，ホイタッカーは（ 5 ）とよばれる生物の分類体系を提唱した。これは生物界を（ 6 ），（ 7 ），（ 8 ），（ 9 ），（ 10 ）の5つに大別する方法である。

異なる生物種間において，形や機能の似た形質が見られるとき，その形質の起源には2つの可能性がある。共通の祖先からその形質を受け継いだ場合と，別々の祖先から偶然似たような形質をもつ生物が現れた場合である。

問1 文中の（ 1 ）～（ 10 ）の中に適切な語句を記入せよ。

問2 文中の下線部aの場合，互いの形質は何とよばれるか。

問3 文中の下線部bの場合，互いの形質は何とよばれるか。

〔Ⅱ〕 下は異なる進化論の説明である。

1. 生物集団内にはさまざまな変異が存在するが，その内，環境により適応した形質をもったものが生き残りやすく，多くの子孫を残すことによって進化が起こる。

2. よく使われる器官は発達しその形質が子孫に伝えられる。一方，あまり使わない器官は退化する。

3. DNAの塩基配列やタンパク質のアミノ酸配列の多くの変化は，生物にとって有利でも不利でもないとする。

問4 説明されているそれぞれの進化論の名称を書け。

問5 下のA群から，1～3に該当する進化論の提唱者をそれぞれ選び，記号で答えよ。

A群　a．ド・フリース，　b．ラマルク，　c．木村資生，　d．ダーウィン，　e．パスツール，
f．オパーリン，　g．ハーディ・ワインベルグ

2 次の〔Ⅰ〕，〔Ⅱ〕について答えよ。

〔Ⅰ〕 植物体内で作られ，他の部分に運ばれて，微量で植物体の成長や生理的なはたらきを調節する物質を植物ホルモンとよぶ。植物ホルモンのうち化学構造がわかっているものには，オーキシン，エチレン，草丈の成長を促進するはたらきを持つ（ 1 ），細胞分裂を促進するはたらきを持つ（ 2 ），発芽を抑制するはたらきをもつ（ 3 ）などがある。これらの植物ホルモンの他に，光周性を示す植物において葉で合成されて（ 4 ）の形成に関与する植物ホルモン（ 5 ）が存在していると考えられている。

エチレンは化学構造がわかっている植物ホルモンの中で，唯一（ 6 ）の植物ホルモンである。そのため，エチレンはそれをつくる植物体においてだけではなく，その体外へも放出されて他の植物体にもさまざまな影響を及ぼすことができる。バナナ，リンゴなどの果実においては，呼吸が盛んになって（ 7 ）の放出が著しく高まる時期があり，その後多量のエチレンが生成されて，果実の（ 8 ）が促進され，色や固さ，香りおよび味等が変化する。

またエチレンは，果実や（ 9 ）などの植物の器官を茎から脱離させるために各器官の付け根の部分に（ 10 ）とよばれる組織を形成する際に促進的にはたらくが，オーキシンはこの場所にある細胞のエチレンに対する感受性を低下させることで器官の脱離を防いでいる。これらの器官の脱離が起こるときには，セルロースを分解する酵素，すなわちセルラーゼの活性が著しく上昇することが知られている。

問1 上の文中の（ 1 ）～（ 10 ）に適切な用語を記入せよ。

問2 下線部cで述べられているセルラーゼの活性の上昇は，下線部aで述べられている現象，および下線部bで述べられている器官の脱離の2つの現象とどのように関係するかを90字以内で述べよ。

〔Ⅱ〕オーキシンやエチレンは茎の成長過程に関与して，その伸長を制御することが知られている。暗所で育てたアズキの芽生えから茎の切片を切り出して，それを暗所において，密閉された容器中に入れたそれぞれ濃度の異なるオーキシン溶液に浮かべて培養した。培養終了時の切片の長さの増加率および切片によって生成されたエチレンの量を調べたところ，図1のような実験結果がえられた。

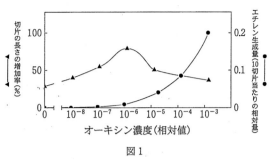

図1

問3 切片の長さの増加率が最大となるオーキシンの濃度を境にして，オーキシン濃度が増加すると切片の長さの増加率が徐々に低下する。その理由について90字以内で述べよ。

3 次の〔Ⅰ〕，〔Ⅱ〕について答えよ。

〔Ⅰ〕同じ場所に生活する異なる種類の個体群は，全体として一定のまとまりをつくっている。このような生物の集団を（ 1 ）という。これと，それを取り巻いている大気，水，土壌などの無機的環境を一体としてとらえたものを（ 2 ）という。（ 1 ）は（ 3 ），（ 4 ），（ 5 ）の3つのグループに分けられる。（ 3 ）は，（ 6 ）を行い，環境中の無機物から生物に有用な有機物を合成する。（ 4 ）は，自らは有機物を合成せず餌として他の生物を摂取する。（ 5 ）は他の生物の遺体や排出物中に含まれる有機物から（ 7 ）を産生し環境中に戻す。

植物の（ 1 ）は特に植物群落（群落）とよばれる。群落の中で最も占有面積の広い種は（ 8 ）とよばれる。ある場所に存在する群落は，長い時間をかけて次々に別の群落に変化し，やがて長期間安定した状態になる。
　　　　　　　　a　　　　　　　　　　　　　　b

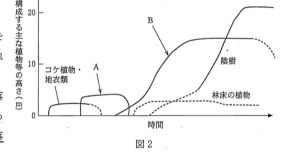

図2

問1 文中の（ 1 ）～（ 8 ）の中に適切な語句を記入せよ。
問2 下線aのこの変化は何とよばれるか。
問3 下線bの安定な状態は何とよばれるか。
問4 図2は本州中部以南の例として，植物群落の変化を示している。図中のAとBの名称を答えよ。

〔Ⅱ〕少数個体から生物を飼育すると一般に個体数が増えていく。個体数が増えていくようすを示す曲線を個体群の（ 1 ）という。これは密度の上限値をもつS字状の曲線を示す。密度の上限値は（ 2 ）とよばれる。
　　　　a
生物の個体群の密度効果が生物の形態や行動に現れることがある。トノサマバッタを採集して産卵させ，低密度で飼育すると，（ 3 ）相とよばれるバッタになる。高密度で飼育すると（ 4 ）相とよばれるバッタとなる。これらは，形態と行動において大きく異なる特徴をもつ。個体群密度による形態や行動の変異は（ 5 ）とよばれる。
　　　　　　　　　　　　　　　　　　　　　　　　　　　　　　　　　　　b

問5 （ 1 ）～（ 5 ）の中に適切な語句を記入せよ。
問6 下線部aに示されているように上限値をもつ理由を30字以内で記せ。
問7 下線部bにおいて，高い個体群密度と低い個体群密度で見られるバッタの体色，脚の長さ，行動のそれぞれの特徴を記せ。

4 次の文を読み，以下の問いに答えよ。

　DNA として存在する遺伝子を RNA へと写しとる（　1　）の過程の基本的な部分は，全ての生物で共通している。しかし真核生物では DNA にある遺伝子の塩基配列中に，伝令 RNA の塩基配列に対応する（　2　）とよばれる部分と塩基配列に対応しない（　3　）とよばれる部分があり，（　1　）によって伝令 RNA が合成される際には，DNA から写しとられた RNA のうち（　3　）に対応する部分が（　4　）内で切り取られ（　2　）に対応する部分がつなぎ合わされる。この過程を（　5　）という。（　5　）が正常に行われないと，疾患の原因となることがある。

　ジストロフィン遺伝子は X 染色体上に存在するヒト最大の遺伝子であり，進行性筋ジストロフィーの原因遺伝子として知られている。遺伝子がコードするタンパク質に異常が生じると筋ジストロフィーを発症する原因となることがある。ある筋ジストロフィーの男児患者において，ジストロフィン遺伝子より写しとられた伝令 RNA の塩基配列を調べたところ，図 3 に示したようにタンパク質をコードしている部分のうちの中ほどの 242 塩基が欠失していることがわかった。これは RNA の（　5　）が正常に行われなかったために起こる。男児患者の伝令 RNA の塩基配列は欠失している箇所以外には，健常者の伝令 RNA の塩基配列と違いが存在しないこともわかった。

```
                              242 塩基
                 ┌──────────────────────────────┐
健常者
 ……………UGGAACAGAUGGUGAAUG AGGGUGUU…(途中省略)…… UUUGUAAG GAUGAAGUCAACCGGCUAUC…………
男児患者
 ……………UGGAACAGAUGGUGAAUG GAUGAAGUCAACCGGCUAUC………………………
```
図 3

問 1　文中の（　1　）～（　5　）に適切な語句を記入せよ。

問 2　図 3 の下線部はどのような DNA の塩基配列から写しとられているか。鋳型として使われる DNA 鎖およびもう一方の DNA 鎖の塩基配列をそれぞれ記せ。

問 3　図 4 は RNA からタンパク質へ翻訳するときに用いられる遺伝暗号表である。この男児患者の伝令 RNA が翻訳されてできるジストロフィンタンパク質は正常のジストロフィンタンパク質と比較してどのようになっているか。理由を付して 90 字以内で答えよ。

1番目の塩基	2番目の塩基				3番目の塩基
	U	C	A	G	
U	UUU UUC｝フェニルアラニン UUA UUG｝ロイシン	UCU UCC UCA UCG｝セリン	UAU UAC｝チロシン UAA（終止） UAG（終止）	UGU UGC｝システイン UGA（終止） UGG　トリプトファン	U C A G
C	CUU CUC CUA CUG｝ロイシン	CCU CCC CCA CCG｝プロリン	CAU CAC｝ヒスチジン CAA CAG｝グルタミン	CGU CGC CGA CGG｝アルギニン	U C A G
A	AUU AUC AUA｝イソロイシン AUG　メチオニン （開始）	ACU ACC ACA ACG｝トレオニン	AAU AAC｝アスパラギン AAA AAG｝リシン	AGU AGC｝セリン AGA AGG｝アルギニン	U C A G
G	GUU GUC GUA｝バリン GUG	GCU GCC GCA GCG｝アラニン	GAU GAC｝アスパラギン酸 GAA GAG｝グルタミン酸	GGU GGC GGA GGG｝グリシン	U C A G

図 4

英　語

解答　24 年度

■1　出題者が求めたポイント

[全訳]

　科学教育の先駆者たちは、それを教育に導入すれば、古典的な研究の特徴である因習的で気取っているところを払拭するのではないかと想像したのだが、彼らは(a)ひどく失望させられた。そしてまた彼らの時代、古典的作家を原文で研究すれば中世のスコラ哲学の退屈さと迷信はすぐになくなるだろうとヒューマニストたちは考えていた。プロの教師はその両方にとっての好敵手であった。そして、化学反応を理解することをヴァージルの「アエネーイス」を読むのと同じくらい退屈で教条的な作業にするのを見事にやってのけた。

　科学を使って教育をしようという主張が言っているのは主に、科学は子どもに科学的発見の成果を知らせることで自分が生きている現実の宇宙のことを教える、そして同時に、科学的方法を学んで論理的帰納的に考える方法を教えるというものである。これらの目標のうちの1番目ではある限られた成果が得られてきたが、2番目においては実質ゼロである。中等教育あるいはパブリックスクールを経験してきた社会の特権的なメンバーは100年前の初歩の物理学、化学について何か知っていると思われるだろうが、彼らの知識はおそらく、賢い少年が無線機への興味や学校外の科学的(b)趣味から身につけるものの域を出ない。科学的方法を学ぶことについては、全くの茶番である。実際、教師の都合と試験制度が要求するものにとっては、生徒が科学的手法を学ばないだけでなく正反対のことを学ぶこと、つまり言われたことをそのまま信じ、訊かれたら自分にとって意味がないと思おうと思うまいとそれを言うことが(c)必要なのである。もっと危険な人種の論理や神話は言うまでもなく、心霊術や占星術などのいかさまに対する教育ある人々の反応のしかたは、50年間の科学的方法の教育が(d)目に見える効果を何も生み出さなかったことを表している。科学的方法を学ぶ唯一の方法は、個人が経験していく長く苦しい方法であり、これが可能になるように教育あるいは社会のシステムが変えられるまで私たちが期待できることはただ、科学の技術のいくつかを(e)獲得することができる少数の人たちを産み出すこと、そしてその技術を使い発展させることのできるさらに少数の人々を生み出すことであるだろう。

[問2の選択肢の訳]

(a)科学を教えることによって子どもたちは論理的思考方法を使うことができるようになる。

(b)正式な教育を受けた人々は、好奇心旺盛で熱心な若者より科学的方法をよく知っている。

(c)科学的方法を学ぶには、暗記より個人的な体験の方がより有効である。

(d)100年前は物理や化学は今よりもっと勉強するのが難しかった。

(e)現在、教育における科学は、実のところ、生徒にクリエイティブでなく考えるように教えている。

(f)教育に科学を取り入れることで子どもたちに自分の周りの環境について教えることは、成功していない。

(g)教育と社会は個人的体験の機会をもっと与えるべきである。

(h)科学的方法をいかに教えるかが変わっていかなければ、人々の大多数はそれを効果的に使うことができないだろう。

[解答]

1. (a) 2　(b) 4　(c) 3　(d) 3　(e) 1
2. (c) (e) (g) (h)

■2　出題者が求めたポイント

[全訳]

　1920年私がまだ3つだった時に、母の一番上の子ども、私にとっては姉のAstriが盲腸炎で死んだ。死んだ時彼女は7歳だった。これは私自身の一番上の娘、Oliviaが42年後に麻疹で死んだ時と同じ歳でもあった。

　Astriは父のお気に入りなんてものではなかった。父は(1)計り知れないほど彼女を愛し、彼女が突然亡くなってあとに残されたときには、何日も文字通り言葉を失った。彼は(2)悲しみに打ちのめされてしまって、ひと月ほど後に彼自身が肺炎に倒れた時には、自分が生きるか死ぬかなどあまり気にしなくなっていた。

　もしその当時ペニシリンがあったなら、盲腸炎も肺炎も大した脅威ではなかっただろうが、(3)ペニシリンやその他の魔法の抗生物質治療はなかったので、特に肺炎は本当にとても恐い病気だった。肺炎患者はきまっておよそ4日目か5日目に「危篤」といわれる状態になる。体温は上がり脈拍は速くなった。患者は生きるために戦わなければならない。私は絶対そうだと思うのだが、父は愛する娘のことを考えていた。彼は天国で娘に会いたいと思っていた。そうして彼は死んだ。57歳だった。

[完成した英文]

(1) … her beyond measure / and / her sudden death / left / him / literally speechless / for days …

(2) … so overwhelmed / with grief that / when he himself / went down / with pneumonia / a month / or so …

(3) … with no penicillin / or any other / magical antibiotic cures, / pneumonia in / particular was / a very / dangerous illness …

[解答]

(1) 1番目：g　3番目：a　6番目：d

(2) 1番目：b　3番目：a　6番目：g

(3) 1番目：d　3番目：b　6番目：a

久留米大学（医）24年度　（14）

③　出題者が求めたポイント

[全訳]

　いつ、もっと高い教育レベルに進むのかは、100万語発展リーディングを始めた誰にとっても大きな問題です。実はこの、次に進むタイミングというのは、初心者だけでなく、100万語以上読んだことのある人たち、ひいては200〜300万語の人たちにとっても大きな関心事なのです。この章には参考になるような詳細が述べられています。ここで私は、たくさんの材料を混ぜ合わせる沖縄の料理にちなんで私が名づけたところの、「チャンプルーリーディング」に触れたいと思います。これは、いつ上級に進むか、そしていつ進むのをやめるかを決める時に役に立ちます。

　(A)これは同時にいくつかのレベルを混ぜて読むことを言います。たとえば、あなたが主にレベル2の本を読んでいるとしたら、あなたは同時にレベル0やレベル1などの、もっと低いレベルの本を読まなければならないし、レベル3以上のもっと高いレベルの本も読まなければなりません。ですから、私はこれを「でこぼこの並行リーディング」とも呼んでいます。

　あなたの脳が異なるレベルの本を読むことで混乱しなければ、これにはいくつかのメリットがあります。まず第一に、上級の人でさえ、より下のレベルのテキストからたくさんの要点を学ぶことができるということです。(B)また、最も基本的な数百の単語は日常会話によく使われるので、会話やEメールをする時にもこれらの単語をまた使うことができるということです。

[解答]

(A) This means that you read books of some mixed levels at the same time.

(B) また、最も基本的な数百の単語は日常会話でよく使われるので、会話やEメールをする時にもこれらの単語をまた使うことができるということです。

④　出題者が求めたポイント

[各英文の意味]

(1) あなたは投資する前に、ローリスクとハイリターンは互いに相容れないとわかっておかなければならない。

(2) 私たちは人々が互いと調和して生き、争いを友好的に解決するよう望みます。

(3) 今回はあなたの洗濯をやってあげるけど、それを習慣にするつもりはないから。
　　make a practice of 〜：「〜を習慣にする」

(4) ホワイトさんは昇進した後、より長い時間働くようになり、子どもたちに会うことも少なくなった。
　　see little of 〜：「〜にほとんど会わない」less は little の比較級

(5) その町の市民はこの醜い暴力すべてにうんざりしてきている。
　　disgusted は violence を限定的に修飾できない。

[解答]

(ア) b　(イ) d　(ウ) d　(エ) c　(オ) a

⑤　出題者が求めたポイント

(1) 私はその美しい女性と2、3週間毎日話して、彼女が疲れきってしまったとわかった。
　　exhaustive → exhausted

(2) 突然私を連れて行った町の陽気な靴磨きは、私の靴からかかとを引き剥がして新しいのを釘で打ちつけた。
　　nailed on new one → nailed a new one

(3) そのけがをした自転車乗りは医者に見せることが緊急に必要だったが、数マイル四方には病院はなかった。
　　The injuring cyclist → The injured cyclist

(4) 医者は定期健診のときに患者の胃に腫瘍を見つけたが、幸いなことに、それは良性だとわかった。
　　while routine examination → during routine examination

(5) ホームドクターはその病気の原因を特定できなかったので、専門家に助言を求めざるを得なかった。
　　Enable to pinpoint → Unable to pinpoint

[解答]

(1) 4　(2) 4　(3) 1　(4) 3　(5) 1

⑥　出題者が求めたポイント

[完成した英文の意味]

(1) 私が今何をやるかは私次第だ。

(2) あなたがここに来てから少なくとも1年は経ったにちがいない。

(3) もうどうにもならない。本当に必要なのはただ手を貸してくれる人だけだ。

(4) 私に言わせれば、彼らはくたばれといったところだ。

(5) あの音聞いた？きっと泥棒よ。

(6) 君はどうかわからないけど、俺お腹すいて、馬だって食べられそう。

(7) やってみたのですが、正直言って、彼女にわからせることはできません。

(8) これをきちんとできなければあなたに望みはありません。

(9) 私はこれが理解できない。全くのがらくただ。

(10) 大声出さなくていいよ。それほど耳が聞こえないわけじゃないんだから。

[解答]

(ア) a　(イ) c　(ウ) c　(エ) d　(オ) b

(カ) d　(キ) d　(ク) b　(ケ) b　(コ) b

⑦　出題者が求めたポイント

[解答]

A. 2　B. 4　C. 4　D. 3　E. 4

数　学

解答　24年度

1 出題者が求めたポイント（数学B・数列）
〔解答〕

$b=\dfrac{1}{1+r}$ とおくと $1+r>0$ より $0<b<1$

すると $a_n=b^n$, $S_n=\sum_{k=1}^{n}a_k$ より

$$S_n=b_1+b_2+\cdots+b_n=\dfrac{b(1-b^n)}{1-b}$$

ここで $\lim_{n\to\infty}b^n=0$ より

与式 $=\lim_{n\to\infty}S_n=\dfrac{b}{1-b}=\dfrac{\dfrac{1}{1+r}}{1-\dfrac{1}{1+r}}=\dfrac{1}{r}$ …（①の答）

また, $T(t)=\displaystyle\int_0^t(1+r)^{-x}dx=\int_0^t b^x dx$

$=\dfrac{1}{\log b}\Big[b^x\Big]_0^t=\dfrac{1}{\log b}(b^t-1)$

よって, 与式 $=\lim_{t\to\infty}T(t)=\dfrac{0-1}{\log b}=\dfrac{1}{\log(1+r)}$ …（②の答）

2 出題者が求めたポイント（数学Ⅲ・微分積分）
〔解答〕

$f(x)=2\tan^2 x$ とおくと $f'(x)=4\tan x \cdot \dfrac{1}{\cos^2 x}$

$f\left(\dfrac{\pi}{4}\right)=4\times 1\times \dfrac{1}{\dfrac{1}{2}}=8$

よって求める接線の方程式は

$y-2=8\left(x-\dfrac{\pi}{4}\right)$　　　　∴ $y=8x+2-2\pi$ …（③の答）

接線 ℓ と x 軸との交点の x 座標は

$0-2=8\left(x-\dfrac{\pi}{4}\right)$ より

$x=\dfrac{\pi}{4}-\dfrac{1}{4}$

ここで, 曲線と $x=\dfrac{\pi}{4}$ と x 軸とで囲まれた部分の面積を S_1 とおく。

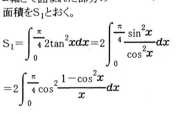

$S_1=\displaystyle\int_0^{\frac{\pi}{4}}2\tan^2 x\,dx=2\int_0^{\frac{\pi}{4}}\dfrac{\sin^2 x}{\cos^2 x}dx$

$=2\displaystyle\int_0^{\frac{\pi}{4}}\dfrac{1-\cos^2 x}{\cos^2 x}dx$

$=2\displaystyle\int_0^{\frac{\pi}{4}}\left(\dfrac{1}{\cos^2 x}-1\right)dx=2\Big[\tan x-x\Big]_0^{\frac{\pi}{4}}$

$=2-\dfrac{1}{2}\pi$

$S_2=\dfrac{1}{2}\times\dfrac{1}{4}\times 2=\dfrac{1}{4}$

よって求める面積Sは

$S=S_1-S_2=\left(2-\dfrac{\pi}{2}\right)-\dfrac{1}{4}=\dfrac{7}{4}-\dfrac{\pi}{2}$ ……（④の答）

3 出題者が求めたポイント（数学Ⅰ・三角比）
〔解答〕

線分AQの垂直二等分線 ℓ と y 軸との交点Nが外接円の中心の座標となる。
次に ℓ の方程式を求める
線分AQの傾きは

$\dfrac{0-a}{2-0}=-\dfrac{a}{2}$

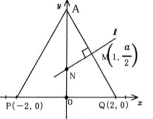

この傾きと垂直な傾きは $\dfrac{2}{a}$

よって, ℓ の方程式は $y-\dfrac{a}{2}=\dfrac{2}{a}(x-1)$

∴ $y=\dfrac{2}{a}x+\dfrac{a}{2}-\dfrac{2}{a}$

$x=0$ を代入すると N$\left(0,\dfrac{a}{2}-\dfrac{2}{a}\right)$ …………（⑤の答）

外接円の半径をRとすると

$R=NA=a-\left(\dfrac{a}{2}-\dfrac{2}{a}\right)=\dfrac{a}{2}+\dfrac{2}{a}$ …………（⑥の答）

また, $a>0$ より 相加・相乗平均の関係から

$R=\dfrac{a}{2}+\dfrac{2}{a}\geq 2\sqrt{\dfrac{a}{2}\times\dfrac{2}{a}}=2$

等号が成り立つのは $\dfrac{a}{2}=\dfrac{2}{a}$, $a^2=4$, $a>0$ より $a=2$

よって, $a=2$ のとき最小値2をとる。………（⑦,⑧の答）

4 出題者が求めたポイント（数学Ⅱ・微分積分）
〔解答〕

接線の方程式を $y=ax+b$
接点の x 座標を
α, β ($\alpha<\beta$) とおく。
よって, 次の方程式の解が
$x=\alpha$, β となることから
$x^4+2x^3-3x^2-2x+1=ax+b$
$x^4+2x^3-3x^2-(a+2)x+1-b=0$…①
は次のように因数分解できる。

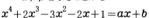
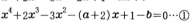

$(x+\alpha)^2(x-\beta)^2=0$
展開して整理すると
$x^4-2(\alpha+\beta)x^3+(\alpha^2+4\alpha\beta+\beta^2)x^2$
$\quad-2\alpha\beta(\alpha+\beta)x+\alpha^2\beta^2=0$…②

①と②の各係数を比べて $\begin{cases}\alpha+\beta=-1\cdots③\\ \alpha^2+4\alpha\beta+\beta^2=-3\cdots④\\ 2\alpha\beta(\alpha+\beta)=a+2\cdots⑤\\ \alpha^2\beta^2=1-b\cdots⑥\end{cases}$

④と③より $(\alpha+\beta)^2+2\alpha\beta=-3$ ∴ $\beta=-2$ …⑦
⑤に代入して $a=2$
⑥に代入して $b=-3$ ∴ $y=2x-3$ ……(⑨の答)
また、③と④より α と β は次の2次方程式の解だから
$t^2+t-2=0$, $(t-1)(t+2)=0$ ∴ $t=1, -2$
よって、$\alpha=-2, \beta=1$, $(-2,7), (1,-1)$ …(⑩の答)

5 出題者が求めたポイント (数学B・ベクトル)
〔解答〕
条件より $\vec{AB}=\vec{OB}-\vec{OA}=(0,2,-2)$
$\vec{OM}=(2,3,2)$
求める単位ベクトルを $\vec{t}=(a,b,c)$ とおくと
次の等式が成り立つ。
$\begin{cases} a^2+b^2+c^2=1 & \cdots\cdots① \\ 2b-2c=0 & \cdots\cdots② \\ 2a+3b+2c=0 & \cdots\cdots③ \end{cases}$

②と③より $b=c, a=-\dfrac{5}{2}c$ を①へ代入すると

$33c^2=4$ ∴ $c=\pm\dfrac{2}{\sqrt{33}}$

よって求める単位ベクトルは
$\vec{t}=\left(-\dfrac{5}{\sqrt{33}}, \dfrac{2}{\sqrt{33}}, \dfrac{2}{\sqrt{33}}\right), \left(\dfrac{5}{\sqrt{33}}, -\dfrac{2}{\sqrt{33}}, -\dfrac{2}{\sqrt{33}}\right)$
…(⑫の答)

また、$|\vec{AB}|=\sqrt{0+4+4}=2\sqrt{2}$
$|\vec{AM}|=\dfrac{1}{2}|\vec{AB}|=\sqrt{2}$
△ABC は正三角形だから
$|\vec{MC}|=\sqrt{6}$
よって、$\vec{MC}=\sqrt{6}\,\vec{t}$ とおける。
ここで、$C(x,y,z)$ とおくと
$(x-2, y-3, z-2)=\sqrt{6}\left(-\dfrac{5}{\sqrt{33}}, \dfrac{2}{\sqrt{33}}, \dfrac{2}{\sqrt{33}}\right)$
また $(x-2, y-3, z-2)=\sqrt{6}\left(-\dfrac{5}{\sqrt{33}}, \dfrac{2}{\sqrt{33}}, \dfrac{2}{\sqrt{33}}\right)$

よって求める C の座標は次の2つ
$\dfrac{22\pm5\sqrt{22}}{11}, \dfrac{33\mp2\sqrt{22}}{11}, \dfrac{22\mp2\sqrt{22}}{11}$

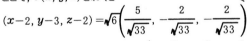

6 出題者が求めたポイント (数学Ⅰ・2次関数)
〔解答〕
$a=0$ より $f(x)=-x^2+6x-5=-(x-3)^2+4$
よって $f(x)$ の最大値は $x=3$ のとき 4 …………(⑭の答)
次に $t=x^2-6x+10=(x-3)^2+1$ とおくと $t≧1$
このとき $a\ne 0$ とすると

$f(t)=at^2-(t-10)-5+a=a\left(t-\dfrac{1}{2a}\right)^2+a-\dfrac{1}{4a}+5$

この2次関数が正の最大値をもつのは $a<0$
頂点の x 座標 $\dfrac{1}{2a}<0$

よって、$t=1$ のとき最大値をもつ
$f(1)=2a+4>0$
$a=0$ のときも条件を満たすので
∴ $-2<a≦0$ …(⑮の答)
$t=1$ のとき
$x^2-6x+10=1$ $(x-3)^2=0$
∴ $x=3$ ……(⑯の答)

7 出題者が求めたポイント (数学Ⅲ・微分積分)
〔解答〕
(i) $a\cos x=\sin x$ の解が $x=\dfrac{\pi}{6}$ より $a\cos\dfrac{\pi}{6}=\sin\dfrac{\pi}{6}$

∴ $a=\dfrac{1}{\sqrt{3}}$ …………(⑰の答)

$S=\int_0^{\pi/2}\dfrac{1}{\sqrt{3}}\cos x\,dx=\left[\dfrac{1}{\sqrt{3}}\sin x\right]_0^{\pi/2}=\dfrac{1}{\sqrt{3}}$

$S_1=\int_0^{\pi/6}\left(\dfrac{1}{\sqrt{3}}\cos x-\sin x\right)dx=\left[\dfrac{1}{\sqrt{3}}\sin x+\cos x\right]_0^{\pi/6}$

$=\dfrac{2\sqrt{3}}{3}-1$ よって、$\dfrac{S_1}{S}=2-\sqrt{3}$ ……(⑱の答)

(ii) 2つの曲線の交点の x 座標を
α とおくと $a\cos\alpha=\sin\alpha$ …①
このとき

$S=\int_0^{\pi/2}a\cos x\,dx=a[\sin x]_0^{\pi/2}=a$

$S_1=\int_0^\alpha(a\cos x-\sin x)dx=[a\sin x+\cos x]_0^\alpha$
$=a\sin\alpha+\cos\alpha-1$

これを条件式 $3S_1=2S$ に代入すると
$3(a\sin\alpha+\cos\alpha-1)=2a$
①より $\sin\alpha=a\cos\alpha$ を代入すると
$\cos\alpha=\dfrac{2a+3}{3(a^2+1)}, \sin\alpha=\dfrac{a(2a+3)}{3(a^2+1)}$ を得る。
$\sin^2\alpha+\cos^2\alpha=1$ を代入して
$a(5a-12)=0$ を得る。

よって、$a=0, \dfrac{12}{5}$ $a\ne 0$ より $a=\dfrac{12}{5}$ ……(⑲の答)

8 出題者が求めたポイント (数学Ⅲ・極限値)
〔解答〕
$f(x)=\dfrac{\sqrt{2x+1}-3}{\sqrt{x-2}-\sqrt{2}}$

$=\dfrac{(\sqrt{2x+1}-3)(\sqrt{2x+1}+3)(\sqrt{x-2}+\sqrt{2})}{(\sqrt{x-2}-\sqrt{2})(\sqrt{x-2}+\sqrt{2})(\sqrt{2x+1}+3)}$

$=\dfrac{2(x-4)(\sqrt{x-2}+\sqrt{2})}{(x-4)(\sqrt{2x+1}+3)}=\dfrac{2(\sqrt{x-2}+\sqrt{2})}{\sqrt{2x+1}+3}$

よって
与式 $=\lim_{x\to 4}f(x)=\dfrac{2(\sqrt{4-2}+\sqrt{2})}{\sqrt{8+1}+3}=\dfrac{2\sqrt{2}}{3}$ …(⑳の答)

物　理

解答　24年度

1 出題者が求めたポイント

設問自体は難しくないが、題意を把握し、図1−1と図1−2の関連をとおした運動を正しく理解することが重要。

【解答】

Ⅰ〕点B上で弾性力と最大摩擦力がつりあっている。

$$kx = \mu Mg \quad \therefore x = \frac{\mu Mg}{k}$$

$$AB の距離 \quad \frac{\mu Mg}{k} \quad \cdots（答）$$

Ⅱ〕ばねから得たエネルギー　$\dfrac{1}{2}kL^2$　…（答）

失ったエネルギーは摩擦力からされた仕事
$\mu' Mg \times 2L = 2\mu' MgL$　…（答）

点Aにおける速さ　$\dfrac{1}{2}k\ell^2 - \mu' MgL = \dfrac{1}{2}Mv_A^2$

$$\therefore v_A = \sqrt{\frac{kL^2 - 2\mu' MgL}{M}} \quad \cdots（答）$$

点Dにおける速さ　$\dfrac{1}{2}k\ell^2 - 2\mu' MgL = \dfrac{1}{2}Mv_D^2$

$$\therefore v_D = \sqrt{\frac{kL^2 - 4\mu' MgL}{M}} \quad \cdots（答）$$

Ⅲ〕Hにおける遠心力をf、垂直抗力をNとする。
OH方向の力のつり合いを考えて

$$f\sin\beta = Mg\cos\beta \quad \therefore f = \frac{Mg}{\tan\beta} \quad \cdots（※）$$

垂直方向のつり合いを考えて
$N = f\cos\beta + Mg\sin\beta$　　この式に（※）を代入して

$$N = \frac{Mg\cos^2\beta}{\sin\beta} + \frac{Mg\sin^2\beta}{\sin\beta} = \frac{Mg}{\sin\beta} \quad \cdots（答）$$

円運動の半径をrとすれば　$f = \dfrac{Mg}{\tan\beta} = \dfrac{Mv^2}{r}$

$$\therefore r = \frac{V^2\tan\beta}{g}$$

よって　$HJ = \dfrac{2V^2}{g}\tan\beta$　…（答）

受けた力積は運動量の変化に等しいから
$MV - (-MV) = 2MV$　…（答）

2 出題者が求めたポイント

Ⅱ〕共鳴状態を保つとはどういう状態を意味するのかを理解できること。

【解答】

Ⅰ〕$c = \dfrac{2K}{t}$　…（答）　　$\lambda = 4L_1$　…（答）

$$f = \frac{c}{4L_1} = \frac{2K}{4L_1 t} = \frac{K}{2L_1 t} \quad \cdots（答）$$

気温が高くなるとcが増加するので、$c = f\lambda$よりλも増加する。よって$4L_1$は長くなる。　…（答）

Ⅱ〕遠ざかる音さからの直接音はドップラー効果によりfより小さいf'になる。速さは一定だから定常波の波長λは長くなりλ'となる。よって共鳴状態を保つには気柱を長くする必要がある。

$$f' = \frac{c}{c+v_0}f \quad だから \quad \lambda' = \frac{c}{f'} = \frac{c+v_0}{f}$$

$$\therefore L_2 = \frac{1}{4}\lambda' = \frac{c+v_0}{4f} \quad \cdots（答）$$

うなりが観測される理由　ドップラー効果より直接音と壁での反射音の振動数がわずかに異なり、これらを同時に聞くから

壁での反射音の振動数をf''とすると　うなりの振動数は

$$f'' - f' = \frac{2v_0 c}{c^2 - v_0^2}f \quad \cdots（答）$$

3 出題者が求めたポイント

磁場の中を運動する荷電粒子の基本問題。

【解答】

Ⅰ〕$E = \dfrac{V}{d}$　…（答）　　$F = q\dfrac{V}{d} = ma$

$$\therefore a = \frac{qV}{md} \quad \cdots（答）$$

$$qV = \frac{1}{2}mv^2 \quad より \quad v = \sqrt{\frac{2qV}{m}} \quad \cdots（答）$$

$$\frac{1}{2}at^2 = d \quad より \quad t = d\sqrt{\frac{2m}{qV}} \quad \cdots（答）$$

Ⅱ〕ローレンツ力　…（答）

$$F = qvB = qB\sqrt{\frac{2qV}{m}} \quad \cdots（答）$$

$$qvB = \frac{mv^2}{r} \quad より$$

$$r = \frac{mv}{qB} = \frac{1}{B}\sqrt{\frac{2mV}{q}} \quad \cdots（答）$$

$$t = \frac{\pi r}{v} = \frac{\pi m}{qB} \quad \cdots（答）$$

化　学

解答　　24年度

1 出題者が求めたポイント……同位体、核分裂、国際単位系、熱化学方程式、反応熱

(1) ウランの原子番号92, 質量数238
　　原子番号＝陽子数＝電子数＝92
　　中性子数＝質量数－陽子数＝146

(2) α線は、He^{2+} である。

(3) 熱力学温度は絶対温度で、K(ケルビン)。
　　$J = N \cdot m = kg \cdot m/s^2 \cdot m$　と表される。

(4) 解答欄参照

(5) 与えられた反応熱を使うと、

$$H_2(気) + \frac{1}{2}O_2(気) = H_2O(液) + 286\,kJ\ \cdots\cdots ①$$

$$C(黒鉛) + O_2(気) = CO_2(気) + 394\,kJ\ \cdots\cdots ②$$

$$C(黒鉛) + 2H_2(気) = CH_4(気) + 73\,kJ\ \cdots\cdots ③$$

　　[①×2＋②－③]を計算すると
$$CH_4(気) + 2O_2(気) = CO_2(気) + 2H_2O(液) + 893\,kJ$$

(6) α線のエネルギー　$4.20 \times 10^6\,eV$ を J に直す。
　　$4.20 \times 10^6 : x = 1 : 1.60 \times 10^{-19}$
　　$x = 6.72 \times 10^{-13}\,J$
　　1Jのエネルギーを得るには、
$$\frac{1}{6.72 \times 10^{-13}} = 1.49 \times 10^{12}\ 個分解する必要がある。$$

　　したがって、必要な ^{238}U の質量は、
$$\frac{1.49 \times 10^{12}}{6.0 \times 10^{23}} \times 238 = 5.91 \times 10^{-10} \fallingdotseq 5.9 \times 10^{-10}g$$

　　メタンの燃焼熱が、893kJ/mol であるから
　　$16(g) : 8.93 \times 10^5(J) = x(g) : 1(J)$
　　$x = 1.79 \times 10^{-5} \fallingdotseq 1.8 \times 10^{-5}g$

[解答]

(1) 陽子数―92, 中性子数―146, 電子数―92

(2) ヘリウム, 質量数―4

(3) (ア) kg　(イ) K　(ウ) $kg \cdot m/s^2 \cdot m$

(4) $C(黒鉛) + 2H_2(気) = CH_4(気) + 73kJ$

(5) 893 kJ/mol

(6) ウラン；5.9×10^{-10} g
　　メタン；1.8×10^{-5} g

2 出題者が求めたポイント……有機化合物の推定, 光学異性体

(1) 試料17.2 g中のC, H, Oの質量は、

　　$C；44.0 \times \dfrac{12}{44} = 12\,(g)$

　　$H；18.0 \times \dfrac{1.0 \times 2}{18} = 2.0\,(g)$

　　$O；17.2 - (12 + 2.0) = 3.2(g)$

　　原子数比を求めると、

　　$C : H : O = \dfrac{12}{12} : \dfrac{2.0}{1.0} : \dfrac{3.0}{16} = 1 : 2 : 0.2$
　　　　　　　　　　$= 5 : 10 : 1$

　　したがって、組成式は、$C_5H_{10}O$

次に、$A + H_2 \rightarrow B$ の反応で、
付加したH_2は、$\dfrac{5.60(L)}{22.4\,(L/mol)} = 0.250\,mol$

Aの分子量をMとすると、

$\dfrac{21.5\,(g)}{M(g/mol)} = 0.250\,(mol),\ M = 86.0$

したがって、$(C_5H_{10}O) \times n = 86.0,\ n = 1$
分子式は、$C_5H_{10}O$ となる。

(2) Aの構造は、
　・Naと反応しH_2を発生するので、$-OH$をもつ。
　・H_2を付加するので、$\diagup\!\!\!C = C\!\!\!\diagdown$ をもつ。
　・不斉炭素原子が1つある。
　の条件から、

$$CH_2 = CH - \overset{\overset{\displaystyle CH_2CH_3}{|}}{\underset{\underset{\displaystyle H}{|}}{C}}{}^* - OH \qquad C^*が不斉炭素原子$$

　B, C, Dは解答欄参照

(3) 2つの不斉炭素原子があるので、$2^2 = 4$種類の立体異性体が存在する。

[解答]

(1) $C_5H_{10}O$

(2) A；$CH_2 = CH - C^*H(CH_2 - CH_3) - OH$
　　B；$CH_3 - CH_2 - CH(CH_2 - CH_3) - OH$
　　C；$CH_2Br - C^*HBr - C^*H(OH) - CH_2 - CH_3$
　　D；$CH_2Br - C^*HBr - CO - CH_2 - CH_3$

(3) 2個の不斉炭素原子をもつから。(14字)

3 出題者が求めたポイント……銅の化合物, 溶解度, 電気分解

(1) 化合物Aは、酸化銅(I)……赤色
　　化合物Bは、酸化銅(II)……黒色
　　化合物Bを希硫酸に溶かすと、
　　　$CuO + H_2SO_4 \rightarrow CuSO_4 + H_2O$
　　この水溶液から、硫酸銅(II)・五水和物 $CuSO_4 \cdot 5H_2O$
　　が得られる。これがCである。
　　化合物Cを250℃以上に加熱すると、
　　　$CuSO_4 \cdot 5H_2O \rightarrow CuSO_4 + 5H_2O$
　　硫酸銅(II)無水物が得られる。これがDである。
　　Dの水溶液にアンモニア水を
　　・少量加える $Cu^{2+} + 2OH^- \rightarrow Cu(OH)_2$ Eを生じる。
　　・過剰に加える
　　　$Cu(OH)_2 + 4NH_3 \rightarrow [Cu(NH_3)_4]^{2+} + 2OH^-$
　　錯イオンFを生じ溶ける。

(2) 高分子化合物Gはセルロースである。この中に多数の$-OH$が存在し、$[Cu(NH_3)_4]^{2+}$の濃厚溶液に溶ける。この濃厚溶液をシュバイツァー溶液と言ってもよい。これは人名である。

(3) 水1000 (g)にCがx (g)溶けるとする。次式が成りたつ。

$$\frac{20.0}{100+20.0}=\frac{x\times\dfrac{160}{250}}{1000+x} \quad , \quad x=352.1 \fallingdotseq 352\,\mathrm{g}$$

60℃の飽和溶液を20℃にしたときx(g)析出したとすると次式が成り立つ。

$$\frac{20}{100+20}=\frac{80-\dfrac{160}{250}x}{280-x} \quad , \quad x=70.42$$
$$\fallingdotseq 70.4\,\mathrm{g}$$

なお，80は280gに溶けているCuSO₄の質量。

(4)電解槽Xの陰極の変化は，

　　$\mathrm{Cu^{2+}+2e^-\rightarrow Cu}$　Cuが析出(還元)

　流れた電子は，

$$\frac{1.60\,(\mathrm{g})}{64(\mathrm{g/mol})}\times 2 = 0.050\,\mathrm{mol}$$

　(a)電解槽Yの陽極での変化は，

　　$\mathrm{2H_2O\rightarrow 4H^+ + O_2 + 4e^-}$　O₂が発生(酸化)

　発生したO₂は，

$$0.050(\mathrm{mol})\times\frac{1}{4}\times 22.4\,(\mathrm{L/mol}) = 0.28\,\mathrm{L}$$

　(b)陽極；$\mathrm{4OH^-\rightarrow 2H_2O+O_2+4e^-}$(酸化)

　　　陰極；$\mathrm{2H_2O+2e^-\rightarrow H_2+2OH^-}$(還元)

　全体で，$\mathrm{2H_2O\rightarrow 2H_2+O_2}$　つまり，水の電気分解である。

[解答]

1) A.$\mathrm{Cu_2O}$　B.CuO　C.$\mathrm{CuSO_4\cdot 5H_2O}$
　　D.$\mathrm{CuSO_4}$　F.テトラアンミン銅(II)イオン

(2)シュワイツァー溶液，セルロース

(3)必要な化合物Cの質量；352 g
　　析出した化合物Cの質量；70.4 g

(4)(a)陽極での変化；$\mathrm{2H_2O\rightarrow 4H^+ + O_2 + 4e^-}$
　　発生したO₂の体積；0.28L

　(b)陽極；$\mathrm{4OH^-\rightarrow 2H_2O+O_2+4e^-}$
　　　陰極；$\mathrm{2H_2O+2e^-\rightarrow H_2+2OH^-}$

4　出題者が求めたポイント……糖類の構造と反応性

(1)六員環構造…ピラノース
　五員環構造…フラノース
　フラノースはフランの誘導体として命名されている。
　ピラノースはピランの誘導体として命名されている。
　マルトースは，一部開環し，アルデヒド構造を取るため還元性がある。

(2)構造式Aは，六員環構造のβ-フルクトースのC₂に注目する。この炭素に結合する-OHと-CH₂OH　の位置が逆転する。
　構造式Bは，まず五員環構造を作り，C₂の-OH及び-CH₂OHに注目する。慣れていないとむつかしい。

(3)構造Xから構造Yに異性化する。その結果，-CHOをもつようになる。これも慣れないとむつかしい。

(4)開環し還元性を示す部分がグリコシド結合に使われ，開環できなくなっている。

[解答]

(1)(ア)フラノース　(イ)アルデヒド　(ウ)マルトース

(2)(A) 　(B)

(3)

(4)スクロースは開環しないので還元性を示す官能基を生じないから。

生　物

解答　24年度

Ⅰ　出題者が求めたポイント(Ⅱ・進化、分類)

進化、分類分野より出題された基本的な用語問題である。用語問題は確実に得点できるようにしたい。

問1.(6)〜(10)は順不同。

問2、3.　相同形質、相似形質でも良い。各進化論について、提唱者、理論などを整理しておきたい。

[解答]

問1.(1)属名　(2)種小名　(3)二名法　(4)リンネ
(5)五界説　(6)(7)(8)(9)(10)モネラ界、原生生物界、植物界、菌界、動物界

問2.　相同形質

問3.　相似形質

問4.(1)自然選択説　(2)用不用説　(3)中立説

問5.(1)−d　(2)−b　(3)−c

Ⅱ　出題者が求めたポイント(Ⅰ・植物ホルモン)

問1.　植物ホルモンに関する基本的な用語問題。それぞれの植物ホルモンの働き、作用などを整理しておきたい。

問2.　セルラーゼはセルロースを分解するため、果皮の細胞壁を柔らかくして果実を成熟させ、離層の形成、脱離を促進させる。この点について述べる。

問3.　オーキシンは細胞分裂を促進し、伸長成長を促進するが、エチレンの生成も促進する。そのため、濃度によっては逆に抑制に働く。この実験ではオーキシンの濃度10^{-6}に達したあたりからエチレンの生成量が増加し始め、切片の伸長成長を抑制し始めたことが分かる。

[解答]

問1.(1)ジベレリン　(2)サイトカイニン　(3)アブシシン酸　(4)花芽　(5)フロリゲン　(6)気体　(7)二酸化炭素　(8)成熟　(9)葉　(10)離層

問2.　セルラーゼは細胞壁の主成分セルロースを分解する作用を持つ。このため、果実の果皮が柔らかくなり成熟が促進される。また、離層部分の細胞壁が分解され、果実や葉の茎からの脱離がおこる。(88字)

問3.　オーキシンは細胞の伸長成長を促進するが、ある濃度、10^{-6}に達したあたりからエチレンの生成を促進する。エチレンが細胞の伸長成長を抑制するため、切片の長さの増加率は低下した。(86字)

Ⅲ　出題者が求めたポイント(Ⅱ・生態系)

問1.　生態系のついての基本的な用語問題である。

問2〜問4.　植生遷移に関する基本的な用語問題。各遷移段階の具体的な優占種についても抑えておきたい。

問5.　個体群の成長と密度効果についての設問。

問6.　個体群の成長曲線は密度効果による抑制を受けてS字状の曲線となる。

問7.　昆虫類では密度効果に応じて、同種の個体の間で形態や色、行動などに違いが見られる。このような現象を相変異という。

[解答]

問1.(1)生物群集　(2)生態系　(3)生産者　(4)消費者
(5)分解者　(6)光合成　(7)無機物　(8)優占種

問2.　遷移　問3.　極相

問4.　A　草本類　B　陽樹

問5.(1)成長曲線　(2)環境収容力(飽和密度)　(3)孤独
(4)群生　(5)相変異

問6.　餌や生活空間の不足、老廃物の蓄積のため環境抵抗が高まるため。(30字)

問7.

高い個体群密度：体色黒褐色、短い脚、集団で行動し、行進行動を行う。昼間行動する。

低い個体群密度：体色緑褐色、長い脚、単独で行動し、行進行動を行わない。夜間行動する。

Ⅳ　出題者が求めたポイント(Ⅱ・タンパク質の合成)

タンパク質の合成における伝令RNAの転写とスプライシングに関する問題。

問1.　転写とスプライシングに関する用語問題。

問2.　RNAはT(チミン)の代わりにU(ウラシル)があるため、伝令RNAにおけるUの鋳型DNA鎖はAであることに注意する。もう一方のDNA鎖はAとT、GとCがそれぞれ相補的な関係となり対合している。

問3.　90字の中で要点をきちんと論述することが必要である。健常者の伝令RNAでは、AUGの開始コドンメチオニンの後、バリン−アスパラギン−グルタミン酸−グリシン・・となるところが、男児患者の伝令RNAではグルタミン酸のところで塩基の欠失があるため、読み枠がずれてバリン−アスパラギン−グリシンとなり、その後、終止コドンが続いて翻訳が途中で終わってしまう。このため、正常なジストロフィンと比較して短いタンパク質となってしまう。

[解答]

問1.(1)転写　(2)エキソン　(3)イントロン　(4)核　(5)スプライシング

問2.　鋳型DNA鎖　ACCTTGTCT
もう一方のDNA鎖　TGGAACAGA

問3.

AUGより翻訳が始まるが、塩基の欠失によりコドンの読み枠がずれるため、4つ目のアミノ酸において終止コドンが出現して翻訳は終了するため、健常者と比較して短いタンパク質となる。(86字)

平成23年度

問 題 と 解 答

平成23年度

英　語

問題

23年度

1　次の英文を読んで，下記の問いに答えよ。

Throughout history, social observers have been fascinated by obvious demonstrations of successful interpersonal influence, whether the consequences of this influence were good, bad, or mixed. Individuals such as Henry Ford, Martin Luther King, Jr., Barbara Jordan, Ralph Nader, and Joan of Arc have been analyzed and reanalyzed to discover what made them leaders and what set them apart from less successful leaders. The (　a　) assumption here is that those who become leaders and do a good job of it possess a special set of traits — personal characteristics of an individual that include physical characteristics, intellectual ability and personality — that (　b　) them from the masses of followers. While philosophers and the current media have advocated such a position for centuries, trait theories of leadership did not receive serious attention until the 1900s.

During World War I the US military recognized that it had leadership problems. Never before had the country mounted such a massive war effort, and able officers were in short supply. Consequently, the search for leadership traits that might be useful in identifying potential officers began. This ongoing interest has since expanded to include searching for leadership traits in populations as diverse as schoolchildren and business executives. Some studies tried to differentiate traits of leaders and followers, while others searched for traits that predicted leader effectiveness or separated lower-level leaders from higher-level ones. Research has shown that many traits are not associated with whether people become leaders or how effective they are. However, research also shows that some traits are associated with leadership. As one might expect, leaders (or more successful leaders) tend to be higher than average on these (　c　), although the connections are not very strong.

For example, one study found that three of the "Big Five" aspects of personality (agreeableness, extraversion, and openness to experience) are related to leadership behaviors. In addition, research that compared top performers with average performers in senior leadership positions found that the most effective leaders have high levels of emotional intelligence. The emotional intelligence of leaders has also been found to be positively related to the job satisfaction and organizational citizenship behavior of employees. Many (　d　) firms use personality tests and assessment centers when making hiring and promotion decisions. However, there are some aspects of the trait approach that limit its ultimate usefulness.

Even though research has been able to identify some leadership traits, there are several reasons why the trait approach is not the best means of understanding and improving leadership. In many cases, it is difficult to determine whether traits make the leader or whether the opportunity for leadership produces the traits. Secondly, even if we know that dominance, intelligence, or tallness is associated with effective leadership, we have few clues about what dominant or intelligent or tall people do to influence others successfully. As a result, we have little information about how to train and develop leaders and no way to distinguish failures of leadership. And finally, the most crucial problem of the trait approach to leadership is its failure to take into account the situation in which leadership occurs. (　e　), it seems reasonable that top executives and first-level supervisors might require different traits to be successful. Similarly, physical prowess might be useful in directing a logging crew but irrelevant to managing a team of scientists.

In conclusion, although there are some traits that are associated with leadership success, traits alone are not sufficient for successful leadership. They are only a pre-condition for certain actions that a leader must take in order to be successful.

1　本文の空所(a)～(e)に入れるのに最も適切な語を，下記の(1)～(4)からそれぞれ１つずつ選び，その番号をマークせよ。

久留米大学（医）23年度　(2)

(a)	(1) impressive	(2) important	(3) implosive	(4) implicit
(b)	(1) determines	(2) defers	(3) distinguishes	(4) delineates
(c)	(1) dissections	(2) directions	(3) digressions	(4) dimensions
(d)	(1) premature	(2) promising	(3) primitive	(4) pristine
(e)	(1) Intentionally	(2) Intuitively	(3) Intelligently	(4) Insipiently

2　本文の内容と最もよく適合するものを下記の(a)～(h)から４つ選び，その記号をマークせよ。

(a) The study of leadership traits is now in its second century.

(b) What comprises "effective leadership" seems to depend on the situation in which it is exercised.

(c) Successful leaders in history were analyzed to discover how they could have lived longer.

(d) There are really no ways to isolate traits related to leadership other than educated guesses.

(e) Emotional intelligence has been found to be a key factor in determining who will be above-average leaders.

(f) America's quest to determine individuals' leadership traits began through participation in military conflict.

(g) The trait approach to determining who will or will not become a leader has long since concluded.

(h) The trait approach to leadership allows us to determine who can and who cannot lead well.

2 　次の英文が完成した文章になるように，その文意に沿って，(1)～(3)の(a)から(g)をそれぞれ並べ替えよ。そして，１番目，３番目，６番目にくる最も適切なものを１つずつ選び，その記号をマークせよ。

　　　Had man been born of a fallen angel, then the contemporary predicament would lie as far beyond solution as it would lie beyond explanation.　Our wars and our atrocities, our crimes and our quarrels, our tyrannies and our injustices could be ascribed to nothing other than singular human achievement.　And we should (1) ((a) whose only notable talent (b) being endowed at birth (c) be left with (d) with virtue's treasury (e) of man (f) as a degenerate (g) a clear-cut portrait) had been to squander it.　But we were born of risen apes, not fallen angels, and the apes were armed killers besides.　And so what shall we wonder at?　Our murders and massacres and missiles, and our irreconcilable regiments?　Or our treaties whatever they may be worth; our symphonies however seldom they may be played; (2) ((a) battlefields (b) however (c) they may be (d) our peaceful acres (e) into (f) converted (g) frequently); our dreams however rarely they may be accomplished?　The (3) ((a) but how (b) miracle of man (c) not how (d) he has sunk (e) is (f) far (g) magnificently) he has risen.　We are known among the stars by our poems, not our corpses.

3 　次の文章の下線部(A)の和訳と下線部(B)の英訳を解答欄に記入せよ。

　　　Why is it that I always feel pessimistic about the lack of drive Japanese learners of English have toward learning English pronunciation?　It was more than thirty years ago when I was on sabbatical at UCLA and had the opportunity to talk with a group of young Japanese students who were studying ESL there.　We happened to get into a discussion about the issue of pronunciation when one of them said,「英語の発音なんか大した問題ではないですよ。アメリカ人は，われわれ日本人がどんな発音をしても大体理解してくれますよ」I remember that I found myself immediately blasting the speaker in a loud Hiroshima accent: "Hey, we shouldn't rely too much on American kindness!"　When it comes to the teaching and learning of the English sound system in Japan, I believe that both teachers and learners all the way from kindergarten to graduate school need to maintain a modest attitude, constantly reminding themselves of the old saying: "Remember how you got started."

4 次の英文(1)～(5)の空欄（　ア　）～（　オ　）に入れるのに最も適切なものを，下記の(a)～(d)の中からそれぞれ1つずつ選び，その記号をマークせよ。

(1) It is important to （　ア　） in mind that we must try not to overeat.

  (a) tolerate　　　　(b) bear　　　　(c) stand　　　　(d) endure

(2) She doesn't have enough strength left to hold out （　イ　）.

  (a) for length　　(b) once again　　(c) to the most　　(d) much longer

(3) Americans considered their automobiles as status symbols: something not only to drive, but to use to put （　ウ　） their friends and relatives.

  (a) out　　　　(b) toward　　　　(c) away　　　　(d) down

(4) As anger and irritation grew, three of the committee members （　エ　） to walk out.

  (a) yelled　　　(b) resisted　　　(c) threatened　　　(d) defended

(5) She suffered severe injuries in a car accident and, （　オ　）, she is unable to work anymore.

  (a) in return　　(b) for that　　(c) after then　　(d) as a result

5 次の英文(1)～(5)の下線部1～4の中で，英語の表現として最も不適切なものをそれぞれ1つずつ選び，その番号をマークせよ。

(1) The company executive had been absent herself from the important board meeting without prior notice, for which she
                              1   2   3
was later criticized by her colleagues.
       4

(2) The possibility cannot be dismissed out that the improvement is largely due to absence of fatigue.
                              1   2   3   4

(3) As far as I could see, there was only one chair in the room and not furniture.
      1   2   3   4

(4) A new kind of thought has been emerged, characterized by a balance between thinking and feeling.
      1   2   3   4

(5) In fact I thought he must be dead by now, though I had no reason for this belief because he was younger than I did.
                            1   2   3   4

6 次の英文(1)～(5)の応答として最も不適切なものを，それぞれ下記の(A)～(D)の中から1つずつ選び，その記号をマークせよ。

(1) Do you have anything to add before we close the meeting?

  (A) I really think we need more skating practice next time.

  (B) I just wanted to say that I've learned a lot today.

  (C) Well, to be honest, that's not what I was thinking.

  (D) If you ask me, there's no need to get together again tomorrow.

(2) How can you stand this heat?

  (A) It's not so bad, really, when you think about it.

  (B) Oh, that was the other day!

  (C) Actually, I am suffering, too!

  (D) I like to imagine I am in a cooler place.

(3) When do you expect him to contact you?

  (A) I'd be surprised if he ever does.

  (B) You're already booked to see him on the 23rd.

  (C) I'll get a hold of him, don't worry.

  (D) I suppose I'll hear from him on Thursday.

(4) I just got the change from the cashier. How much do I owe everyone?

(A) Nothing for me, thanks. I didn't pay enough to begin with.

(B) Oh, just keep it for next time.

(C) Let me get the check, would you? It's on me.

(D) Actually, I think you paid too much.

(5) "Quality over quantity" — that's what I say. There is already too much junk in this world!

(A) Yes, but that approach may cost you a lot.

(B) Well, let's keep shopping around for one, then.

(C) I agree — who cares how good it is?

(D) Indeed, we need things that last longer.

7 次のA. ～ E. のそれぞれ4つの単語の中から，下線の部分の発音が他のものと<u>異なるもの</u>を1つずつ選び，その番号をマークせよ。

A. 1. meridian   2. spine   3. exhibitive   4. desist

B. 1. implode   2. totter   3. forebode   4. mobilize

C. 1. fusillade   2. taciturn   3. antagonist   4. massacre

D. 1. shudder   2. slumberous   3. robustly   4. astute

E. 1. excavate   2. spectrum   3. reprehend   4. lethal

数　学

問題　　23年度

次の　　　　に適切な解を入れよ。複数の解がある場合は，コンマで区切ってすべての解を記入すること。

1. 方程式 $(\log_3 x)^2 + (p-2)\log_3 x + p = 0$ が，ともに 0 より大きく，かつ，1 より小さい異なる 2 つの実数解をもつとき，実数 p がとりうる値の範囲は　①　である。

2. 次の関係を満たす関数を求めよ。ただし，n は $n \geqq 0$ である整数とする。
   (i) $f_0(x) = \sin x$，$f_{n+1}(x) = \sin x + \int_0^x \dfrac{2t}{\pi^2} f_n(t)\,dt$ を満たす関数は $f_n(x) = $　②　である。
   (ii) $f_0(x) = x + 1$，$x^2 f_{n+1}(x) = x^3 + \int_0^x t f_n(t)\,dt$ を満たす関数は $f_n(x) = $　③　である。

3. x，y は実数で，曲線 $9x^2 + 16y^2 - 144 = 0$ を ℓ とする。
   (i) 曲線 ℓ 上の点で，$x + y$ の値の最大値は　④　である。
   (ii) 座標平面上の第 1 象限において，曲線 ℓ 上の点を P とする。曲線 ℓ 上の点 P における接線と，x 軸，y 軸とで囲まれる三角形の面積の最小値は　⑤　であり，このときの点 P の座標は　⑥　である。

4. 整数 k に対して，曲線 $y = 4e^{-x}$ と x 軸，および直線 $x = k$ と $x = k+1$ とで囲まれた図形の面積を S_k とする。同じく，この図形を x 軸のまわりに回転してできる立体の体積を V_k とする。このとき，$S_k = $　⑦　，$V_k = $　⑧　であり，無限級数 $\displaystyle\sum_{n=1}^{\infty} S_n$ は　⑨　に，$\displaystyle\sum_{n=1}^{\infty} V_n$ は　⑩　に収束する。

5. $y = |2x - 1|$ のグラフと 2 点で接する半径 3 の円の中心座標は　⑪　であり，2 つの接点の座標は　⑫　と　⑬　である。

6. 2 つの実数 a，b に対して，2 次方程式 $x^2 - 4ax + 2b = 0$ および $x^2 - 4bx + 2a = 0$ のどちらも実数解をもたないとき，$p = b - a$ がとりうる値の範囲は　⑭　であり，$q = b + a$ がとりうる値の範囲は　⑮　である。

7. 三角形 $\triangle ABC$ の頂点の座標が $A(0,\ 1)$，$B(2,\ 3)$，$C(4,\ 1)$ であるとき，次の問いに答えよ。
   (i) 辺 AB，AC の長さはそれぞれ，$\overline{AB} = $　⑯　，$\overline{AC} = $　⑰　である。
   (ii) 三角形 $\triangle ABC$ の面積は　⑱　である。
   (iii) 角 $\angle BAC$ の角度は　⑲　である。
   (iv) 三角形 $\triangle ABC$ に外接する円の半径は　⑳　である。

8. いずれも赤玉 1 個，白玉 2 個，黒玉 3 個，合計 6 個の玉が入っている袋が 3 つある。それぞれの袋から 1 個ずつ合わせて 3 個の玉を取り出す。このとき，3 個すべてが黒玉である確率は　㉑　，黒玉の数が 2 個以上である確率は　㉒　，赤玉，白玉，黒玉の数がそれぞれ 1 個ずつである確率は　㉓　である。また，黒玉の数の期待値は　㉔　となる。

物理

問題　23年度

1　図1のように，赤道上から鉛直上向きに初速度V_0[m/s]で，質量M[kg]の人工衛星を打ち上げる。地球の半径をR[m]，地表での重力加速度をg[m/s^2]として，以下の問に答えなさい。解答欄の中に[　]があるものは，国際単位系(SI)による簡潔な形の単位を[　]の中に記入すること。

1) 地表における人工衛星にはたらく重力の大きさはいくらか。

2) 地表から高さH[m]の点Pで人工衛星の速度が0[m/s]になった。無限遠を万有引力による位置エネルギーの基準点にとったとき，点Pでの人工衛星の位置エネルギーはいくらか。また，初速度V_0[m/s]はいくらか。ただし，地球の自転や空気抵抗の影響は無視できるものとする。

3) 点Pで人工衛星の速度が0[m/s]になった瞬間，地球の中心Oと点Pを結ぶ直線に対して直角な方向の速度を人工衛星に与えたら，人工衛星はOを中心として赤道上空を等速円運動をした。人工衛星の速さV[m/s]はいくらか。

4) 次に，人工衛星を赤道上空を回る静止衛星にする。地球が角速度ω[rad/s]で自転しているとしたとき，人工衛星の地表からの高さH[m]がいくらであればよいか。

図11のように，この人工衛星から質量m[kg]の探査機を人工衛星の軌道の接線方向に放出した。発射直後の探査機の速さは$V+U$[m/s]であった。

5) 発射直後の人工衛星の速さをV'[m/s]として，発射前後の運動量保存則を示し，速さV'をV, M, m, Uを用いて表しなさい。

6) 探査機が地球の引力圏から脱出するために必要なUの最小値をVで表しなさい。

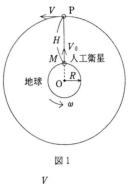

図1

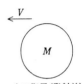

人工衛星(発射前)

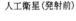

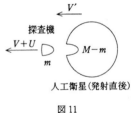

人工衛星(発射直後)

図11

2　図2のような温度計，撹拌棒とヒーターからなり，外部との熱の出入りが無視できる熱量計を用いて，液体や固体(金属)の比熱を測定した。以下の問に答えなさい。必要な単位は国際単位系(SI)を用い，解答欄[　]に簡潔な形で記入しなさい。有効数字は3桁とする。

A) あらかじめ液体Wを100gだけ熱量計に入れ，充分時間の経過した後，温度を測定したところ20.0℃であった。これに50.0℃の液体W 150gを加え，静かに撹拌したところ，温度計は37.0℃を示した。熱量計の熱容量はこの液体Wの何gに相当するか。

B) 図2の熱量計に液体W 150gを入れ，しばらく放置した後温度を測定したところ25.0℃であった。ヒーターに2.00Vの電圧をかけたところ，ヒーターに流れる電流は3.00Aであった。静かに撹拌しながら，5.00分間電流を流し続けたところ，温度計は28.0℃を示していた。ヒーターの電気抵抗の大きさはいくらか。電源からヒーターに供給された電力はいくらか。ヒーターから発生した熱は一般に何と呼ばれているか。発熱量はいくらか。液体Wの比熱を求めなさい。

C) 電気炉を用いて，150gの金属球を85.0℃にまで熱した。この金属球を手早く，図2の熱量計に入れた。熱量計にはあらかじめ25.0℃の液体W 200gが入れてあったが，金属を入れて静かに撹拌した結果，全体の温度が29.0℃となった。金属の熱容量および比熱はいくらか。

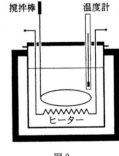

図2

3　図3のように，起電力Eの電池，スイッチS，抵抗値Rの抵抗が水平面上に導線WXYZで結ばれている。重さの無視できる長さLの導体棒PQはこの上を，両端を導線に接しながら滑らかにすべることが出来る。これらは上向きで磁束密度Bの磁界中に置かれている。導体棒PQの中央には重さの無視できる糸が付けられ，滑車を介して質量Mのおもりが下げられて

いる。回路を流れる電流による磁界は無視できるものとする。重力加速度の大きさを g として，以下の問に答えなさい。物理量はすべて国際単位系(SI)を用いたものとし，解答に際しては単位を簡潔な形で解答欄の[　　]内に記入すること。

1) はじめ，導体棒 PQ が運動しないように力を加えて支え，スイッチ S を閉じた。回路を流れる電流の大きさを求めなさい。導体棒 PQ を支える力を静かに取り除いたところ，おもりは落下し始めた。

2) 導体棒 PQ の移動速さが v となったとき，導体棒に発生する誘導起電力により，高電位となるのは P，Q どちらか。誘導起電力の大きさを答えなさい。回路に流れる電流，および導体棒 PQ が磁界から受ける力の大きさはいくらか。また，おもりの加速度の大きさはいくらか。

3) 充分に時間の経過したとき，導体棒 PQ の速さは一定となった。この速さはいくらか。このとき，抵抗で発生する熱の単位時間当たりの値，おもりが単位時間に失う位置エネルギーの大きさを求めなさい。

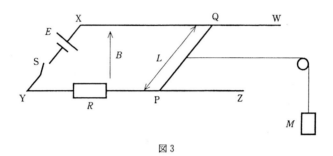

図3

化 学

問題

23年度

全問をとおして必要があれば，次の原子量を用いよ。H = 1.0, C = 12, N = 14, O = 16, Na = 23, Cl = 35.5

---

1 人体を構成している無機質のうち，カルシウム(Ca)，リン(P)，カリウム(K)，硫黄(S)，塩素(Cl)，ナトリウム(Na)，マグネシウム(Mg)の7種は主要ミネラル(マクロミネラル)と呼ばれる。カルシウムは，体内で最も多量に存在するミネラルであり，その大部分はヒドロキシアパタイトとして骨と歯に含まれている。生体内のリンは，リン酸塩あるいはリン酸エステル(1)の形をとり，体液の緩衝系や，ヌクレオチドやリン脂質の構成成分として重要な役割を果たしている。ナトリウムは細胞外液の主な陽イオンであり，大部分は塩化物イオンと結合したNaClとして存在し，浸透圧の維持に重要である。カリウムは細胞(2)内液の主な陽イオンである。マグネシウムはリン酸塩として骨や歯に存在するだけでなく，酵素の補因子として働く。硫黄は主に含硫アミノ酸の構成成分として存在する。以下の問いに答えよ。(3)

(1) K, Na, Ca, Mg のうちで次の条件に最も適切なものはどれか。

   (ア) 冷水とは反応しないもの   (イ) イオン化エネルギーが最も小さいもの

   (ウ) 橙赤色の炎色反応を示すもの

(2) 医療用のギプスは，カルシウムの硫酸塩である焼きセッコウを適量の水と練って放置して固めたものである。波線部の現象を示す化学反応式を書け。

(3) 下線部(1)において，リン酸は3価の酸であり，三段階に電離する。リン酸の三段階の電離をイオン反応式で書け。

(4) 下線部(2)において，NaClの結晶はナトリウムイオンと塩化物イオンがそれぞれ面心立方格子をつくっている。ナトリウムイオンと塩化物イオンのイオン半径をそれぞれ 1.16×10^{-10} m および 1.67×10^{-10} m とすると，塩化ナトリウム 1 mol の体積は何 m^3 か。アボガドロ定数 = 6.0×10^{23} とする。解答欄には答えのみを有効数字2桁で記すこと。

(5) 下線部(3)において，含硫アミノ酸のうち，ヒトの必須アミノ酸とされているのは何か。名称を答えよ。

(6) 硫黄は複数の酸化数をとることが知られている。硫黄の化合物の中で，硫黄の酸化数が最低のものと，最高のものをそれぞれ1つずつ挙げよ。答えは化学式で書くこと。

---

2 銀化合物の難溶性塩について次の問いに答えよ。ただし全て標準状態であり，計算結果は有効数字2桁で答えること。また，必要であれば次の値を用いること。臭化銀の溶解度積：4.9×10^{-13} mol²/L²，ヨウ化銀の溶解度積：8.3×10^{-17} mol²/L²

(1) 次の操作を行ったときに試験管内で起こっている反応についてその化学反応式を答えよ。

   (a) 硝酸銀水溶液に水酸化ナトリウム水溶液を加えたところ，褐色の沈殿が生じた。

   (b) 硝酸銀水溶液にクロム酸カリウム水溶液を加えたところ，暗赤色の沈殿を生じた。

(2) 1.5×10^{-6} mol/L の硝酸銀水溶液が 100 mL 入っているビーカーに 5.0×10^{-4} mol/L の塩化ナトリウム水溶液を少しずつ加えていったところ，50 mL で沈殿が生じた。

   (a) この沈殿生成についての化学反応式を答えよ。

   (b) この沈殿の溶解度積を答えよ。

(3) 塩化物イオン，臭化物イオン，ヨウ化物イオンが同濃度含まれているハロゲンの混合溶液に硝酸銀水溶液を滴下していった。このとき生じた沈殿を観察したところ，まず最初に沈殿Aが生じ，次に沈殿B，最後に沈殿Cが生じていく様子が見られた。

   (a) 沈殿A〜Cの化学式をそれぞれ答えよ。

   (b) 混合溶液中の各ハロゲン化物イオンの濃度が 3.0×10^{-7} mol/L であるとき，混合溶液 100 mL に 8.0×10^{-5} mol/L の硝酸銀水溶液を滴下していったときに沈殿Aのみが生じる体積の範囲を答えよ。ただし，硝酸銀水溶液を加えたときの体積の増加分は無視するものとする。

---

3 サリチル酸は芳香族化合物の一種であり，ベンゼンの水素原子がヒドロキシ基及びカルボキシル基で置換された化合物である。このためフェノールとカルボン酸の性質をあわせ持ち，その水溶液は酸性を示す。サリチル酸は医薬品の合成中間体とし

て非常に重要な化合物である。サリチル酸に濃硫酸と(ア)を作用させるとアセチルサリチル酸が合成され，サリチル酸に濃硫酸と(イ)を作用させたときはサリチル酸メチルが合成される。

また，サリチル酸のように二つの基を持つ芳香族化合物には構造異性体が存在し，その化学的性質はそれぞれ異なる。

(1) 上の文の(　)に当てはまる語句を答えよ。
(2) サリチル酸の構造式を例にならって答えよ。
(3) 次の化合物を酸性の強い順に並べよ。
　　サリチル酸，サリチル酸メチル，アセチルサリチル酸
(4) フェノールを穏やかな条件でニトロ化すると2種類のニトロフェノールA，Bが生じ，これらはお互いに構造異性体であった。この2種類のニトロフェノールの融点を測定したところ，Aは44℃，Bは113℃であった。それぞれの構造式からニトロフェノールAは分子内 ____ を形成し，Bは分子間 ____ を形成すると考えられ，融点の違いはその構造の違いに起因しているのではないかと推測された。

例　トルエン
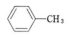

　(a) ニトロフェノールA，Bの構造式を例にならって答えよ。
　(b) 文中の2か所の ____ には同一の語句が入る。その語句を答えよ。
　(c) この反応で生じたニトロフェノールを元素分析にかけたとき，炭素，水素，酸素の元素分析値はそれぞれ何％になるか，有効数字3桁で答えよ。

4 タンパク質やペプチドは，酸を加えて加熱することで，アミノ酸に加水分解される。aとbの2種類のアミノ酸を含むトリペプチドXに6 mol/Lの塩酸を加えて加熱し，完全に加水分解した。純水を加えてこの溶液を6倍希釈し，(i)を詰めたガラス管に通した。溶出液のpHを2→7→13と順次変化させたところ，(ii)の溶出液中にbが，(iii)の溶出液中にaがそれぞれ溶出していた。aの等電点は9.7，bの等電点は5.7であった。また，トリペプチドXに濃硝酸を加えて加熱したところ，黄色に呈色した。以下の問いに答えよ。ただし，トリペプチドXは直鎖状で，ペプチド中での側鎖の特殊な化学修飾などはないものとする。また，aとbはともに以下の5種類のアミノ酸のうちのいずれかであり，括弧内の数字はそれぞれのアミノ酸の分子量を示している。
　　グリシン(75)，アラニン(89)，リシン(146)，グルタミン酸(147)，チロシン(181)

(1) 下線部の反応名を答えよ。また下線部の操作後，溶液にアンモニア水を加えて塩基性にすると何色になるか。
(2) この実験ではイオン交換クロマトグラフィーによりaとbを分離している。文章中の操作で(i)，(ii)，(iii)に入る組合せとして最も適当なものは次のうちどれか。番号で答えよ。
　1. (i) 陽イオン交換樹脂　(ii) pH = 2　(iii) pH = 7
　2. (i) 陽イオン交換樹脂　(ii) pH = 7　(iii) pH = 13
　3. (i) 陰イオン交換樹脂　(ii) pH = 2　(iii) pH = 7
　4. (i) 陰イオン交換樹脂　(ii) pH = 7　(iii) pH = 13
(3) 上記5種のアミノ酸のうち，トリペプチドXに含まれるアミノ酸a，bとして最も適切なものをそれぞれ選べ。
(4) トリペプチドXに含まれる窒素1原子をアンモニア1分子に変換して，適当な方法で分析したところ，5.90 gのトリペプチドXから0.85 gのアンモニア分子が生じた。トリペプチドXの窒素含有率は何％か。有効数字2桁で答えよ。
(5) トリペプチドXの分子量はいくらか。整数で答えよ。

生物 問題　23年度

1　次の文を読み，以下の問いに答えなさい。

　ラットの肝臓を実験材料に用いて，次のような操作1～5を行い，図1に示したように細胞小器官の分離を行った。

操作1：肝臓をハサミで細かく切り刻み，細胞と等張の溶液を加えて，氷で冷やしながらホモジェナイザーですりつぶす。

操作2：低速(1000×g)で10分間，遠心分離機にかけ，沈殿Aと上澄みを分離する。

操作3：上澄みを別の遠心管に移し，中速(10000×g)で20分間，遠心分離機にかけ，沈殿Bと上澄みCを分離する。

操作4：上澄みCを別の遠心管に移し，高速(100000×g)で2時間，遠心分離機にかけ，沈殿Eと上澄みDを分離する。

操作5：沈殿Bの懸濁液をショ糖密度勾配(遠心管の上から下に向かってショ糖濃度が高くなるような勾配)中で遠心分離機にかけたところ，沈殿Bの中に含まれていた細胞小器官はショ糖の密度とつりあったところに集まり，F層とG層の2層に分離した。

(注)　gは重力加速度の大きさを示し，1000×gとは物体に対して重力の1000倍の遠心力がかかっている状態を示す。

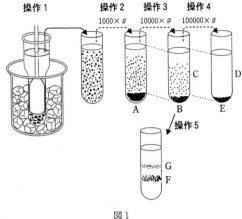

図1

　沈殿Aには主として，壊れなかった細胞および大きな細胞膜の断片や（　1　）などが含まれる。（　1　）は2枚の生体膜で囲まれた細胞小器官であり，この中には酢酸オルセインでよく染まる（　2　）と，1～数個のピロニンでよく染まる（　3　）が存在する。沈殿Bをさらにショ糖密度勾配中で遠心分離機にかけると，細胞小器官はショ糖の密度とつりあったところに集まる。上の図ではF層に（　4　）がG層に（　5　）が集まる。（　4　）では好気呼吸が行われる。（　5　）は細胞質にある一重膜でできた袋状の構造物で，中にタンパク質や炭水化物の分解酵素などの細胞内消化に関係した酵素を含む。上澄みCをさらに遠心分離機にかけて得られた上澄みDには，膜に結合していない（　6　）と可溶性分子が存在する。沈殿Eには（　7　）と細胞膜の破片が集まる。（　7　）では細胞内の物質の合成，輸送を行っている。（　6　）の一部は（　7　）の表面上に結合していて，そこでは（　8　）が行われている。

問1　文章中の（　1　）～（　8　）に適当な語を入れよ。

問2　（　2　）を構成している物質名を二つ記せ。

問3　（　4　）に特有な一連の反応の名称を二つ記せ。

問4　次の各物質はA，D，E，F，Gのどの画分に最も豊富に存在するか，記号で答えなさい。

　　(a) コハク酸脱水素酵素　　(b) ヒストン　　(c) ナトリウムポンプ

問5　（　5　）では生体膜に存在する膜タンパク質の働きで袋状の構造物の内側が酸性に保たれている。図2には（　5　）の中に含まれているタンパク質分解酵素の活性がpHによってどのように変化するのかを示している。なぜこの酵素がpHによってこのように異なる活性を示すと考えられるのか，その理由を100字以内で述べなさい。

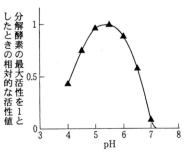

図2

2 次の文を読み，以下の問いに答えなさい。
　ある2倍体生物集団を考える。常染色体上で，2つの対立遺伝子Aとaが存在している1遺伝子座に注目する。AA，Aa，aaの遺伝子型頻度をそれぞれP，Q，Rとする（$P+Q+R=1$）。各遺伝子型において雌と雄の頻度は同じとし，ハーディ・ワインベルグの法則が成り立っているとする。

問1　ハーディ・ワインベルグの法則が成り立つための条件の内，3つを書け。
問2　集団中のAとaの遺伝子頻度をそれぞれ求めよ。
問3　任意交配が行われるとき，交配対の内，雌がAaであると期待される頻度はいくらか。
問4　任意交配が行われるとき，交配対の内，雄雌ともAaであると期待される頻度を求めよ。
問5　任意交配によって生まれてくる子の内，AA，Aa，aaの期待される遺伝子型頻度をそれぞれ求めよ。
問6　上記の問5において，任意交配で生まれてきた子の集団から，いま，aaの個体をすべて排除したとする。そのとき，集団中の遺伝子aの遺伝子頻度を，RとQを用いて表せ。

3 次の文を読み，以下の問いに答えなさい。
　酵素は生体内で触媒作用をもつが，それぞれ特定の（　1　）に作用する。このような酵素の性質を（　2　）という。酵素にはそれぞれ（　1　）と結合する部位がある。これを（　3　）という。酵素の中には（　3　）以外に特異的に別の物質を結合する部位をもつものがある。このような酵素を（　4　）という。ある酵素系において最終の生成物が，最初あるいは初期段階の（　4　）に結合して阻害することを（　5　）という。また，酵素には，タンパク質の本体から離れやすく熱に強い低分子の有機化合物をもつものがある。その有機化合物を（　6　）という。

問1　本文中の（　1　）から（　6　）に適切な名称を書け。
問2　本文中の下線部の名称を書け。
問3　図3の[Ⅰ]が，酵素量を一定にして（　1　）の量を変化させたとき（横軸）の反応速度の変化（縦軸）を示している場合，酵素量のみを2倍に増やした実験の結果のグラフを図3の[Ⅰ]～[Ⅳ]中から選べ。
問4　図3の[Ⅰ]が，一定量の酵素と（　1　）を与えて，時間の経過に伴って（横軸），生成物の量の変化（縦軸）を示している場合，酵素量のみを2倍に増やした実験の結果のグラフを図3の[Ⅰ]～[Ⅳ]から選べ。

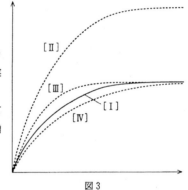

図3

4 次の文を読み，以下の問いに答えなさい。
　腎臓は尿を生成することにより生物の体液の恒常性の維持機能を担っており，生命活動を営む上で重要な役割を果している。図4はヒトの腎臓の構造単位の模式図である。血しょう中のタンパク質以外の成分が，（　1　）を構成する（　2　）の血管細胞のすき間を通って（　3　）へろ過されて，（　4　）となる。（　4　）に含まれる有用物質はそれに続く（　5　）を通過する間に再吸収されて，再び血管内へ戻る。吸収されずに残った物質は，集合管を通ってぼうこうへ集められて尿として排出される。
　アミノ酸や（　6　）は部位A～Bに至るまでにほぼ完全に再吸収される。ナトリウムイオンの再吸収はエネルギーを消費する（　7　）によって行なわれ，部位A～B，C～Eにおいて再吸収される。副腎皮質から分泌される（　8　）はD～Eの部分を構成する細胞に作用してナトリウムイオンの再吸収量を調節する。
　一方，A～C，D～Eにおいて水の透過性が高くなっており，部位A～Bの間ではナトリウムイオンなどの溶質が（　4　）から除かれるために生じた（　9　）によって受動的に水分が再吸収される。部位B～DのU字状のループ部分は，腎臓の髄質部に位置し，部位Cの周囲の組織液は血しょうと比べて（　10　）となっている。そのためB～Cの間では（　4　）の濃縮がおこる。脳下垂体後葉ホルモンである（　11　）は，部位E～Fを構成する細胞に作用して水の透過性を増大させるので，部位D～Fにかけて通過する間に水はほぼ完全に再吸収さ

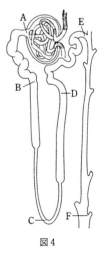

図4

れ，結局，（ 3 ）へろ過された水分量の99％以上が再吸収されることになる。（ 11 ）が産生されなくなると，水の再吸収が少なくなり，多量の（ 12 ）な尿を生じる。

問1　文中の（ 1 ）〜（ 12 ）に適切な語を記せ。

問2　尿素はA〜Fの間でどのような過程をへて，尿として排出されるか。40字以内で述べよ。

問3　図5は部位Bにおける尿を生成する管に面した上皮細胞の電子顕微鏡写真の模式図である。

　　模式図の上側では上皮細胞は尿を生成する管に面しており，多くの絨毛があり，下側では上皮細胞は基底膜という結合組織に接しており，基底膜を挟んで毛細血管が存在している。この模式図を参考にして，問題文中の下線部におけるナトリウムイオンを再吸収する仕組みが上皮細胞のどの部分に局在しているかを100字以内で考察しなさい。

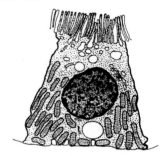

図5

英　語

解答　　　　　　　　　　　　　23 年度

1　出題者が求めたポイント

[全訳]

歴史を通じて、社会学者は、人に影響を与えるのに成功する明らかな特徴に興味を引かれてきた。影響の結果は良いもの、悪いもの、またはその混在であるかもしれない。ヘンリー・フォード、マーチン・ルーサー・キング、バーバラ・ジョーダン、ラルフ・ネイダー、ジャンヌダルクは、何が彼らをリーダーにしたのか、そして彼らを他の成功しないリーダーと画するものは何なのかを発見するために、分析、再分析されてきた。ここで(a)暗に想定されているのは、リーダーになって良い仕事をする人たちは、彼らを後に続く大衆から(b)区別するような特別な一連の特質、つまり、身体的特徴、知的能力、性格を始めとする、個人的特徴を持っているということである。哲学者や現代のメディアはこのような見方を何世紀にもわたって擁護してきたが、リーダーシップの資質理論は1990年代までまじめな注目を浴びたことはなかった。

第一次世界大戦中に、アメリカ軍はリーダーシップ問題があることを認めた。かつてないほどに国はそれほど大きな戦争努力をつみあげてきたのだが、有能な士官は供給不足であった。その結果、潜在的な士官を見つけるのに役立つかも知れないリーダーシップ資質探しが始まった。この継続的な興味関心はそれ以来広がって、学童や会社重役ほども異なる人々の中でのリーダーシップ探しまでされるようになった。リーダーと部下の資質に違いを見つけようとした研究者たちもいたし、リーダーの有能さを予言するような資質を探した研究者たちも、レベルの高いリーダーとレベルの低いリーダーを区別した研究者たちもいた。研究が示すところでは、人がリーダーになるのかどうか、あるいはどれくらい有能なのかに結びつく資質は多くはない。しかし、リーダーシップに結びつく資質があることも研究は示している。予想の通り、リーダー(またはより成功するリーダー)はこれらの(c)特性において、それほど強い結びつきではないながらも平均より高い傾向にある。

たとえばある研究は、性格の主要な5つの面のうちの3つ(人の意見に受容的、外向的、経験に開放的)が、リーダーシップの行動と関係していることを発見した。加えて、年かさのリーダーの立場にある最高レベルのリーダーと平均的リーダーを比較した研究は、最も有能なリーダーは感情面の知性が高いレベルにあることを発見した。リーダーの感情面の知性はまた、社員たちの仕事満足度と組織だった市民的行動に、正の関係があることがわかった。多くの(d)将来有望な企業は、雇用や昇進の決定を行う際に、性格テストと能力査定センターを使う。しかし、資質アプローチにはその最高の有効性を制限している面もいくつかある。

たとえ研究がリーダーシップ資質を特定できているとしても、リーダーシップを理解し改善するのに資質アプローチが最善策ではないというのには、いくつかの理由がある。多くのケースで、資質がリーダーを作るのか、リーダーシップのチャンスが資質を作りだすのかは決めるのが難しい。2番目に、たとえ支配、知性、高位が効果的なリーダーシップと関係があるとわかっていても、支配的あるいは知的あるいは高位の人々が、他の人々にうまく影響を与えるには何をすればいいのか、これについては手がかりはほとんどないのだ。結果として私たちは、リーダーをどう訓練し育てるかについての情報はほとんど持たず、リーダーシップの失敗を見極める術がない。最後に、リーダーシップへの資質アプローチの最も決定的問題は、リーダーシップが発生する状況を考慮に入れていない点にある。(e)直感的には、会社の最高幹部と一級の監督は、成功するためには違う資質を必要としているというのは当たり前のことだと思われる。同じように、身体的勇猛さは木材伐採チームを指揮するのには役立つが、科学者チームを率いるのには関係ない。

結論を言えば、リーダーシップの成功と結びついている資質はいくつかあるが、資質それだけではリーダーシップの成功には十分ではない。それは、リーダーが成功するために取らなければならないある行動の、前提条件にすぎないのである。

[選択肢の意味]

2. (a) リーダーシップ資質の研究は今2世紀目を迎えている。

(b) 何が「効果的なリーダーシップ」を形成しているのかは、それが発揮される状況次第であるようだ。

(c) 歴史上成功したリーダーは、どのようにしたら彼らがもっと長く生きられたかを見つけるために分析された。

(d) 実際、経験に基づく推測以外、リーダーシップに関係する資質を特定する方法はない。

(e) 感情面の知性は誰が平均以上のリーダーかを決定するのに重要な要素であることがわかっている。

(f) 個々人のリーダーシップ資質を決定づけようとするアメリカの探求は、軍事行動に参加したことから始まった。

(g) 誰がリーダーになるかならないかを決めるための資質アプローチは、ずっと前に決着がついている。

(h) 資質アプローチによって、私たちは、誰がうまくリーダーとなれるかなれないかを決めることができる。

[解答]

1. (a) 4　(b) 3　(c) 4　(d)2　(e) 2

2. (a)(b)(e)(f)　順不同

2　出題者が求めたポイント

[全訳]

人間が堕ちた天使から生まれたとしたら、今日の窮

状は説明の域を越えているのと同様に、解決の遠く及ばないところにあるのだろう。私たちの戦争、私たちの暴虐、私たちの犯罪、私たちの諍い、私たちの暴政、私たちの不正義の原因は、人間のみがなした所業以外の何ものでもない。そして私たちは、(1)生まれた時には美徳の宝を与えられながもその唯一の顕著な才能はそれを食い尽くすことであったという、堕落したものとしての人間の明確なイメージを持ち続けているはずだ。しかし、私たちは堕ちた天使からではなく、昇ったサルから生まれたのであり、そのうえサルは武装した殺戮者であった。だから、何に驚くことがあるだろう。私たちの殺戮、虐殺、ミサイル、妥協を知らない軍隊に驚くのか。あるいは、どんな価値があるかもしれない私たちの条約、どんなに稀にしか演奏されない私たちのシンフォニー、(2)どんなにしばしば戦場に変えられるかもしれない私たちの平和な土地、めったに叶うことのない私たちの夢に驚くのか。(3)人間の奇跡はどれくらい深くまで堕ちたかではなく、どれくらいの高みにまで昇ったかである。私たちは数ある星の中で、私たちの死骸によってではなく私たちの詩によって知られる。

[完成した英文]
(1) And we should (be left with / a clear-cut portrait / of man / as a degenerate / being endowed at birth / with virtue's treasury / whose only notable talent) had been to squander it.
(2) (our peaceful acres / however / frequently / they may be / converted / into / battlefields);
(3) The (miracle of man / is / not how / far / he has sunk / but how / magnificently) he has risen.

[解答]
(1) 1番目 c   3番目 e   6番目 d
(2) 1番目 d   3番目 g   6番目 e
(3) 1番目 b   3番目 c   6番目 a

❸ 出題者が求めたポイント
[全訳]
　(A)英語を学ぶ日本人が英語の発音を学ぶことに意欲がないことを、私はいつも悲観しているのですが、これはどうしてでしょうか。もう30年以上前になりますが、私はUCLAで休暇をとっていて、そこでESLを勉強していた若い日本人学生のグループと話をする機会がありました。たまたま話が発音の話題になった時に、学生の1人が言いました。(B)「英語の発音なんか大した問題ではないですよ。アメリカ人はわれわれ日本人がどんな発音をしても大体理解してくれますよ。」私は気がつくと自分が大声の広島弁でその学生を非難していたことを覚えています。「きみ、アメリカ人の親切に頼りすぎちゃいけんよ!」日本で英語の音声について教えたり学んだりすることで私が思うのは、教師も生徒も、幼稚園から果ては大学に至るまで、謙虚な姿勢を持ち続けなければならないということです。たえず自分に古いことわざを言い聞かせながら。「初心に帰れ」

と。
[解答]
(A) 英語を学ぶ日本人が英語の発音を学ぶことに意欲がないことを、私はいつも悲観しているのですが、これはどうしてでしょうか。
(B) English pronunciation is not very important. Americans will understand most of our English however poor our pronunciation is.

❹ 出題者が求めたポイント
[正しい語を入れた英文の意味]
(1) 食べ過ぎない努力をしなければならないということを心に留めておくことは大事だ。
　　bear ~ in mind : ~を心に抱く
(2) あまり長く持ちこたえる力は彼女には残されていない。
　　hold out long : 長く持ちこたえる
(3) アメリカ人は車をステイタスシンボルと見なしていた。運転するためのものというだけでなく、友人や親類にひけらかすためのものだった。
　　put down : やりこめる
(4) 怒りと苛立ちが増すにつれて、委員のうちの3人が出て行くと脅しをかけた。
　　threaten to do : ~するぞと脅す
(5) 彼女は交通事故で重傷を負ったため、もう歩けなくなった。
　　as a result : その結果
[解答]
(1) b   (2) d   (3) d   (4) c   (5) d

❺ 出題者が求めたポイント
[英文の意味と訂正]
(1) その重役は大事な役員会を事前の通告なく欠席した。そのことで彼女は後に同僚たちから非難された。
　　「~を欠席する」はbe absent from ~なので、herselfは不要
(2) 改善されたのは主に疲労がなかったからだという可能性は捨てきれない。
　　dismiss「捨てる」は他動詞でout不要
(3) 私に見える限り、部屋には椅子がひとつあるだけで他に家具はなかった。
　　not furniture →　no other furniture
(4) 新しい種類の思想が現れたが、これは思考と感情のバランスに特徴がある。
　　「現れる」はemergeなのでhas been emerged → has emerged
(5) 実は、彼は今頃はもう死んでいるに違いないと私は思ったが、彼は私より若かったので、私のこの確信には理由はなかった。
　　he was younger than I did → he was younger than I [was]
[解答]
(1) 1   (2) 1   (3) 4   (4) 2   (5) 4

6 出題者が求めたポイント

[全訳]

(1) ミーティングを終える前に何かつけ加えることはありますか。
  (A) 次はスケートの練習がもっと必要だと本当に思います。
  (B) 今日はたくさん学んだと言いたかっただけです。
  (C) そうですね、正直言って、それはわたしが考えていたことではありません
  (D) 私の考えでは、あしたまた集まる必要はありません。

(2) この暑さになんで耐えられるの？
  (A) 考えて見れば、実際それほど悪くないよ。
  (B) それはこの間のことだったよ。
  (C) 実は僕もまいってるんだ。
  (D) もっと涼しい場所にいると想像したい。

(3) 彼にいつ連絡してほしいですか？
  (A) 彼が連絡くれたら驚くでしょうね。
  (B) あなたはもう23日に彼と会う予約が取れていますよ。
  (C) 私の方で連絡を取るのでご心配なく。
  (D) たぶん木曜日に連絡があると思います。

(4) レジでお釣りをもらった。みんなにいくら借りがあるんだっけ。
  (A) 僕にはなにも。だいたい僕は払ってないんだから。
  (B) ああ、次の回にとっておいてよ。
  (C) お勘定書きいただけますか？私が払います。
  (D) 実際、きみは払いすぎてると思うよ。

(5) 「量よりも質」－私が言ってるのはそれ。この世界にはすでにガラクタがありすぎる。
  (A) そうだね。でもその考え方は高くつくだろうね。
  (B) それじゃ、それを探してショッピングを続けましょう。
  (C) 賛成。それがどれほど良いものかなんて誰が気にする？
  (D) ほんと、長く持つものが必要よね。

[解答]

(1) C (2) B (3) B (4) C (5) C

7 出題者が求めたポイント

[解答]

(A) 2 (B) 2 (C) 1 (D) 4 (E) 4

数　学

解答　23年度

1 出題者が求めたポイント（数学Ⅱ・指数対数関数）

〔解答〕

$t = \log_3 x$ とおく。$0 < x < 1$ より $t < 0$

よって，t の2次方程式 $t^2 + (p-2)t + p = 0$ ……①

が異なる2つの負の実数解を持つ条件を求める。

（ア）①の判別式をDとおくと
$$D = (p-2)^2 - 4 \times 1 \times p = p^2 - 8p + 4 > 0$$
$$\therefore p < 4 - 2\sqrt{3},\ 4 + 2\sqrt{3} < p$$

（イ）軸の方程式　$x = -\dfrac{1}{2}(p-2) < 0$　$\therefore p > 2$

（ウ）$t = 0$ のとき正となるから $p > 0$

（ア）（イ）（ウ）より

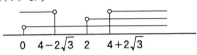

$$4 + 2\sqrt{3} < p \ \cdots\cdots \text{（①の答）}$$

2 出題者が求めたポイント（数学Ⅲ・微分と積分）

〔解答〕

（ⅰ）一般項を推定する。
$$f_1(x) = \sin x + \int_0^\pi \frac{2t}{\pi^2} \sin t\, dt$$
$$= \sin x + \frac{2}{\pi^2}\int_0^\pi t \sin t\, dt$$

ここで $\int t \sin t\, dt = \sin t - t \cos t + C$ より

$$\int_0^\pi t \sin t\, dt = \Big[\sin t - t\cos t\Big]_0^\pi = \pi$$

よって，$f_1(x) = \sin x + \dfrac{2}{\pi}$

$$f_2(x) = \sin x + \frac{2}{\pi^2}\int_0^\pi t\left(\sin t + \frac{2}{\pi}\right)dt$$
$$= \sin x + \frac{2}{\pi^2}\times \pi + \frac{4}{\pi^3}\int_0^\pi t\, dt$$
$$= \sin x + \frac{2}{\pi} + \frac{4}{\pi^3}\times \frac{\pi^2}{2} = \sin x + \frac{4}{\pi}$$

以上から　$f_n(x) = \sin x + \dfrac{2n}{\pi}$ ………Ⓐ　と推定する。

（Ⅰ）$n = 0$ のとき　$f_0(x) = \sin x$ より成り立つ。

（Ⅱ）$n = k$ のとき成り立つと仮定すると $f_k(x) = \sin x + \dfrac{2k}{\pi}$

$$f_{k+1}(x) = \sin x + \int_0^\pi \frac{2t}{\pi^2}\left(\sin t + \frac{2k}{\pi}\right)dt$$
$$= \sin x + \frac{2}{\pi^2}\int_0^\pi t\sin t\, dt + \frac{2}{\pi^2}\times \frac{2k}{\pi}\int_0^\pi t\, dt$$
$$= \sin x + \frac{2}{\pi^2}\times \pi + \frac{4k}{\pi^3}\times \frac{1}{2}\pi^2$$
$$= \sin x + \frac{2(k+1)}{\pi}$$

これは $n = k+1$ のときも成り立つことを示している。

（Ⅰ）（Ⅱ）よりⒶは $n \geq 0$ である全ての整数について成り立つ。　$f_n(x) = \sin x + \dfrac{2n}{\pi}$ ……………（②の答）

（ⅱ）一般項を推定する。
$$x^2 f_1(x) = x^3 + \int_0^x t(t+1)dt$$
$$= x^3 + \left[\frac{1}{3}t^3 + \frac{1}{2}t^2\right]_0^x$$
$$= \left(1 + \frac{1}{3}\right)x^3 + \frac{1}{2}x^2 \qquad \therefore f_1(x) = \frac{4}{3}x + \frac{1}{2}$$

$$x^2 f_2(x) = x^3 + \int_0^x t\left(\frac{4}{3}t + \frac{1}{2}\right)dt$$
$$= x^3 + \frac{4}{3}\int_0^x t^2 dt + \frac{1}{2}\int t\, dt$$
$$= x^3 + \frac{4}{3}\times \frac{1}{3}x^3 + \frac{1}{2}\times \frac{1}{2}x^2$$

よって，$f_2(x) = \left\{1 + \left(1 + \dfrac{1}{3}\right)\dfrac{1}{3}\right\}x + \left(\dfrac{1}{2}\right)^2$
$$= \left\{1 + \frac{1}{3} + \left(\frac{1}{3}\right)^2\right\}x + \left(\frac{1}{2}\right)^2$$

$$f_n(x) = \left\{1 + \frac{1}{3} + \left(\frac{1}{3}\right)^2 + \cdots + \left(\frac{1}{3}\right)^n\right\}x + \left(\frac{1}{2}\right)^n$$
$$= \left\{\frac{3}{2} - \frac{1}{2}\left(\frac{1}{3}\right)^n\right\}x + \left(\frac{1}{2}\right)^n \cdots\cdots Ⓑ$$

と推定する。

（Ⅰ）$n = 0$ のとき　$f_0(x) = \left(\dfrac{3}{2} - \dfrac{1}{2}\right)x + 1 = x + 1$ となり

Ⓑは成り立つ。

（Ⅱ）$n = k$ のとき成り立つと仮定すると
$$x^2 f_{k+1}(x) = x^3 + \int_0^x \left[\left\{\frac{3}{2} - \frac{1}{2}\left(\frac{1}{3}\right)^k\right\}t^2 + \left(\frac{1}{2}\right)^k t\right]dt$$
$$= x^3 + \left\{\frac{3}{2} - \frac{1}{2}\left(\frac{1}{3}\right)^k\right\}\frac{1}{3}x^3 + \left(\frac{1}{2}\right)^k \cdot \frac{1}{2}x^2$$
$$= \left\{1 + \frac{1}{2} - \frac{1}{2}\left(\frac{1}{3}\right)^{k+1}\right\}x^3 + \left(\frac{1}{2}\right)^{k+1}x^2$$

$$f_{k+1}(x) = \left\{\frac{3}{2} - \frac{1}{2}\left(\frac{1}{3}\right)^{k+1}\right\}x + \left(\frac{1}{2}\right)^{k+1}$$

これは $n = k+1$ のときも成り立つことを示している。

（Ⅰ），（Ⅱ）よりⒷは $n \geq 0$ である全ての整数について成り立つ。　$f(x)_n = \left\{\dfrac{3}{2} - \dfrac{1}{2}\left(\dfrac{1}{3}\right)^n\right\}x + \left(\dfrac{1}{2}\right)^n \cdots$（③の答）

3 出題者が求めたポイント（数学Ⅲ・微分積分，数学C・2次曲線）

〔解答〕

(1) 条件式を変形すると
$$\frac{x^2}{16} + \frac{y^2}{9} = 1 \cdots\cdots\cdots\cdots①$$

直線 $x + y = t$ と①が $x > 0$ において接するとき t は最大となる。

このときの接点を(x_1, y_1)
とすると接線の方程式は
$\begin{cases} \dfrac{x_1 x}{16} + \dfrac{y_1 y}{9} = 1 \cdots ② \\ \dfrac{x_1^2}{16} + \dfrac{y_1^2}{9} = 1 \cdots\cdots ③ \end{cases}$

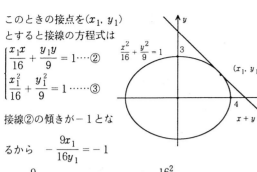

接線②の傾きが -1 となるから $-\dfrac{9x_1}{16y_1} = -1$

$y_1 = \dfrac{9}{16}x_1$ を③へ代入すると $x_1^2 = \dfrac{16^2}{25}$

$x_1 > 0$ より $x_1 = \dfrac{16}{5}$, $y_1 = \dfrac{9}{5}$

よって,最大値は $x_1 + y_1 = \dfrac{16}{5} + \dfrac{9}{5} = 5$ ………（④の答）

(ii) 楕円上の点 $p(x_2, y_2)$ における接線の方程式は
$\dfrac{x_2 x}{16} + \dfrac{y_2 y}{9} = 1$

x軸, y軸との交点はそれぞれ $\left(\dfrac{16}{x_2}, 0\right)$, $\left(0, \dfrac{9}{y_2}\right)$

よって,求める三角形の面積をSとおくと
$S = \dfrac{1}{2} \times \dfrac{16}{x_2} \times \dfrac{9}{y_2} = \dfrac{72}{x_2 y_2}$

ここで,$x_2 y_2 = s \, (>0)$ が最大となる (x_2, y_2) を求める。
$xy = s$ ………④ と①が接するとき xy は最大となる。

④より $y = \dfrac{x}{s}$ を①へ代入して整理すると
$9x^4 - 2 \times 72 x^2 + 16 s^2 = 0$ ………⑤

判別式をDとすると $\dfrac{D}{4} = 72^2 - 9 \times 16 s^2 = 0$ より
$s^2 = 36$
$s = 6$ のとき⑤より $(x^2 - 8)^2 = 0$
よって接点の座標は $x > 0$ より $\left(2\sqrt{2}, \dfrac{3}{2}\sqrt{2}\right)$ …（⑥の答）

このとき面積は $\dfrac{72}{6} = 12$ ………（⑤の答）

4 出題者が求めたポイント（数学Ⅲ・微分積分）
〔解答〕
$S_k = \int_k^{k+1} 4e^{-x} dx = \left[-4e^{-x}\right]_k^{k+1}$
$= \dfrac{4(e-1)}{e^{k+1}}$ ………（⑦の答）

$V_k = \pi \int_k^{k+1} (4e^{-x})^2 dx$
$= 16\pi \int_k^{k+1} e^{-2x} dx$
$= 16\pi \left[-\dfrac{1}{2}e^{-2x}\right]_k^{k+1} = \dfrac{8(e^2-1)\pi}{e^{2k+2}}$ ………（⑧の答）

$\sum_{n=1}^{\infty} S_n = 4\left\{\left(\dfrac{1}{e} - \dfrac{1}{e^2}\right) + \left(\dfrac{1}{e^2} - \dfrac{1}{e^3}\right) + \cdots\right\} = \dfrac{4}{e}$ …（⑨の答）

$\sum_{n=1}^{\infty} V_n = 8\pi\left\{\left(\dfrac{1}{e^2} - \dfrac{1}{e^4}\right) + \left(\dfrac{1}{e^4} - \dfrac{1}{e^6}\right) + \cdots\right\} = \dfrac{8\pi}{e^2}$ …（⑩の答）

5 出題者が求めたポイント（数学Ⅱ・図形と方程式）
〔解答〕
円の中心を $P\left(\dfrac{1}{2}, b\right)$ $(b>0)$ とおき,2つの接点のうち x 座標が大きい方をQとおく。
直線 $2x - y - 1 = 0$ と点Pとの距離が3となるから
$\dfrac{|1 - b - 1|}{\sqrt{2^2+1}} = 3$, $b > 0$ より $b = 3\sqrt{5}$
よって, $P\left(\dfrac{1}{2}, 3\sqrt{5}\right)$ ………………（⑪の答）

また,△PQM, △PRQ, △QRM は相似な直角三角形だから PQ = 3, PR = $3\sqrt{5}$, QR = 6
PM : PQ = 3 : $3\sqrt{5}$ より
$PM = \dfrac{3\sqrt{5}}{5}$
PQ : QM = PR : RQ より
$QM = \dfrac{6\sqrt{5}}{5}$

よって2つの接点の座標は
$\left(\dfrac{1}{2} + \dfrac{6\sqrt{5}}{5}, \dfrac{12\sqrt{5}}{5}\right)$…（⑫の答）
$\left(\dfrac{1}{2} - \dfrac{6\sqrt{5}}{5}, \dfrac{12\sqrt{5}}{5}\right)$…（⑬の答）

6 出題者が求めたポイント（数学Ⅰ・2次関数）
〔解答〕
2つの2次方程式の判別式をそれぞれ D_1, D_2 とおくと
$\dfrac{D_1}{4} = (2a)^2 - 1 \times 2b < 0$ より $2a^2 < b$ …………①
$\dfrac{D_2}{4} = (2b)^2 - 1 \times 2a < 0$ より $2b^2 < a$ …………②

この条件を満たす点 (a, b) は右の斜線の部分,境界線は含まない
直線 $b = a + p$ と $a = 2b^2$, $b = 2a^2$ が接するとき p が最大,および,最小となる。

$\begin{cases} b = a + p \\ a = 2b^2 \end{cases}$
より $2b^2 - b + p = 0$
判別式をDとすると $D = 1 - 4 \times 2 \times p = 0$
∴ $p = \dfrac{1}{8}$ このとき接点は $\left(\dfrac{1}{8}, \dfrac{1}{4}\right)$

また,
$\begin{cases} b = a + p \\ b = 2a^2 \end{cases}$ より $2a^2 - a - p = 0$
判別式をDとすると $D = 1 - 4 \times 2 \times (-p) = 0$ より $p = -\dfrac{1}{8}$
このとき接点は $\left(\dfrac{1}{4}, \dfrac{1}{8}\right)$

よって,境界線は含まないので
$-\dfrac{1}{8} < p < \dfrac{1}{8}$ ………………………………（⑭の答）

次に, q の最大値は $(a, b) = \left(\dfrac{1}{2}, \dfrac{1}{2}\right)$ のとき

よって, $q = \dfrac{1}{2} + \dfrac{1}{2} = 1$

q の最小値は $(a, b) = (0, 0)$ のとき $q = 0 + 0 = 0$

$\therefore 0 < q < 1$ ……………… (⑮の答)

7 出題者が求めたポイント（数学Ⅰ・三角比）
〔解答〕
(i) $\overline{AB} = \sqrt{4+4}$
$= 2\sqrt{2}$ ………… (⑯の答)
$\overline{AC} = 4$ ……… (⑰の答)

(ii) $S = \dfrac{1}{2} \times 4 \times 2 = 4$ (⑱の答)

(iii) △ABC は直角二等辺三角形なので
$\angle BAC = 45°$ …… (⑲の答)

(iv) △ABC に正弦定理を使って
$2R = \dfrac{2\sqrt{2}}{\sin 45°} = 4$
$\therefore R = 2$ ………………………… (⑳の答)

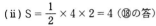

8 出題者が求めたポイント（数学A・確率）
〔解答〕

黒玉3個を取り出す確率は $\left(\dfrac{3}{6}\right)^3 = \dfrac{1}{8}$ ……… (㉑の答)

黒玉2個を取り出す確率は ${}_3C_2 \left(\dfrac{3}{6}\right)^2 \dfrac{3}{6} = \dfrac{3}{8}$

よって, 黒玉が2個以上の確率は

$\dfrac{1}{8} + \dfrac{3}{8} = \dfrac{1}{2}$ ……………………… (㉒の答)

赤玉, 白玉, 黒玉が1個ずつ取り出される確率は

$3! \times \dfrac{1}{6} \times \dfrac{2}{6} \times \dfrac{3}{6} = \dfrac{1}{6}$ …………… (㉓の答)

黒玉の個数の確率分布は

黒玉	0	1	2	3
確率	$\dfrac{1}{8}$	$\dfrac{3}{8}$	$\dfrac{3}{8}$	$\dfrac{1}{8}$

よって, 黒玉の個数の期待値は

$0 \times \dfrac{1}{8} + 1 \times \dfrac{3}{8} + 2 \times \dfrac{3}{8} + 3 \times \dfrac{1}{8} = \dfrac{3}{2}$ ‥(㉔の答)

物　理

解答　23年度

1　出題者が求めたポイント

万有引力による運動。万有引力による位置エネルギーを用いたエネルギー保存則や第1および第2宇宙速度の理解が問われている。

【解答】

1) $Mg[Kgm/s^2]$　　　　…(答)

2) 地球の質量を $M_E[Kg]$ とすると、位置エネルギー U は

$$U = - G \frac{M_E \cdot M}{R + H}$$

ここで $GM_E = gR^2$ を用いて

$$U = -\frac{MgR^2}{R + H} \quad [Kgm^2/s^2] \qquad …(答)$$

力学的エネルギー保存より

$$\frac{1}{2} MV_0{}^2 - \frac{MgR^2}{R} = -\frac{MgR^2}{R + H}$$

これを解いて　$V_0 = \sqrt{\dfrac{2gRH}{R + H}} \quad [m/s] \qquad …(答)$

3) 万有引力と遠心力のつり合いより

$$G \frac{M_E \cdot M}{(R + H)^2} = \frac{MV^2}{R + H}$$

$GM_E = gR^2$ を用い解くと、$V = R\sqrt{\dfrac{g}{R + H}} \quad (m/s)$

　　　　　　　…(答)

4) $V = (R + H)\omega$ が成り立つので　$\sqrt{\dfrac{g}{R + H}} = \omega$

よって　$H = \sqrt[3]{\dfrac{gR^2}{\omega^2}} - R \quad (m) \qquad …(答)$

5) 運動量保存則　$MV = (M - m)V' + m(V + U)$　…(答)

これを解いて　$V' = \dfrac{(M - m)V - mU}{M - m} \quad (m/s)$ …(答)

6) 力学的エネルギー保存より

$$\frac{1}{2} m(V + U)^2 - \frac{mgR^2}{R + H} = 0$$

これを解いて　$U = (\sqrt{2} - 1)V \quad (m/s) \qquad …(答)$

2　出題者が求めたポイント

熱量計による比熱を求める典型的問題。比熱と熱容量の相違が問われている。

【解答】

A) 液体 W の比熱を $c[J/gK]$、熱量計の熱容量を $C[J/K]$ とする。熱量の保存より

$$100c(37.0 - 20.0) + C(37.0 - 20.0) = 150c(50.0 - 37.0)$$

これより　$\dfrac{C}{c} = 14.70 \cdots$

よって $1.47 \times 10[g]$ に相当する　…(答)

B) $R = \dfrac{V}{I} = \dfrac{2.00}{3.00} = 0.6666 \qquad 6.67 \times 10^{-1}[\Omega]$ …(答)

電力 $P = IV = 3.00 \times 2.00 = 6.00 \quad [Kgm^2/s]$

…(答)

ジュール熱　　　　　　　…(答)

発熱量 $Q = Pt = 6.00 \times 5.00 \times 60$

$= 1.80 \times 10^3 [Kgm^2/s^2]$　…(答)

熱量の保存より、

$$1.80 \times 10^3 = 150c(28.0 - 25.0) + C(28.0 - 25.0)$$

A) の結果より $C = 14.7c$ を代入して解くと

$c = 3.642 \qquad 3.64 \quad [J/gK]$　…(答)

C) 熱量の保存より

$$200 \times 3.64 \times (29.0 - 25.0) + 14.7 \times 3.64 \times (29.0 - 25.0)$$
$$= 150c(85.0 - 29.0)$$

これを解いて $c = 0.3721$

比熱　$3.72 \times 10^{-1} \quad [J/gK]$　…(答)

$C = mc = 0.3721 \times 150 = 55.81$

熱容量　$5.58 \times 10 \quad [J/K]$　…(答)

3　出題者が求めたポイント

磁界内の導線の運動についての典型的標準問題。はじめにおもりが落下することに注意。

【解答】

1) $I = \dfrac{E}{R} \quad [A]$　　　　　　…(答)

2) 誘導起電力の向きは $Q \rightarrow P$ だから、高電位となるのは P　　　　　　…(答)

誘導起電力の大きさ　$V = vBL \quad [V]$　…(答)

回路に流れる電流　$I = \dfrac{E + vBL}{R} \quad [A]$　…(答)

磁界から受ける力の大きさ

$$F = IBL = \frac{(E + vBL)BL}{R} \quad [Kgm/s^2] \qquad …(答)$$

おもりの運動方程式　$Mg - F = Ma$　より

$$a = g - \frac{(E + vBL)BL}{MR} \quad [m/s^2] \qquad …(答)$$

3) 2) で求めたおもりの加速度の式で $a = 0$ として、

$$v = \frac{MgR - EBL}{B^2 L^2} \quad [m/s] \qquad …(答)$$

抵抗で発生する熱の単位時間当たりの値は

$$Q = I^2 R = \left(\frac{E + vBL}{R} \right)^2 R$$

上式の v の値を代入して

$$Q = \frac{M^2 g^2 R}{B^2 L^2} \quad [Kgm^2/s^2] \qquad …(答)$$

おもりが単位時間に失う位置エネルギーの大きさは

$$Mgv = Mg \times \frac{MgR - EBL}{B^2 L^2}$$
$$= \frac{(MgR - EBL)Mg}{B^2 L^2} \quad [Kgm^2/s^2] \qquad …(答)$$

[研究]

電池が単位時間にする仕事は、$IE = \dfrac{(E + vBL)}{R}$ である。

この式に v の値を代入すると $IE = \dfrac{MgE}{BL}$ である。

一方、単位時間に減少するエネルギーは $Q - Mgv$

であり、v の値を代入して $\dfrac{MgE}{BL}$ を得る。

以上より $IE = Q - Mgv$ となるので、エネルギーが保存されている。

化　学

解答　23年度

1 出題者が求めたポイント……典型元素の性質、リン酸の電離、イオン結晶の体積、アミノ酸、酸化数

(1) (ア) Mg 以外は冷水と容易に反応し、H_2 を発生する。
例えば、$2Na + 2H_2O \rightarrow 2NaOH + H_2$
Mg は熱水と反応し、H_2 を発生する。

(イ) 周期表で、左下に行くほどイオン化エネルギーは小さくなる。したがって、K が最小である。

(ウ) K (赤紫)、Na (黄)、Ca (橙赤) の炎色反応は覚えておく必要がある。

(2) 焼きセッコウの化学式は、$CaSO_4 \cdot \frac{1}{2}H_2O$ と表わされる半水和物である。

(3) リン酸は中程度の酸である。解答に示したように、$\rightleftarrows$ のように可逆反応として示せばよい。

(4) 単位が m^3 であることに注意する。このような場合はまず、密度を g/cm^3 の単位で求め、1 mol の体積を cm^3 単位で求める。その後、m^3 単位に換算するとよい。
NaCl の単位格子は下図のように表わされる。

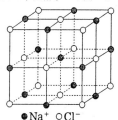
●Na^+　○Cl^-

単位格子の一辺の長さは、
$2 \times (1.16 \times 10^{-8} + 1.67 \times 10^{-8})$ (cm)
結晶の密度は、
$\dfrac{4 \times 58.5}{\dfrac{6.0 \times 10^{23}}{(2 \times 2.83 \times 10^{-8})^3}} = 2.15$ (g/cm^3)

したがって、NaCl 1 mol の体積は、
$\dfrac{58.5 (g/mol)}{2.15 (g/cm^3)} = 27.2$ (cm^3/mol)

これから m^3 単位に換算すればよい。$1 m^3 = 10^6 cm^3$ であるから、
$27.2 \times 10^{-6} = 2.72 \times 10^{-5} \fallingdotseq 2.7 \times 10^{-5} m^3$

(5) 硫黄を含むアミノ酸としては、システインとメチオニンがあり、メチオニンが必須アミノ酸である。

(6) 硫黄の化合物を酸化数の低いものから順に示す。ただし、S は単体である。

H_2S	<	S	<	SO_2	<	H_2SO_4, SO_3
−2		0		+4		+6

[解答]
(1) (ア) Mg　(イ) K　(ウ) Ca
(2) $CaSO_4 \cdot \frac{1}{2}H_2O + \frac{3}{2}H_2O \rightarrow CaSO_4 \cdot 2H_2O$

(3) $H_3PO_4 \rightleftarrows H^+ + H_2PO_4^-$
$H_2PO_4^- \rightleftarrows H^+ + HPO_4^{2-}$
$HPO_4^{2-} \rightleftarrows H^+ + PO_4^{3-}$

(4) $2.7 \times 10^{-5} m^3$
(5) メチオニン
(6) 最低：H_2S、最高：H_2SO_4

2 出題者が求めたポイント……銀イオンの反応、溶解度積

(1) (a) AgOH は生じないことに注意する。
$2AgOH \rightarrow Ag_2O + H_2O$ と変化し、褐色の Ag_2O を生じる。

(b) K_2CrO_4 水溶液は黄色の溶液である。硝酸銀と反応しクロム酸銀の暗赤色沈殿を生じる。

(2) (a) イオン反応式ならば、$Ag^+ + Cl^- \rightarrow AgCl$
(b) 加えた NaCl は、
$5.0 \times 10^{-4} \times \dfrac{50}{1000} = 2.5 \times 10^{-5}$ (mol)

したがって、$[Cl^-] = \dfrac{2.5 \times 10^{-5}}{\dfrac{100 + 50}{1000}}$
$= 1.67 \times 10^{-4}$ (mol/L)

$[Ag^+]$ は、
$\dfrac{1.5 \times 10^{-6} \times \dfrac{100}{1000}}{\dfrac{150}{1000}} = 1.0 \times 10^{-6}$ (mol/L)

溶解度積は、
$K_S = [Ag^+][Cl^-] = 1.0 \times 10^{-6} \times 1.67 \times 10^{-4}$
$= 1.67 \times 10^{-10}$
$\fallingdotseq 1.7 \times 10^{-10}$ (mol/L)^2

(3) AgCl、AgBr、AgI のそれぞれの溶解度積を比べると、AgCl ＞ AgBr ＞ AgI の順で小さくなっている。したがって、はじめに沈殿するのは AgI で、最後は、AgCl である。
なお、ハロゲン化銀は、AgF のみ水に溶解しやすく、他は水に難溶である。

(b) 沈殿 B が生じ始めるときの $AgNO_3$ 水溶液の体積を求め、その体積より小さければ沈殿 A のみを生じる。
$K_S = [Ag^+][Br^-] = 4.9 \times 10^{-13}$
ここで、$[Br^-] = 3.0 \times 10^{-7}$ (mol/L) であるから、沈殿を生じ始めるときの $[Ag^+]$ は、
$[Ag^+] = \dfrac{4.9 \times 10^{-13}}{3.0 \times 10^{-7}} = 1.63 \times 10^{-6}$ (mol/L)

AgBr の沈殿を生じ始める $AgNO_3$ 水溶液の体積を V (mL) とすると、次式が成り立つ。

$\dfrac{8.0 \times 10^{-5} \times \dfrac{V}{1000}}{\dfrac{100}{1000}} = 1.63 \times 10^{-6}$

久留米大学（医）23 年度　(22)

これより，$V = 2.03 \div 2.0 \,(\mathrm{m}l)$

これ以下のとき，沈殿 A のみを生じる。ちなみに，$AgNO_3$ 水溶液を1滴(体積を 0.01 ml と仮定する)入れたとすると，

$$[Ag^+] = \frac{8.0 \times 10^{-5} \times \dfrac{0.01}{1000}}{\dfrac{100}{1000}} = 8.0 \times 10^{-9}$$

$[Ag^+][I^-] = 8.0 \times 10^{-9} \times 3.0 \times 10^{-7} = 2.4 \times 10^{-15}$

この値は，AgI の溶解度より大きいので，沈殿 A を生じることになる。

[解答]

(1) (a) $2AgNO_3 + 2NaOH \rightarrow 2NaNO_3 + Ag_2O + H_2O$

　　(b) $2AgNO_3 + K_2CrO_4 \rightarrow 2KNO_3 + Ag_2CrO_4$

(2) (a) $AgNO_3 + NaCl \rightarrow NaNO_3 + AgCl$

　　(b) $1.7 \times 10^{-10} \,\mathrm{mol^2/L^2}$

(3) (a) A：AgI　B：AgBr　C：AgCl

　　(b) $2.0 \,\mathrm{cm}^3$ 以下

3 出題者が求めたポイント……サリチル酸の性質，芳香族化合物の識別，元素分析

(1) サリチル酸と無水酢酸の反応は，

（アセチルサリチル酸）

サリチル酸とメタノールの反応は，

（サリチル酸メチル）

(2) 重要な化合物は構造式で書けなければいけない。

(3) それぞれの構造式を書けば明らかである。

酸性を示す官能基は，-OH，-COOH
-COOH が示す酸性が最も強い。
酸性の強さは，①＞③＞②となる。
これらの K_a の値を示すと，
①$1.8 \times 10^{-3}$　③$3.3 \times 10^{-4}$　②$1 \times 10^{-9}$

(4) フェノールを穏やかな条件でニトロ化すると，

ニトロフェノールを生じる。ニトロ基は，o 位又は p 位に入る。
o-ニトロフェノール(A)は右図に示すように，分子内で水素結合を形成する。…の部分である。

　p-ニトロフェノール(B)は，分子間で水素結合を形成するため融点が高くなる。

(c) 分子式は，$C_6H_5O_3N$ である。分子量は 139。

C；$\dfrac{12 \times 6}{139} \times 100 = 51.79 \div 51.8\%$

H；$\dfrac{1.0 \times 5}{139} \times 100 = 3.597 \div 3.60\%$

O；$\dfrac{16 \times 3}{139} \times 100 = 34.53 \div 34.5\%$

N；$\dfrac{14}{139} \times 100 = 10.07 \div 10.1\%$

合計すると 100% になる。

[解答]

(1) ア.無水酢酸　イ.メタノール

(2) 　(3) サリチル酸＞アセチルサリチル酸＞サリチル酸メチル

(4) (a) A. 　B.

(b) 水素結合

(c) 炭素；51.8%　水素；3.60%　酸素；34.5%

4 出題者が求めたポイント……ペプチド，アミノ酸，イオン交換クロマトグラフィー

(1) このトリペプチドにはベンゼン環をもつアミノ酸が入っているため濃硝酸を反応させるとニトロ化が起き，黄色に呈色する。この後アンモニア水を加えるとベンゼン環に結合した官能基(-OH)の電離状態が変化するため色調が変化する。

(2) トリペプチド X を加水分解した水溶液は強い酸性になっているので，アミノ酸は陽イオンになっている。したがってこれらのアミノ酸は陽イオン交換樹脂に吸着している。溶出液の pH を徐々に大きくしていくと，等電点が小さいものから溶出していく。b の等電点が 5.7 であるから (ii) は pH = 7 の溶液，a の等電点が 9.7 であるから (iii) は pH = 13 の溶液と考えられる。

(3) ベンゼン環をもつアミノ酸が含まれているので，アミノ酸 b はチロシン，等電点 9.7 のアミノ酸 a は塩基性アミノ酸(-NH₂を2つもつ)でリシンである。

(4) 0.85g の NH_3 を生じたので，N の質量は，

$$0.85 \times \frac{14}{17} = 0.70 \,(g)$$

窒素の含有率は，

$$\frac{0.70}{5.90} \times 100 = 11.86 \div 12\%$$

(5) トリペプチド X は，
①2個の a と1個の b から成る。
②1個の a と2個の b から成る。
のいずれかである。

①の分子量は，$146 \times 2 + 181 - 2 \times 18 = 437$
②の分子量は，$146 + 181 \times 2 - 2 \times 18 = 472$

(4)の結果から，NH_3 は，

$$\frac{0.85 \,(g)}{17 \,(g/mol)} = 0.050 \,(mol)$$

②の場合,

$$\frac{0.050}{5.90/472} = 4$$

つまり，トリペプチドXは4個のNを含むことがわかる。

①の場合

$$\frac{0.050}{5.90/437} = 3.7$$

整数にならない。

以上から，トリペプチドXは，2個のチロシンと1個のリシンから成ることがわかる。その分子量は，472である。

[解答]

(1) キサントプロテイン反応，橙黄色

(2) 2

(3) a；リシン　b；チロシン

(4) 12%　(5) 472

生　物

解答　23年度

Ⅰ　出題者が求めたポイント(Ⅰ・細胞、Ⅱ・酵素)

問1．細胞の構造に関する基本的な問題である。細胞分画法を元に出題されている。

問2．DNAはヒストンというタンパク質に巻きついて染色体の微細構造ヌクレオソームを形成している。

問4．(a)コハク酸脱水素酵素はクエン酸回路で働く酵素。(b)ヒストンはDNAとともに染色体を形成するタンパク質。(c)ナトリウムポンプは細胞膜に多く存在し能動輸送を行う。細胞膜はAとEに存在するが、最も豊富に存在するのは大きな細胞膜の断片が集まるA画分と考えられる。

問5．最適pHに関する設問。酵素はpHにより活性部位の立体構造が変化し、基質の結びつきに影響が出る。一般にはpH7付近が最も活性が高いが、酵素が働く環境により最適pHは異なる。リソソーム内は酸性であるため、リソソーム内で働く酵素は酸性側に最適pHがある。

[解答]

問1.(1)核　(2)染色体　(3)核小体　(4)ミトコンドリア　(5)リソソーム　(6)リボソーム　(7)小胞体　(8)タンパク質合成

問2.DNA、ヒストン(タンパク質)

問3.クエン酸回路、電子伝達系

問4.(a)F　(b)A　(c)A

問5.酵素はpHにより活性部位の立体構造が変化するため、酵素活性が最も高くなる最適pHがある。リソソーム内のタンパク質分解酵素は酸性側に最適pHがあるため、酸性であるリソソーム内で高活性を保てる。(92字)

Ⅱ　出題者が求めたポイント(Ⅱ・進化、集団遺伝)

進化のしくみの遺伝子平衡に関する法則であるハーディ・ワインベルクの法則に関する問題。集団遺伝は過去何度も出題されている分野である。

問1．ハーディ・ワインベルクの法則が成立するための基本的な条件であり、この条件が成立すれば遺伝子頻度は世代を経ても変化しない。解答の中から3つ解答する。

問2．Aの遺伝子頻度はAAの頻度PとAaの頻度Qの1/2を足したものである。aの遺伝子頻度も同様に考える。

問3．雌雄の頻度は同じであるため、交配対の片方がAaである頻度はQとなる。

問4　交配対の両方がAaである頻度はQ^2となる。

問5　ハーディ・ワインベルクの法則では遺伝子頻度は世代を経ても変化しない。よって次世代のAA,Aa,aaの頻度は現世代と変わらずP：Q：Rとなる。

問6．集団からaaの個体が排除されるため、集団全体

は1－Rとなる。aの遺伝子頻度は0.5Qとなるため、0.5Q/1－Rすなわち、Q/2(1－R)となる。

[解答]

問1.
・任意交配(自由交配)である。
・集団の個体数が十分に大きい。
・他の集団の間で個体の流出・流入がない。
・突然変異がおこらない。
・自然選択が働かない。
上記の中から3つ解答する。

問2．Aの遺伝子頻度：P＋0.5Q
　　　aの遺伝子頻度：R＋0.5Q

問3．Q

問4．Q^2

問5．AA：P　Aa：Q　aa：R

問6．$\dfrac{Q}{2(1-R)}$

Ⅲ　出題者が求めたポイント(ⅠⅡ・酵素)

問1．・2．酵素の基本性質とアロステリック酵素についての設問である。

問3．・4．基質濃度と酵素濃度に関する基本的な設問である。それぞれグラフを元に整理しておきたい。

[解答]

問1.(1)基質　(2)基質特異性　(3)活性部位(活性中心)　(4)アロステリック酵素　(5)負のフィードバック　(6)補酵素

問2．アロステリック部位　問3．Ⅱ　問4．Ⅲ

Ⅳ　出題者が求めたポイント(Ⅰ・腎臓)

問1．腎臓についての基本的知識が問われており、仕組みをきちんと理解しておくことが必要である。

問2．尿素など不要なものは腎細管で再吸収されにくいため、濃縮される。

問3．ナトリウムポンプは能動輸送であるためATPを必要とすること、ATPを合成するミトコンドリアが図5より基底膜側に多く見られることより、ナトリウムポンプが基底膜側に局在することを述べる。

[解答]

問1.(1)腎小体　(2)糸球体　(3)ボーマンのう　(4)原尿　(5)腎細管(細尿管)　(6)グルコース　(7)能動輸送　(8)鉱質コルチコイド　(9)濃度勾配　(10)高張　(11)バソプレシン　(12)低張

問2．糸球体からボーマンのうにろ過され、腎細管であまり再吸収されずに尿中に排出される。(40字)

問3．ナトリウムイオンの再吸収を行うナトリウムポンプは能動輸送であり、ATPを必要とする。ATPを合成するミトコンドリアが基底膜側に多いことから、ナトリウムポンプは基底膜側に局在していると考えられる。(97字)

平成22年度

問 題 と 解 答

平成22年度

英　語

問題　　　　　　　　　22 年度

1　次の英文を読んで，下記の問いに答えよ。

　　　When it first became practical and inexpensive enough to be mass-produced, plastic was (　a　) as a miracle material. Its resilience, light weight, flexibility, and imperviousness to water have made it useful in thousands of (　b　), from high-tech aerospace parts to low-tech milk jugs. But plastic is not a miracle. It is something more like a Pandora's box. And that is leading many to question the sustainability of its production.

　　　The petrochemical factories that produce plastic consume about 270 million tons of oil and natural gas every year. These fossil fuels provide both the power and the raw materials that transform crude oil into common plastics. The world's known reserves of these fossil fuels are expected to run out in about 75 years. The (　c　) also creates massive amounts of pollution.

　　　After it is used, plastic becomes a part of the waste stream. But unlike discarded paper, sewage, or steel, plastic is not readily reabsorbed into the environment. A discarded leather shoe, for instance, will have completely decomposed within a century or so after being taken to a landfill. A plastic ski boot, on the other hand, will still be intact tens and even hundreds of thousands of years later.

　　　To solve these problems, scientists are developing new ways to create useful, readily biodegradable plastics. One of the most (　d　) of these is to grow it biologically or refine it from agricultural products. Currently, three basic technologies seem most promising. These include converting plant sugars into plastic, producing plastic inside microorganisms, and growing plastic granules in the stalks and leaves of common plants such as corn.

　　　The first of these methods is most promising. Chemists have succeeded in turning the sugar from corn and other plants into a biodegradable plastic called polylactide (PLA). Microorganisms are used to transform the sugar into lactic acid, a natural acid found in milk. The lactic acid molecules are then chemically linked into chains to form PLA. A similar biodegradable plastic, known as polyhydroxyalkanoate (PHA), is made by a simpler process, in which microorganisms convert the sugar directly into PHA.

　　　Several problems have yet to be solved, such as the fact that decomposition of these plastics releases carbon dioxide and other pollutants into the air. But the day may come when both food and the plastic for the containers it is put in can be (　e　) from the same field.

1　本文の空所(a)～(e)に入れるのに最も適切な語を，下記の(1)～(4)からそれぞれ１つずつ選び，その番号をマークせよ。

(a)　(1)　hesitated　　　(2)　hated　　　　(3)　hastened　　　(4)　hailed

(b)　(1)　accomplishments　(2)　architectures　(3)　armaments　　(4)　applications

(c)　(1)　perspective　　(2)　portent　　　(3)　provocation　　(4)　process

(d)　(1)　interrogating　(2)　insulting　　(3)　intriguing　　(4)　indiscriminating

(e)　(1)　reaped　　　　(2)　reflected　　(3)　rescued　　　(4)　restricted

2　本文の内容と最もよく適合するものを下記の(a)～(h)から４つ選び，その記号をマークせよ。

(a)　The main topic of the passage is alternative methods of producing plastics.

(b)　The author implies that the invention of plastic brought some advantages, but created a wide array of new problems.

(c)　Unlike a plastic ski boot, a discarded leather shoe will have completely decomposed, but is never readily reabsorbed into the environment.

(d) The third paragraph shows the difference between biodegradable and non-biodegradable waste.

(e) The author doubts that producing plastic inside microorganisms is most promising as a new way to create useful, readily biodegradable plastics.

(f) The author assumes that converting plant sugars into plastic is most promising.

(g) Both PLA and PHA are linked into chains to make the lactic acid molecules.

(h) Many scientists who are worried that decomposition of the plastics releases carbon dioxide and others into the air regard the problem as the one which cannot be solved.

2 次の英文が完成した文章になるように，その文章に沿って，(1)〜(3)の(a)から(g)をそれぞれ並べ替えよ。そして，1番目，3番目，6番目にくる最も適切なものを1つずつ選び，その記号をマークせよ。

Both in popular imagination and still to a certain extent among the preconceptions of some modern historians, European rural (1)((a) cooperation, neighbourliness, and common enterprise (b) of relatively static, isolated, and self-sufficient (c) by ties of mutual (d) society before industrialization (e) local communities (f) consisted largely (g) bound together economically and emotionally). The reality, of course, was very different, as a great deal of recent research by social historians has demonstrated. European peasantries seem almost invariably to have been profoundly stratified, and (2)((a) ubiquitous in (b) was (c) although (d) both Eastern and Western Europe (e) and decision-making (f) "communal" self-regulation (g) some form of village assembly for), so also were the dominance of the large and the marginality of the small; we search in vain for village democracy or egalitarianism. Just as (3)((a) were (b) constant (c) obligations and (d) as rivalries within (e) disputes with (f) peasant communities (g) landlords and states over) rights, usually small-scale wars of attrition and occasionally assuming dramatic proportions as riots or genuine revolts.

3 次の文章の下線部(A)の英訳と下線部(B)の和訳を解答欄に記入せよ。

Research into the past is not a way of explaining how we got the present we are in, in case we happened to want it explained and happened to want to employ someone with academic skills to help us. Rather, there is no knowledge of the present that is not constructed from ideas that were generated strictly in one's own past but were acquired or adopted through the kinds of communication that characterize our social life. ということはつまり，「現在」の課題を検討すれば，必ずや「過去」の思想，出来事を検討するということになるというわけである。(A) Or rather, because the present is itself constantly precipitating out of those ideas and events, any examination of the present is essentially a reexamination of those ideas and events from the past that we take the present to be. As we do this the present tends to lose whatever simplicity we thought it possessed, and it becomes more complicated, more ambiguous — and more generously endowed with possibilities.(B) An unexamined present yields a future that is more of the same.

4 次の英文(1)〜(5)の空欄（ ア ）〜（ オ ）に入れるのに最も適切なものを，下記の(a)〜(d)の中からそれぞれ1つずつ選び，その記号をマークせよ。

(1) My pictures （ ア ） until next week.

(a) won't be developed　　(b) don't develop　　(c) aren't developing　　(d) won't develop

(2) Something must be done quickly if endangered species （ イ ）saved.

(a) have been　　(b) be being　　(c) will be　　(d) are to be

(3) It is a beautiful car, but it is not (ウ) the price that I paid for it.

   (a) worth   (b) worthy   (c) balance   (d) value

(4) In negotiating a treaty, diplomats must be careful not to (エ) suspicion.

   (a) heed   (b) discourage   (c) tabulate   (d) incite

(5) In order to avoid (オ) a serious illness, most travelers receive medical advice and inoculations prior to leaving their countries.

   (a) coming down with   (b) coming out with   (c) coming after with   (d) coming through with

---

5 次の英文(1)～(5)の下線部1～4の中で，英語の表現として最も不適切なものをそれぞれ1つずつ選び，その番号をマークせよ。

(1) Fencing <u>it is</u> a sport <u>based on</u> the ancient practice of fighting with swords, <u>which</u> are no longer used <u>as</u> military
            1   2   3   4
weapons.

(2) It was the first of <u>the many teachings</u> about <u>courage</u> I have received in my life <u>and it</u> meant a great deal <u>on me</u>.
                      1   2   3   4

(3) Psychologists see <u>folkloric materials</u> <u>as</u> providing a window <u>into</u> the workings of the <u>humanity</u> mind.
                    1   2   3   4

(4) Although the U.S. <u>boasts with</u> the most <u>advanced</u> medical technology in the world, many Americans <u>can't afford</u> basic
                  1   2   3
<u>health care</u>.
  4

(5) <u>Certain</u> environmental changes are <u>occurring to</u> today at rates <u>never seen</u> in our planet's <u>recent history</u>.
   1   2   3   4

---

6 次の英文(1)～(5)の応答として最も適切なものを，それぞれ下記の(A)～(D)の中から1つずつ選び，その記号をマークせよ。

(1) I was just about to print out your letter of recommendation.

  (A) I really appreciate the help, Professor Michael.

  (B) O.K. Let's see. I'll just read through it real quickly here.

  (C) They're sure it would impress the people doing the hiring at Tea-Tech Corporation.

  (D) Good, I'll just print it out then.

(2) Hi, Pamela. How's everything?

  (A) Great. I just found out that my application for that teaching job was accepted.

  (B) Yeah. Well, see you later. It's time for me to go get a lesson ready.

  (C) I can sympathize with you. Sometimes I wish there were 25 hours in a day.

  (D) Yeah. At least now I'll be able to pay my rent.

(3) Why do I sometimes hear glaciers described as "rivers of ice"?

  (A) I don't see how that could be.

  (B) Good question, Judy.

  (C) I'm sure a lot of dirt and rock get pushed around.

  (D) Because that brings us to the second major type of glacier, the valley glacier.

(4) You were promoted to sales manager, weren't you?

  (A) New sales manager should take a series of training courses.

  (B) How did you know that?

  (C) I guess somebody from the sales department is replacing our general manager.

  (D) Our client is on vacation until next Wednesday.

(5) It's your turn to fix dinner tonight. You know you are a very good cook.

(A) Sure, I'll do that. I'm pretty good at doing the dishes.

(B) Thank you for the compliment. I'll fix some Chinese dishes tonight.

(C) Who is going to cook dinner for a change?

(D) What kind of dishes will be prepared tonight?

---

7 次のA.～E.のそれぞれ4つの単語の中から，下線部の発音が他のものと**異なるもの**を1つずつ選び，その番号をマークせよ。

A.	1. reactionary	2. protract	3. affable	4. blatant
B.	1. secession	2. indelible	3. concede	4. referential
C.	1. deplorable	2. prophesy	3. wobble	4. admonish
D.	1. indolent	2. infamy	3. implicate	4. capsize
E.	1. clustery	2. clueless	3. bruise	4. outdo

数　学

問題

22 年度

次の　□　に適切な解を入れよ。複数の解がある場合は，コンマで区切ってすべての解を記入すること。

1. θ が $0 < \theta < \dfrac{\pi}{2}$ かつ $\cos 2\theta = \sin 3\theta$ の関係式を満たすとき，$\theta =$ ⑤① であり，$\sin\theta =$ ② となる。

2. 関数 $f(x) = \cos^2(2x - 3\pi)$ の周期は ③ であり，関数 $g(x) = \cos^3(3x + \pi)$ の周期は ④ である。

3. 実数 a，b に対して $a \bigstar b$ を次のように定義するとき，

$$a^2 > 2b \text{ のとき } a \bigstar b = 2a + 2b$$
$$a^2 \leqq 2b \text{ のとき } a \bigstar b = 2a^2$$

(a) $1 \bigstar 3 =$ ⑤ となり，$3 \bigstar 1 =$ ⑥ となる。また，方程式 $(x-1) \bigstar x = 0$ の解は $x =$ ⑦ である。

(b) 座標平面上で 2 つのグラフ $y = x \bigstar 2$ と $y = 4x + k$ の交点が，1 つであるための k の条件は ⑧ ，2 つであるための k の条件は ⑨ ，3 つであるための k の条件は ⑩ である。ただし，k は実数とする。

4. x が実数であるとき，関数 $f(x) = 2x\sqrt{2 - x^2}$ の定義域は ⑪ であり，$f(x)$ は $x =$ ⑫ のとき最小値 ⑬ をとり，$x =$ ⑭ のとき最大値 ⑮ をとる。座標平面上の $y = f(x)$ のグラフと x 軸とで囲まれる部分の面積は ⑯ であり，このグラフを y 軸の回りに回転させてできる立体の体積は ⑰ である。

5. 次の積分の値を求めると，

$$\int_1^3 \frac{\log_e x}{x^2}\, dx = ⑱ \ , \quad \int_1^3 \frac{\log_e x}{x^3}\, dx = ⑲ \ , \quad \int_4^5 \frac{3x - 7}{x^3 - 6x^2 + 11x - 6}\, dx = ⑳$$

となる。

6. $\cos\theta + i\sin\theta$ が方程式 $x^3 - 2x^2 + ax - 3 = 0$ の解の 1 つであるとき，$a =$ ㉑ ，$\theta =$ ㉒ である。このとき，方程式の 3 つの解は ㉓ ，㉔ と，㉕ となる。ただし，i は虚数単位であり，$0 \leqq \theta \leqq \pi$ とする。

7. 男 4 人で 120 日かかる仕事を，女 6 人ですると 100 日かかるものとする。この仕事を男 2 人と女 3 人ですると ㉖ 日かかる。また，この仕事を 40 日は男 3 人でやり，残りを男 2 人と女 5 人ですると，最初の取りかかりから終了まで ㉗ 日かかる。なお，男女それぞれにおいて，1 日の仕事量に個人差はなく，総仕事量は単純に加算されるものとする。

8. サイコロをふって，出た目が偶数であれば 2 点加算され，奇数であれば 1 点差し引かれるゲームを考える。持ち点 0 から始めたとき，3 回目，5 回目のゲームを終えた時点で持ち点が 0 以上である確率は，それぞれ ㉘ ，㉙ である。また，9 回目を終えた時点での持ち点の期待値は ㉚ である。

物理

問題　22年度

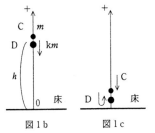

図1a

1　2つのボールを種々の高さより同時に落下させる実験を行った。2つのボールの運動は同一鉛直線上でおきたものとする。また，ボール同士の衝突，およびボールと床との衝突は弾性衝突であるとする。重力加速度を g [m/s^2] として以下の問いに答えなさい。運動表現では鉛直上向きを正に，床の高さを原点にとるとする。解答にあたっては，途中の計算も簡単に示し，解答欄 [　　] 内に国際単位系(SI)を用いた単位を簡潔な形で記入しなさい。

[A] 同じ質量 m [kg] の2つのボールA，Bをそれぞれ高さ H [m]，h [m]（$H > h$）から同時に，初速 0 m/s で落下させた（図1a）。

1) ボールBが床に達するまでの時間と，床との衝突直後の速度を求めなさい。

2) ボールBが床と衝突し，はねかえった後さらに運動し，その速さが初めて 0 m/s となった。落下を始めてからその時までの時間，およびその時のボールBの高さを求めなさい。また，その時に落下してきたボールAとボールBとが衝突するためには，高さ H [m] はいくらでなければならないか。

[B] 質量が m [kg] であるボールCと，質量がボールCの k 倍（ただし $k > 1$），すなわち km [kg] であるボールDを用いて実験をした。ボールDを高さ h [m] から，ボールCをボールDのすぐ上の位置から同時に初速 0 m/s で落下させた（図1b）。

1) ボールDが床に衝突し，はねかえった直後にボールCと衝突した（図1c）。衝突位置は床面より高さ 0 m とみなし，ボールCの衝突直前の速度は高さ h [m] を落下したときの速度とみなせるとする。衝突直前のボールCの速度を求めよ。衝突直後でのボールC, Dの速度を V_C', V_D' として，衝突前後での運動量の保存を式で表しなさい。

2) 衝突直後のボールCの速度 V_C' を求めなさい。衝突後初めて，ボールCの速度が 0 m/s となる時の高さを求めなさい。

3) $k = 3$ のとき，ボールCの到達する高さは h の何倍か。また，$k = 3$ のときの衝突直後のボールDの速度 V_D' はいくらか。

2　異なる性質を持つ物質に波が進むときの振舞いに関して，（　　）内の適当な語句を選び，あるいは語句，式を書き入れて文章を完成させなさい。有効数字は2桁とする。

図2aのように，円柱の一部を，中心軸に平行な平面Pで切り取った形状をした物体Zがある。光波が軸 l に平行に平面Pに垂直に進入するときの様子を底面から見た様子が，図2bに模式的に示されている。軸 l はもとの円柱の中心軸と直交し，平面Pに垂直である。光波の進行方向と境界面Pとが垂直であると，光波はその方向を変えずにL点より物質中に進入する。次に曲面Qの境界面でM点に達し，（ ① ）の法則にしたがって，光波はさらに進むと考えられる。（ ① ）の法則は，波面を素元波に分解したり，その共通に接する直線，曲線が新たな波面を作るとする（ ② ）の原理を用いて導かれる。曲面Qが緩やかであるとして，境界面を，この曲面Qと点Mで接する平面 UMV で表して光波の進む方向を考えてみよう。平面 UMV にM点を通る法線 RMS を描く。角 LMR は入射角 θ_i である。物体Zを出た光の進路上に点Cをとる。角 SMC は屈折角 θ_t であり，入射角 θ_i と，周囲の物質に対する物体Zの屈折率 n_Z との間には，（ ③ ）という関係がある。n_Z が"1.0"より大きいとき屈折角 θ_t は入射角 θ_i より（④ 大きく，小さく），したがって，光波はこの物質を通過後，軸 l (⑤ から遠ざかる，に近づく）ように進む。

空気中に置かれたガラスがこの物体Zであるとき，屈折率n_zは約(⑥ 0.67, 1.0, 1.5)であるので，この形の物体は焦点距離が(⑦ 正，負)で表現されるレンズのような働きをする。ところで，屈折率はその物質中を進む光の速さを表す係数でもあるので，今の場合，ガラス中を進む光の速さと空気中を進む光の速さの比は(⑧ n_z^2, n_z, $1/n_z$, $1/n_z^2$)の関係がある。したがって，上のような振舞いは波の速さによる表現でも可能となる。周囲が空気で，薄いプラスチックで上記の形を保っている水が物体Zで

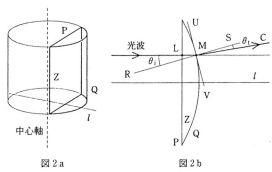

図2a　　　図2b

ある場合を考えてみる。プラスチックの厚さが十分に薄い時，それは無視できるとする。水中を進む音波の速さは空気中を進む音波の速さの約(⑨ 0.21倍，4.4倍，28倍)なので，音波はこの形の水を通過後，軸l(⑩ から遠ざかる，に近づく)ように振舞う。すなわち，水でできた物体Zは空気中で，音波に対して焦点距離が(⑪ 正，負)で表現されるレンズのような働きをする。

3 図3aのように，磁束密度B[T]の鉛直下向きの磁場中で，長さL[m]の導体棒がO端を中心に一定の角速度ω[rad/s]で回転している。導体棒の回転面と磁場は垂直である。自由電子の電荷を$-e$[C]とし，電子にはたらく遠心力は無視する。次の問いに答えなさい。解答欄[　]内には対応する単位を，国際単位系(SI)による簡潔な形で記入すること。

1) 導体棒中の自由電子が磁場から受ける力の名称は何か。O端から距離r[m]にある1個の自由電子が受ける力の大きさはいくらか。また，自由電子はO，Qのどちらの方に移動するか。

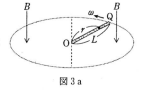

図3a

2) 自由電子の移動によって発生した電場の大きさを求めよ。また，電場の向きはOからQ，QからOのどちらか。

3) 導体棒が1s間あたりに磁場を横切る面積はいくらか。また，導体棒に発生する誘導起電力の大きさはいくらか。

次に，図3bのように導体棒のQ端と半径L[m]の円形導線とを接触させ，O端と円形導線の間に抵抗値R[Ω]の電気抵抗を接続し，前と同じ一定の角速度ω[rad/s]で導体棒を回転させた。ただし，導体棒と円形導線の電気抵抗はないものとする。

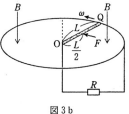

図3b

4) 電気抵抗を流れる電流はいくらか。導体棒に電流が流れ，導体棒は回転方向とは逆方向に磁場から力を受ける。導体棒を一定の角速度で回転させるための外力Fは，導体棒の中点に加えている。外力の向きは，回転面内で導体棒に対して垂直である。外力の仕事率と外力の大きさはいくらか。

久留米大学(医) 22年度 (8)

化　学

問題　　　　　　　　　　　　22年度

全問をとおして必要があれば，次の原子量を用いよ。H = 1.0, C = 12, N = 14, O = 16, Na = 23, I = 127
なお，計算問題については，解答欄に答えのみを，有効数字2桁で書くこと。

1　酢酸および酢酸ナトリウムは共に水溶液中で電離するが，酢酸ナトリウムは水溶液中でほぼ完全に電離するのに対し，弱酸である酢酸の電離度は非常に小さいことが知られている。酢酸ナトリウムの電離度を1として，以下の問いに答えよ。ただし，温度条件はすべて25℃とし，25℃での酢酸の電離定数K_aを2.7×10^{-5} mol/Lとする。また，必要があれば，$\log_{10} 2 = 0.30$，$\log_{10} 3 = 0.48$の値を使用せよ。

(1) 濃度0.10 mol/Lの酢酸水溶液150 mLに，濃度0.10 mol/Lの水酸化ナトリウム水溶液50 mL加えた。得られた溶液のpHを求めよ。

(2) (1)の混合溶液200 mLに0.50 mol/Lの塩酸を2.5 mL加えた時の混合溶液のpHを求めよ。

(3) 濃度0.10 mol/Lの酢酸水溶液400 mLに，酢酸ナトリウム・三水和物の結晶を溶かして，pH 5.0の緩衝溶液を調製したい時，必要な酢酸ナトリウム・三水和物の結晶は何gか。ただし，この時の酢酸ナトリウム・三水和物の結晶の純度は100 %とし，溶解による溶液の体積変化はないものとする。

(4) (3)のpH緩衝溶液では，水溶液中の全酢酸のうち何%が酢酸イオンとして存在しているか答えよ。

2　合成樹脂は医療の分野でも様々な用途で用いられている。合成樹脂には，ポリスチレンのような熱可塑性樹脂と，フェノール樹脂のような熱硬化性樹脂とがある。熱可塑性樹脂の多くは（　ア　）重合で合成されるが，ペットボトルや医用容器に使用されているPET樹脂は（　イ　）と（　ウ　）との（　エ　）重合で合成される。ポリスチレンはスチレンが（　ア　）重合したものであり，使い捨ての注射筒や採血瓶などに利用されている。ポリスチレンに（　オ　）を作用させると，スルホ基をもつ陽イオン交換樹脂が生成する。イオン交換樹脂は，純水の製造や，金属イオン，有機化合物の分離などに広く利用されている他，医薬品にも応用されており，高脂血症治療薬のコレスチラミンは陰イオン交換樹脂である。フェノール樹脂は，フェノールとホルムアルデヒドを酸や塩基を触媒として（　エ　）重合させてつくる樹脂であり，電気絶縁性，耐薬品性に優れているため，医療機器部品として利用されている。また，ジクロロジメチルシランやトリクロロメチルシランを原料として合成される（　カ　）樹脂は，耐水性，耐薬品性に優れ，生体組織に対して無刺激性であるため，カテーテルや人工血管などに利用されている。以下の問いに答えよ。

(1) （　ア　）～（　カ　）内にあてはまる適切な語句を記せ。

(2) 波線部において，酸触媒，塩基触媒を用いた時に生じる中間生成物の名称をそれぞれ答えよ。

(3) 次のうち，熱硬化性樹脂に分類されるのはa～eのうちどれか。記号で答えよ。
　　a．ポリ塩化ビニル樹脂　　b．メタクリル樹脂　　c．フッ素樹脂　　d．メラミン樹脂　　e．ABS樹脂

(4) 平均分子量2.5×10^4のPET樹脂の平均重合度はいくらか。

(5) 下線部の陽イオン交換樹脂に濃度未知の硫酸銅(II)水溶液を15 mL通した後，よく水で洗浄し，流出液と水洗液とを合わせて0.10 mol/Lの水酸化ナトリウム水溶液で滴定したところ，中和するのに9.0 mLを要した。この硫酸銅(II)水溶液のモル濃度を求めよ。

(6) 4種類の有機化合物（グルコース，アラニン，リシン，グルタミン酸）を溶かしてpH 4に調製した試料溶液を下線部の陽イオン交換樹脂に流した。次に試料を含まない溶液を流し，そのpHを4から13まで徐々に大きくして，流出液を試験管にすべて回収した。流出してくる順番に物質の名称を記せ。

3 硝酸は代表的な強酸の1つであり，その酸化力は強く，イオン化傾向の小さい金属とも反応し，溶解することができる。また，有機化学においてはニトロ基やアミノ基を付加する際に用いられる化合物であり，火薬の製造，医薬品の合成など広く利用されている。硝酸は工業的にはアンモニアを原料としたオストワルト法で合成されており，この方法は以下の三段階の反応からなっている。

① アンモニアと空気を混合し，白金触媒下約800℃で加熱すると一酸化窒素が発生する。
② 一酸化窒素は空気中の酸素と反応し，二酸化窒素が発生する。
③ 二酸化窒素と温水を反応させることで硝酸と一酸化窒素が発生する。

この③で生成した一酸化窒素は回収され，②の過程で再利用される。以下の問いに答えよ。

(1) 反応①において，酸化剤，還元剤をそれぞれ答えよ。また，その化合物中の酸化数が変化した元素について，その酸化数の変化をそれぞれ答えよ。

(2) 銅は希硝酸，濃硝酸それぞれと反応し，硝酸銅(Ⅱ)を生じる。このとき希硝酸を用いると副生成物として一酸化窒素が発生するが，濃硝酸を用いた反応では副生成物として二酸化窒素が発生する。それぞれの化学反応式を記せ。

(3) 反応①～③を全て合わせ，オストワルト法による硝酸合成の化学反応式を記せ。

(4) オストワルト法の反応が完全に進んだとして，$5.0 \, m^3$ のアンモニアから何 kg の硝酸が得られるか。また，③の過程で一酸化窒素を回収しなかった場合，得られる硝酸は何 kg になるか。

4 動植物の生体内に存在する脂肪や油は油脂と呼ばれ，高級脂肪酸とグリセリンがエステル結合した構造をもっている。油脂は常温において固体で存在する脂肪と液体で存在する脂肪油とに分類される。この違いは主に構成する高級脂肪酸の違いによるが，一般に脂肪を構成する高級脂肪酸の炭化水素鎖には（ ア ）結合が多く，また，脂肪油を構成する高級脂肪酸の炭化水素鎖には（ イ ）結合を含むものが多い。油脂の加水分解産物である高級脂肪酸は両親媒性であり，そのアルカリ塩は界面活性剤としても利用されている。これは非水溶性の物質に対してもミセルを形成し，溶解することができるからであり，高級脂肪酸が（ ウ ）性である炭化水素基，（ エ ）性であるカルボキシル基からなることに由来している。

今ここに，ある単一の化合物からなる油脂がある。この油脂をアルカリを用いてけん化したところ，2種類の高級脂肪酸とグリセリンに分解された。けん化後の高級脂肪酸はパルミチン酸(炭素数16)とリノレン酸(炭素数18)の混合物であり，そのモル比は2：1であった。また，この高級脂肪酸の混合物1モルに水素を加えたところ，1モルの水素を消費し，反応後の物質はパルミチン酸とステアリン酸の混合物であることがわかった。以下の問いに答えよ。

(1) グリセリンの構造式を例にならって記せ。
(2) 文中の（ ア ）～（ エ ）内にあてはまる適切な語句を記せ。
(3) 下線部の高級脂肪酸の混合物をオゾン分解したところ右図に示すような3種類のカルボニル化合物が検出された。混合物に含まれているパルミチン酸とリノレン酸の構造式を例にならって記せ。
(4) 下線部の高級脂肪酸の混合物のヨウ素価を答えよ。なお，ヨウ素価とは試料100 g 当たりに付加するヨウ素の質量をグラム単位で表したものである。

$$\overset{O}{\underset{\|}{H-C}}-(CH_2)_4-COOH$$

$$\overset{O}{\underset{\|}{H-C}}-CH_2-CHO$$

$$CH_3-(CH_2)_4-CHO$$

図　検出されたカルボニル化合物

（構造式の例）

$$CH_2=CH-(CH_2)_4-CHO$$

生　物

問　題　　22年度

1 次の文を読み，以下の問いに答えなさい。

哺乳類では血液の循環によって体内の各組織に栄養分や酸素を供給し，老廃物を排出する器官へ輸送する。哺乳類の血管系は末梢部において毛細血管となって動脈と静脈を結んでおり，このような血管系を（　a　）と呼ぶ。もし血管が傷ついて血液成分が血管外へ流出すると場合によっては生命の維持に支障をきたすため，血管に傷がついた場合速やかにそれを感知して血管から血液成分の流出を防ぐ血液凝固というメカニズムが存在する。

たとえば，血管が傷ついてその周囲にある結合組織が血液成分と接触するような状況が生じると，結合組織中に存在するコラーゲンに（　b　）が結合することによって（　b　）は細胞中からさまざまな物質を血液中に放出する。また結合組織中からトロンボプラスチンと呼ばれる因子が血中に放出される。それらの物質の働きによって，血中のプロトロンビンは（　c　）という活性化型の酵素となり，（　c　）は同じく血中に存在するフィブリノーゲンを加水分解して（　d　）に変える。（　d　）は繊維状になり互いに絡まりあってその中に赤血球を巻きこんで細胞が集まった塊となり，血栓（けっせん）が形成される。

血管内に形成された血栓が血流に乗って体内を循環するようになると，血管が細くなった部分に血栓が詰まって塞栓（そくせん）症を起こすことがある。長時間同じ姿勢をとっていると血液の流れが滞って大腿部の静脈において血栓が生じることがあり，これによって生じる塞栓症を静脈血栓塞栓症（いわゆるエコノミークラス症候群）という。

心臓には拍動が自動的に起こる刺激伝導系という仕組みがあり，起点となる右心房の洞房結節が（　e　）となり一定のリズムで活動電位を発生して心房を拍動させ，さらに房室結節からヒス束，プルキンエ繊維を経て心室を拍動させる。心房細動とは，この刺激伝導系がうまく機能しなくなり心房が一定のリズムで拍動することができなくなった状態である。心房細動が起こると左心房内で血流が滞り血栓ができることがあるが，左心房内でできた血栓は脳血管につまって脳梗塞（こうそく）（脳塞栓症）の原因となることが多い。

問1　（　a　）～（　e　）の中にあてはまる語句を入れなさい。

問2　下線部1について，大腿部の静脈で生じた血栓が血流に乗って体内を循環した場合，次のどの器官で最も塞栓症を起こしやすいと考えられるか。答えを(1)～(4)の中から選び，その理由を50字以内で述べよ。

(1) 脳　　　　　　　　(2) 肝臓　　　　　　　　(3) 肺　　　　　　　　(4) 腎臓

問3　下線部2について，その理由を50字以内で述べよ。

2 次の文を読み，以下の問いに答えなさい。

遺伝子の本体であるDNAは，糖，塩基と（　a　）からなる（　b　）が構成単位である。糖は，（　c　）と呼ばれる五炭糖である。塩基には4種類がある。DNAの複製のしくみは（　d　）と呼ばれる。これは，（　e　）と（　f　）によって実験で証明された。今，^{15}Nをもつ塩化アンモニウムを唯一の窒素源とする培地Aと^{14}Nをもつ塩化アンモニウムの培地Bがある。A培地で何代も培養した大腸菌を，B培地に移して培養を続けた。

問1　文中の（　a　）から（　f　）の中に適切な名称を入れよ。

問2　文中の下線部について，4種類の塩基のうち，（　g　）と（　h　），（　i　）と（　j　）はそれぞれ相補性をもち塩基対を形成する。g, h, i, jの塩基の名称を書け。ただし，略号ではなくカタカナでの名称を書け。

問3　大腸菌をB培地に移した後，1回目の分裂直後の2本鎖DNAの中で，^{15}Nと^{14}Nの両方を含む2本鎖DNAの比率を求めよ。

問4　n回目の分裂直後の2本鎖DNAの中で，^{15}Nと^{14}Nの両方を含む2本鎖DNAの比率を求めよ（ただし，nは2以上の自然数とする）。

問5　文中の（　d　）と呼ばれるDNAの複製のしくみの合理的な点を60字以内で記述せよ。

3 次の文を読み，以下の問いに答えなさい。

飲酒によってヒトが体内に摂取したエチルアルコールは，胃や十二指腸，小腸で大部分が吸収されて血液中に取り込まれ（　a　）を通って（　b　）へ送られる。エチルアルコールの大部分は（　b　）で酢酸と二酸化炭素に分解される。（　b　）では，まずエチルアルコールはアルコール脱水素酵素によって分解されてアセトアルデヒドとなり，さらにアセトアルデヒドはアルデヒド脱水素酵素によって分解されて酢酸となる。（　b　）の細胞中には主に 2 種類のアルデヒド脱水素酵素が含まれており，1 つは細胞質中に存在する ALDH 1，もう 1 つはミトコンドリア中に存在する ALDH 2 であるが，エチルアルコールの代謝には ALDH 2 が主に働いていると考えられる。

下の図はヒトの ALDH 2 のアミノ酸配列を決めている遺伝子(ALDH 2 遺伝子)から転写された mRNA の塩基配列のうちの一部を示している。ヒトの ALDH 2 遺伝子には下線部の 1 ケ所の塩基が G，A のどちらであるかによって 2 種類の遺伝子があり，それぞれの遺伝子が転写・翻訳されてできる ALDH 2 は，この 1 塩基の違いによって ALDH 2 のアミノ酸配列全 517 個のうち 487 番目のアミノ酸の種類が変化し，アルデヒド脱水素酵素としての酵素活性が異なるものになるということが分かっている。この塩基が A であるとアセトアルデヒド脱水素酵素の活性が極めて弱くなり，アセトアルデヒドを効率よく分解することができなくなる。アジア系以外の人種が持つ ALDH 2 遺伝子では上記の塩基はほとんど G であり，アジア系の人種の一部に A の塩基を持つ ALDH 2 遺伝子を持つ人が存在する。[1]

.... GCAGGCAUACACUGAAGUGAAAACUGUGAGUGUGG....

注)左から右の方向へ塩基配列を読みながらアミノ酸に翻訳されるものとする

図　ALDH 2 遺伝子の mRNA の一部

問 1　（　a　）には適切な血管名を，（　b　）には適切な器官名を入れなさい。

問 2　図の塩基配列の中の下線部の塩基が G および A の場合，下線部の塩基を含むコドンに対応するアミノ酸はそれぞれ何になるか。下の遺伝暗号表を参考にして答えなさい。

問 3　文中の下線部 1 について，日本人においては A の塩基を持つ ALDH 2 遺伝子のホモ接合体である人が全体の 9 % を占め，ハーディ・ワインベルグの法則が成立すると仮定して，日本人の集団における G の塩基を持つ ALDH 2 遺伝子の遺伝子頻度を求めよ。

第1番目の塩基		第2番目の塩基 U	第2番目の塩基 C	第2番目の塩基 A	第2番目の塩基 G	第3番目の塩基
	U	UUU フェニルアラニン	UCU セリン	UAU チロシン	UGU システイン	U
	U	UUC フェニルアラニン	UCC セリン	UAC チロシン	UGC システイン	C
	U	UUA ロイシン	UCA セリン	UAA (終止)**	UGA (終止)	A
	U	UUG ロイシン	UCG セリン	UAG (終止)	UGG トリプトファン	G
	C	CUU ロイシン	CCU プロリン	CAU ヒスチジン	CGU アルギニン	U
	C	CUC ロイシン	CCC プロリン	CAC ヒスチジン	CGC アルギニン	C
	C	CUA ロイシン	CCA プロリン	CAA グルタミン	CGA アルギニン	A
	C	CUG ロイシン	CCG プロリン	CAG グルタミン	CGG アルギニン	G
	A	AUU イソロイシン	ACU トレオニン	AAU アスパラギン	AGU セリン	U
	A	AUC イソロイシン	ACC トレオニン	AAC アスパラギン	AGC セリン	C
	A	AUA イソロイシン	ACA トレオニン	AAA リシン	AGA アルギニン	A
	A	AUG メチオニン(開始)*	ACG トレオニン	AAG リシン	AGG アルギニン	G
	G	GUU バリン	GCU アラニン	GAU アスパラギン酸	GGU グリシン	U
	G	GUC バリン	GCC アラニン	GAC アスパラギン酸	GGC グリシン	C
	G	GUA バリン	GCA アラニン	GAA グルタミン酸	GGA グリシン	A
	G	GUG バリン	GCG アラニン	GAG グルタミン酸	GGG グリシン	G

＊開始コドン…AUG はメチオニンに対応するが，同時にタンパク質の合成開始の信号となっている。

＊＊終止コドン…UAA，UAG，UGA は，対応する転移 RNA がなく，このトリプレットでタンパク質の合成を停止する。

4 次の文を読み，以下の問いに答えなさい。

脊椎動物の体液は，血液，(a)，(b)に分けられる。血液は有形成分である赤血球，(c)，(d)，と液体成分の(e)からできている。赤血球は，(f)という赤い色素タンパク質を含む細胞であり，酸素を全身へ供給する。哺乳類において，胎児は酸素を胎盤の組織を経由して母体の血液から得ている。

問1 上の文中の(a)から(f)に適切な語句を書け。

問2 図1は，3つの異なる二酸化炭素分圧に対して，本文中の(f)と酸素が結合した割合(酸素飽和度)と酸素分圧との関係を示した図である。この図は何と呼ばれるか。

問3 図1において，肺胞での酸素分圧が90 mmHg，二酸化炭素分圧が40 mmHg，組織での酸素分圧が20 mmHg，二酸化炭素分圧が60 mmHgであるとき，運ばれてきた酸素の何％が組織において放出されるか。

問4 図2は酸素飽和度と酸素分圧との関係を表した模式図である。本文中の(e)がpH 7.0のときの曲線が(B)であるとき，pH 6.5のときの曲線は(A)，(B)，(C)のうちどれか。

問5 哺乳類の胎児は，成人とは異なる性質の(f)をもっている。図2において，母体の(f)の曲線が(B)であるとき，胎児の(f)の曲線は(A)，(B)，(C)のうちどれか。

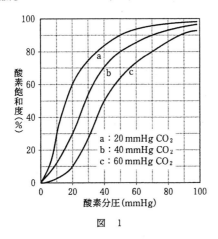

図 1

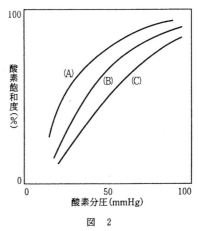

図 2

英　語

解答　　22年度

I　出題者が求めたポイント

[全訳]

　プラスティックが最初に実用化され大量生産できるほど安価になったとき、それは奇跡の材料として(a)歓迎された。プラスティックはその持つ弾力性、軽量、柔軟性、不透水性によって、ハイテクな宇宙船の部品からローテクなミルクポットにまで及ぶ数知れない(b)応用に使われてきた。しかし、プラスティックは奇跡ではない。それはパンドラの箱のようなものだ。そしてそのことによって、多くの人たちは、プラスティックを生産し続けることに疑問を持つようになってきている。

　プラスティックを生産する石油化学工場は、年間約2億7000万トンの石油と天然ガスを消費する。これらの化石燃料が電力や原材料となり、原油を日用のプラスティックへと変える。これらの化石燃料の今わかっている世界埋蔵量は、およそ75年で尽きると予想されている。その(c)過程ではまた、大量の汚染が生み出される。

　プラスティックは、使用された後にはごみの流れの一部となる。しかし、捨てられた紙や汚物やスチールなどと違って、プラスティックはすぐには環境に再吸収されない。たとえば捨てられた革靴は、埋立地に運ばれた後1世紀やそこらで完全に分解してしまうが、一方で、プラスティックのスキーブーツは、何万年あるいは何十万年後もまだ残っているだろう。

　科学者たちはこのような問題を解決するために、有益で容易に生物によって分解されるプラスティックを作り出す、新しい方法を開発しつつある。その中で最も(d)興味深いもののひとつが、それを生物学的に育てること、あるいはそれを農作物から精製することだ。現在、3つの基本技術が最も有望なようだ。それは、植物の糖をプラスティックに変えるもの、微生物の内部でプラスティックを製造するもの、トウモロコシなどの普通に見られる植物の茎や葉の中で、プラスティック粒を栽培するというものである。

　この内の最初に挙げた方法が、一番有望だ。化学者たちは、トウモロコシや他の植物から取った糖を、ポリラクチド(PLA)と呼ばれる生物分解性のプラスティックに変えることに成功している。微生物が、糖をミルクの中に見られる天然の酸である乳酸に変化させるのに使われる。乳酸の分子は、それから化学的に鎖状に結合してPLAを形成する。ポリ水酸アルカン酸塩(PHA)として知られる同じような生物分解性プラスティックは、もっと簡単な過程で作られるが、この場合には微生物が糖を直接PHAに変えるのである。

　これらのプラスティックの分解が、二酸化炭素やその他の汚染物質を空気中に放出するという事実があるなど、解決されるべき問題はまだいくつかある。しかし、食料もそれを入れる容器のプラスティックもとも

に、同じ畑から(e)収穫できる日はやって来るだろう。

[問2の選択肢の意味]

(a)この英文の主題はプラスティックを製造する別の方法である。

(b)プラスティックの発明は利益をもたらしたが、広範に新しい問題が生まれたと筆者は言っている。

(c)プラスティックのスキーブーツと違って、捨てられた革靴は完全に分解はするが、たやすく環境に再吸収されることはない。

(d)第3パラグラフは、生物分解性のごみと生物分解性でないごみとの違いを言っている。

(e)有用で生物によって分解されやすいプラスティックを作り出す新しい方法として、微生物内でプラスティックを製造することが最も有望だということに、筆者は疑いを持っている。

(f)植物の糖をプラスティックに変えることが最も有望だと筆者は思っている。

(g)PLAもPHAも、鎖状に結合して乳酸塩の分子を作る。

(h)プラスティックの分解が二酸化炭素などを空気中に放出することを心配する多くの化学者たちは、この問題を解決できない問題とみなしている。

[解答]

問1.(a) 4　(b) 4　(c) 4　(d) 3　(e) 1

問2.a, d, e, f

II　出題者が求めたポイント

[全訳]

　普通の人たちの想像するところでも、さらには、ある程度までは現代の歴史学者の認識の中でも、産業革命以前のヨーロッパの地域(1)社会は主に、相互扶助、近所意識、共通の生業という絆によって経済的にも感情の上でも結びついた、比較的変化のない孤立した自足的な地域共同体から成り立っていた。現実はもちろん、社会歴史学者たちによる最近の数多くの研究が論証しているように、非常に異なったものであった。ヨーロッパの農民は、ほとんど常に細かく階層化され、(B)「共同体の」自律と意思決定を図るようななんらかの形態の村の集会は、東ヨーロッパと西ヨーロッパの両方でどこにでも見られたが、同じく、多数派の支配と少数派の不遇もまたどこにでもあった。村の民主主義や平等主義はどこを探してもない。ちょうど農民の共同体内部の競争と同じく、常に存在していたのは、領主や国家との義務と権利をめぐる争い、通常は小規模な消耗戦、時には暴動や反乱のような劇的な権力奪取であった。

[並べかえて完成した英文]

(1)...European rural [society before industrialization / consisted largely / of relatively static, isolated, and self-sufficient / local communities

久留米大学(医) 22年度 (14)

/bound together economically and emotionally /
by ties of mutual /cooperation, neighbourliness,
and common enterprise].

(2)...and [although / some form of village assembly
for / "communal" self-regulation / and decision-
making / was / ubiquitous in / both Eastern and
Western Europe], so also were the

(3) Just as [constant / as rivalries within / peasant
communities / were / disputes with / landlords
and states over / obligations and] rights, ...

[解答]
(1) 1番目：d   3番目：b   6番目：c
(2) 1番目：c   3番目：f   6番目：a
(3) 1番目：b   3番目：f   6番目：g

Ⅲ　出題者が求めたポイント

　過去を探ることは、私たちが今いる現在をどうやって手に入れたのかを説明する方法ではない。思いつきで説明しようとしたり、説明の補助に学問的な技法を持つ誰かを持ち出してきたりするような場合には。むしろ、現在の知識というのは必ず、厳密にその人自身の過去に生まれた思想、しかし私たちの社会生活の特徴である種々のコミュニケーションを通して獲得され採用されたような思想から、構築されるものなのである。

　(A)ということはつまり、「現在」の課題を検討すれば、必ずや[過去]の思想、出来事を検討するということになるというわけである。あるいはむしろ、現在それ自体が常に、それらの思想と出来事からまっすぐにつながって出てきているので、現在を検討することは、本質的に過去の思想や出来事を再検討することなのである。(B)私たちがそうするにつれて、現在は、私たちが思っていたような単純さを失い、より複雑に、より曖昧に、そしてより豊かに可能性を秘めたものとなるだろう。検討されない現在は、それと似たり寄ったりの未来を生み出す。

[解答]
(A) That is to say, the examination of 'the present'
issues inevitably leads to an examination of the
ideas and the events of 'the past'.
(B) 私たちがそうするにつれて、現在は、私たちが思っていたような単純さを失い、より複雑に、より曖昧に、そしてより豊かに可能性を秘めたものとなるだろう

Ⅳ　出題者が求めたポイント
[正解を入れた英文の意味]
(1)私の写真は来週まで現像されないだろう。
(2)絶滅危惧種を救わなければならないなら、直ちに何かしなければならない。
(3)それは美しい車だが、私が払った値段に値しない。
(4)条約の交渉にあたっては、外交官は疑惑を抱かせないように気をつけなければならない。

(5)ほとんどの旅行者は、重い病気になるのを避けるために、出国する前に医療的な助言と接種を受ける。
[解答]
(1) a　(2) d　(3) a　(4) d　(5) a

Ⅴ　出題者が求めたポイント
[英文の訳と誤りの訂正]
(1)フェンシングは古代の刀剣による闘いを基にしたスポーツであるが、その刀剣は今はもう、戦争用の武器としては使用されていない。
　　　　下線部1)　it is → is
(2)それは、私が今までの人生の中で受けた、勇気についての多くの教えの中でも一番の教えであり、私にとって大きな意味を持っていた。
　　　　下線部4)　on me → to me
(3)心理学者は民俗的な事物を、人間の心の働きをのぞく窓になってくれるものと見なす。
　　　　下線部4)　humanity → human
(4)アメリカは世界で最も進んだ医療技術を自慢するが、多くのアメリカ人は基本的な医療にもお金を払えない。
　　　　下線部1)　boasts with → boasts of
(5)ある環境変化が、地球の近年の歴史の中では決して見られなかった割合で、今日起こっている。
　　　　下線部2)　occurring to → occurring
[解答]
(1) 1　(2) 4　(3) 4　(4) 1　(5) 2

Ⅵ　出題者が求めたポイント
[全訳]
(1)ちょうどあなたの推薦状を印刷しようとしていたんです。
　(A)マイケル先生、助けていただいて本当にありがとうございます。
　(B)わかりました。見てみましょう。ここですぐに読んでしまいますから。
　(C)ハイテクコーポレーションで採用に当たっている人たちの印象に残ること請け合いです。
　(D)よろしいですね。では私が印刷しましょう。
(2)ハーイ、パメラ。調子はどう？
　(A)上々よ。教職に応募していたのが通ったとわかったばかりなの。
　(B)ええ、じゃあ、後で。授業の準備をしに行かなくちゃいけない時間だから。
　(C)同情するわ。時々一日に25時間あるといいと思うわ。
　(D)ええ、少なくとも今は、家賃を払うことができそうよ。
(3)時々グレイシアー(氷河)が「氷の河」と表現されるのを聞きますが、どうしてですか。
　(A)どうしてそんなことになるのかわかりません。
　(B)ジュディー、いい質問ですね。
　(C)きっと、たくさんの泥や岩が押されあったりする

からでしょう。
　(D)なぜなら、そこから2番目の大きな種類のグレイ
　　シアー、ヴァレー氷河の話になるからです。
(4)販売部長に昇進したのではないのですか。
　(A)新しい販売部長は一連の訓練コースを取らなけれ
　　ばなりません。
　(B)どうしてそれを知ったのですか。
　(C)販売部から来る誰かが今の総務部長に代わると思
　　います。
　(D)私たちのお客様は次の水曜日まで休暇です。
(5)今晩の夕食はあなたが作る番よ。料理がとても上手
　よね。
　(A)そうだね、僕がやるよ。皿洗いはかなり得意なん
　　だ。
　(B)お褒めに預かってありがとう。今夜は中国料理を
　　作ろう。
　(C)代わりに誰が料理するの？
　(D)今夜はどんな種類の料理が出るの？
[解答]
(1) A　(2) A　(3) B　(4) B　(5) B

Ⅶ　出題者が求めたポイント
[解答]
A. 4　B. 3　C. 1　D. 4　E. 1

数　学

解答　22年度

1 出題者が求めたポイント（数学Ⅱ・三角関数）
〔解答〕
$$\cos 2\theta = \sin\left(\frac{\pi}{2} - 2\theta\right) = \sin 3\theta \text{ より } \frac{\pi}{2} - 2\theta = 3\theta$$
$$\therefore \theta = \frac{\pi}{10} \cdots\cdots\cdots (①の答)$$

また，$\cos 2\theta = \sin\left(\frac{5}{2}\pi - \theta\right) = \sin 3\theta$ のとき $\theta = \frac{\pi}{2}$（不適）

次に条件式を変形する
$$1 - \sin^2\theta = 3\sin\theta - 4\sin^3\theta$$
$$4\sin^3\theta - 2\sin^2\theta - 3\sin\theta + 1 = 0$$

ここで $x = \sin\theta$ とおくと
$$x^3 - 2x^2 - 3x + 1 = 0 \quad (x-1)(4x^2+2x-1) = 0$$
$$x = \sin\theta = 1 \text{ は } 0 < \theta < \frac{\pi}{2} \text{ より不適}$$
$$4x^2 + 2x - 1 = 0 \text{ より } x = \frac{-1 \pm \sqrt{5}}{4}$$
$$0 < \theta < \frac{\pi}{2} \text{ より } x = \sin\theta = \frac{-1+\sqrt{5}}{4} \cdots\cdots (②の答)$$

2 出題者が求めたポイント（数学Ⅱ・図形と方程式）
〔解答〕
$$f(x) = \cos^2(2x-3\pi) = \cos^2(2x-\pi)$$
$$= \cos^2 2x = \frac{1}{2}(1+\cos 4x)$$

このとき $f\left(x+\frac{\pi}{2}\right) = \frac{1}{2}\{1+\cos(4x+2\pi)\}$
$$= \frac{1}{2}(1+\cos 4x) = f(x)$$

よって，周期 $\frac{\pi}{2}$ ……………… (③の答)

$g(x) = \cos^3(3x+\pi) = -\cos^3 3x$

このとき $g\left(x+\frac{2}{3}\pi\right) = -\cos^3(3x+2\pi) = -\cos^3 3x = g(x)$

よって周期 $\frac{2}{3}\pi$ ……………… (④の答)

3 出題者が求めたポイント（数学Ⅲ・微分積分）
〔解答〕
(a) $1^2 \leq 2 \times 3$ より $1 \bigstar 3 = 2 \times 1^2 = 2$ ……(⑤の答)
　　$3^2 > 2 \times 1$ より $3 \bigstar 1 = 2 \times 3 + 2 \times 1 = 8$ (⑥の答)

また，$(x-1)^2$ と $2x$ の大小を比べる。
(ア) $x < 2-\sqrt{3}$, $2+\sqrt{3} < x$ のとき，
$$2(x-1) + 2x = 0 \quad \therefore x = \frac{1}{2}$$
これは条件に反するので不適
(イ) $2-\sqrt{3} \leq x \leq 2+\sqrt{3}$ のとき
$$2(x-1)^2 = 0 \quad \therefore x = 1 \text{(⑦の答)}$$
これは条件を満たす
(b) $x^2 > 2 \times 2$ のとき
$$y = 2x + 2 \times 2$$

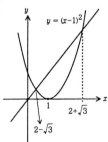

$x^2 \leq 2 \times 2$ のとき $y = 2x^2$
$y = 4x+k$ が $(-2, 8)$ を通るのは
$$8 = 4(-2) + k \quad \therefore k = 16$$
また $y = 2x^2$ と $y = 4x+k$ が接するのは
$2x^2 = 4x+k$, $2x^2 - 4x - k = 0$
の判別式をDとすると
$$\frac{D}{4} = 2^2 - 2 \cdot (-k) = 0 \text{ より}$$
$k = -2$

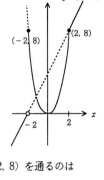

また，$y = 4x+k$ が $(-2, 0)$, $(2, 8)$ を通るのは
$b = 8$, $k = 0$
よって，交点が1つであるためには
$\quad k < -2, \ 0 < k \leq 8, \ 16 < x$ ………… (⑧の答)
また，交点が2つであるためには
$\quad k = -2, \ k = 0, \ 8 < k \leq 16$ ………… (⑨の答)
また，交点が3つであるためには
$\quad -2 < k < 0$ ………………… (⑩の答)

4 出題者が求めたポイント（数学Ⅲ・微分積分）
〔解答〕
$2 - x^2 \geq 0$, $(x-\sqrt{2})(x+\sqrt{2}) \leq 0$ より定義域は
$$-\sqrt{2} \leq x \leq \sqrt{2} \cdots\cdots\cdots\cdots (⑪の答)$$

$f(-x) = 2(-x)\sqrt{2-(-x)^2} = -2x\sqrt{2-x^2} = -f(x)$ よりこの関数は原点に関して対称となる。

$$f'(x) = 2\sqrt{2-x^2} + 2x \cdot \frac{-2x}{2\sqrt{2-x^2}} = -\frac{4(x-1)(x+1)}{\sqrt{2-x^2}}$$

増減表は

x	$\sqrt{2}$		-1		1		$\sqrt{2}$
$f'(x)$		$-$	0	$+$	0	$-$	
$f(x)$	0	↘	-2	↗	2	↘	0

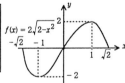

グラフは右図のようになる。
よって
　　$x = -1$ のとき ……………………………… (⑫の答)
　　　最小値 -2 ……………………………… (⑬の答)
　　$x = 1$ のとき ……… (⑭の答), 最大値 2 ……… (⑮の答)

次に $0 \leq x \leq \sqrt{2}$ の部分の面積を S_1 とおくと
$$S_1 = \int_0^{\sqrt{2}} 2x\sqrt{2-x^2}\,dx$$

$t = 2-x^2$ とおくと　$dt = -2x\,dx$　　$x\ \ 0 \to \sqrt{2}$
　　　　　　　　　　　　　　　　　　　　　　　$t\ \ 2 \to 0$

すると $S_1 = \int_2^0 \sqrt{t}(-dt) = \int_0^2 \sqrt{t}\,dt = \left[\frac{2}{3}t^{\frac{3}{2}}\right]_0^2 = \frac{4}{3}\sqrt{2}$

よって求める面積 $S = 2S_1 = \frac{8}{3}\sqrt{2}$ ………… (⑯の答)

次に求める回転体の $0 \leq y \leq 2$ の部分の体積を V_1 とおく。

$y = 2x\sqrt{2-x^2}$ とおき両辺を2乗する。

$y^2 = 4x^2(2-x^2)$, $4x^4 - 8x^2 + y^2 = 0$

ここで $X = x^2$ とおく。$4X^2 - 8X + y^2 = 0$ より

$$x^2 = \frac{4 \pm 2\sqrt{16-y^2}}{4} = \frac{2 \pm \sqrt{4-y^2}}{2}$$

これより，右図のように

$$x_1{}^2 = \frac{1}{2}(2+\sqrt{4-y^2}),$$

$$x_2{}^2 = \frac{1}{2}(2-\sqrt{4-y^2})$$

とおくと V_1 は

$$V_1 = \int_0^2 \pi x_1{}^2 dy - \int_0^2 \pi x_2{}^2 dy$$

$$= \pi \int_0^2 \left(\frac{2+\sqrt{4-y^2}}{2} - \frac{2-\sqrt{4-y^2}}{2}\right) dy$$

$$= \pi \int_0^2 \sqrt{4-y^2}\, dy$$

$y = 2\sin\theta$ とおくと　$dy = 2\cos\theta d\theta$, $\dfrac{y \quad 0 \to 2}{\theta \quad 0 \to \frac{\pi}{2}}$

$4 - y^2 = 4 - 4\sin^2\theta = 4\cos^2\theta$

$0 \leqq \theta \leqq \dfrac{\pi}{2}$ のとき　$\sqrt{4\cos^2\theta} = 2\cos\theta$

すると

$$V_1 = \pi \int_0^{\frac{\pi}{2}} 2\cos\theta \cdot 2\cos\theta d\theta = 4\pi \int_0^{\frac{\pi}{2}} \cos^2\theta d\theta$$

$$= 4\pi \int_0^{\frac{\pi}{2}} \frac{1+\cos 2\theta}{2} d\theta = 2\pi \left[\theta + \frac{1}{2}\sin 2\theta\right]_0^{\frac{\pi}{2}} = \pi^2$$

よって求める体積 $V = 2V_1 = 2\pi^2$ ················(⑰の答)

---

5 出題者が求めたポイント（数学Ⅲ・微分積分）

〔解答〕

部分積分を行う。

$$\int_1^3 \frac{\log_e x}{x^2} dx = \left[-\frac{1}{x}\log_e 3\right]_1^3 + \int_1^3 \frac{1}{x^2} dx$$

$$= -\frac{1}{3}\log e3 + \left[-\frac{1}{x}\right]_1^3 = \frac{2}{3} - \frac{1}{3}\log_e 3 \cdots\cdots$ (⑱の答)

$$\int_1^3 \frac{\log_e x}{x^3} dx = \left[-\frac{\log_e x}{2x^2}\right]_1^3 + \int_1^3 \frac{1}{2x^3} dx$$

$$= -\frac{\log_e 3}{18} + \left[-\frac{1}{4x^2}\right]_1^3 = \frac{2}{9} - \frac{1}{18}\log_e 3 \cdots\cdots$ (⑲の答)

$x^3 - 6x^2 + 11x - 6$ を因数分解する。$x = 1$ を代入すると

$1 - 6 + 11 - 6 = 0$ より $x - 1$ を因数にもつ。

$x^3 - 6x^2 + 11x - 6 = (x-1)(x^2-5x+6) = (x-1)(x-2)(x-3)$

次に与えられた分数式を部分分数に分ける。

$$\frac{3x-7}{(x-1)(x-2)(x-3)} = \frac{a}{x-1} + \frac{b}{x-2} + \frac{c}{x-3}$$ とおくと

右辺 $= \dfrac{a(x-2)(x-3)+b(x-1)(x-3)+c(x-1)(x-2)}{(x-1)(x-2)(x-3)}$

分子 $= (a+b+c)x^2 - (5a+4b+3c)x + 6a+3b+2c = 3x - 7$

より　$a = -2$, $b = 1$, $c = 1$ を得る。

よって与えられた定積分は次のように変形できる。

$$\int_4^5 \frac{3x-7}{x^3-6x^2+11x-6} dx = \int_4^5 \left(\frac{-2}{x-1} + \frac{1}{x-2} + \frac{1}{x-3}\right) dx$$

$$= \Big[-2\log|x-1| + \log|x-2| + \log|x-3|\Big]_4^5$$

$$= 3\log 3 - 4\log 2 \cdots\cdots\cdots\cdots\cdots$ (⑳の答)

---

6 出題者が求めたポイント（数学Ⅱ・複素数と高次方程式）

〔解答〕

(ア) $\theta \neq 0$, $\theta \neq \pi$ のとき

$\alpha = \cos\theta + i\sin\theta$ が解となるから，他の虚数解を

$\beta = \cos\theta - i\sin\theta$, 実数解を γ とおくと

$\alpha\beta = \cos^2\theta + \sin^2\theta = 1$

またこの3次方程式は α, β, γ を使って次のように因数分解できる。

$(x-\alpha)(x-\beta)(x-\gamma) = 0$

定数項を比べると $\alpha\beta = 1$ より

$-\alpha\beta\gamma = -3$　　$\therefore \gamma = 3$

よって，$x = 3$ は解だから方程式に代入すると

$3^3 - 2 \times 3^2 + a \times 3 - 3 = 0$

$a = -2.$

このときこの方程式は $x - 3$ を因数に持つから

$x^3 - 2x^2 - 2x - 3 = 0$

$(x-3)(x^2+x+1) = 0$　　$\therefore x = 3, \dfrac{-1 \pm \sqrt{3}i}{2}$

$\alpha = \dfrac{-1+\sqrt{3}i}{2} = \cos\dfrac{2}{3}\pi + i\sin\dfrac{2}{3}\pi$ より

$\theta = \dfrac{2}{3}\pi.$

よって，3つの解は $\dfrac{-1+\sqrt{3}i}{2}$, $\dfrac{-1-\sqrt{3}i}{2}$ と 3

(イ) $\theta = 0$ のとき

$x = \alpha = 1$ を代入すると

$1 - 2 + a - 3 = 0$　　$\therefore a = 4$

$x^3 - 2x^2 + 4 - 3 = 0$

$(x-1)(x^2-x+3) = 0$

$\therefore x = 1, \dfrac{1 \pm \sqrt{11}i}{2}$

(ウ) $\theta = \pi$ のとき

$x = \alpha = -1$ を代入すると

$-1 - 2 - a - 3 = 0$　　$\therefore a = -6$

$x^3 - 2x^2 - 6x - 3 = 0$

$(x+1)(x^2-3x-3) = 0$

$\therefore x = -1, \dfrac{3 \pm \sqrt{21}}{2}$

(ア)(イ)(ウ) より

$a = -2$, 4, 6 ·················(㉑の答)

$\theta = \dfrac{2}{3}\pi$, 0, π ·················(㉒の答)

3, 1, -1 ·················(㉓の答)

$\dfrac{-1+\sqrt{3}i}{2}$, $\dfrac{1+\sqrt{11}i}{2}$, $\dfrac{3+\sqrt{21}}{2}$ ··········(㉔の答)

$\dfrac{-1-\sqrt{3}i}{2}$, $\dfrac{1-\sqrt{11}i}{2}$, $\dfrac{3-\sqrt{21}}{2}$ ··········(㉕の答)

7 出題者が求めたポイント（数学Ⅰ・数と式）

〔解答〕

男, 女の1日の仕事量をそれぞれ A, B。この仕事の総量を M で表わす。

条件より $4 \times A \times 120 = M$　$A = \dfrac{M}{480}$

$6 \times B \times 100 = M$,　$B = \dfrac{M}{600}$

次に男2人, 女3人で x 日かかるとすると

$\left(2 \times \dfrac{M}{480} + 3 \times \dfrac{M}{600}\right) \times x = M$

$\left(\dfrac{1}{240} + \dfrac{1}{200}\right) x = 1$

$\therefore x = \dfrac{1200}{11} = 109 + \dfrac{1}{11}$

よって, 110（日）‥‥‥‥‥‥‥‥‥‥‥（㉖の答）

また, 残りの日数を y 日とすると

$3 \times \dfrac{M}{480} \times 40 + \left(2 \times \dfrac{A}{480} + 5 \times \dfrac{B}{600}\right) \times y = M$

$\dfrac{1}{4} + \left(\dfrac{1}{240} + \dfrac{1}{120}\right) \times y = 1$　　$\therefore y = 60$

よって, 終了までにかかる日数は

$40 + 60 = 100$‥‥‥‥‥‥‥‥‥‥‥‥‥（㉗の答）

8 出題者が求めたポイント（数学A・確率）

〔解答〕

（ア）3回目終了までで持ち点が0以上となるのは次の3通り

$(+2) + (+2) + (+2)$　確率　$\left(\dfrac{1}{2}\right)^3$

$(+2) + (+2) + (-1)$　確率　$3 \times \left(\dfrac{1}{2}\right)^3$

$(+2) + (-1) + (-1)$　確率　$3 \times \left(\dfrac{1}{2}\right)^3$

よって求める確率は

$\left(\dfrac{1}{2}\right)^3 + 3 \times \left(\dfrac{1}{2}\right)^3 + 3 \times \left(\dfrac{1}{2}\right)^3 = \dfrac{7}{8}$‥‥‥‥‥‥‥‥（㉘の答）

5回目終了までに持ち点が0以上となるのは次の4通り

$(+2) + (+2) + (+2) + (+2) + (+2)$　確率　$\left(\dfrac{1}{2}\right)^5$

$(+2) + (+2) + (+2) + (+2) + (-1)$　確率　$5 \times \left(\dfrac{1}{2}\right)^5$

$(+2) + (+2) + (+2) + (-1) + (-1)$　確率　${}_5C_2 \left(\dfrac{1}{2}\right)^5$

$(+2) + (+2) + (-1) + (-1) + (-1)$　確率　${}_5C_3 \left(\dfrac{1}{2}\right)^5$

よって求める確率は $\left(\dfrac{1}{2}\right)^5 + 5\left(\dfrac{1}{2}\right)^5 + {}_5C_2\left(\dfrac{1}{2}\right)^5 + {}_5C_3\left(\dfrac{1}{2}\right)^5$

$= (1+5+10+10)\left(\dfrac{1}{2}\right)^5 = \dfrac{13}{16}$‥‥‥‥‥‥‥‥‥（㉙の答）

次に9回目を終えた時点での各持ち点の確率は

$(+2) \times 9 = 18$ の確率　$\left(\dfrac{1}{2}\right)^9$

$(+2) \times 8 + (-1) = 15$ の確率　$\left(\dfrac{1}{2}\right)^9$

$(+2) \times 7 + (-1) \times 2 = 12$ の確率　${}_9C_2 \times \left(\dfrac{1}{2}\right)^9$

$(+2) \times 6 + (-1) \times 3 = 9$ の確率　${}_9C_3 \times \left(\dfrac{1}{2}\right)^9$

$(+2) \times 5 + (-1) \times 4 = 6$ の確率　${}_9C_4 \times \left(\dfrac{1}{2}\right)^9$

$(+2) \times 4 + (-1) \times 4 = 3$ の確率　${}_9C_5 \times \left(\dfrac{1}{2}\right)^9$

$(+2) \times 3 + (-1) \times 6 = 0$ の確率　${}_9C_6 \times \left(\dfrac{1}{2}\right)^9$

$(+2) \times 2 + (-1) \times 7 = -3$ の確率　${}_9C_7 \times \left(\dfrac{1}{2}\right)^9$

$(+2) \times 1 + (-1) \times 8 = -6$ の確率　${}_9C_8 \times \left(\dfrac{1}{2}\right)^9$

$(-1) \times 9 = -9$ の確率　$\left(\dfrac{1}{2}\right)^9$

$E = 18 \times \left(\dfrac{1}{2}\right)^9 + 15 \times 9 \times \left(\dfrac{1}{2}\right)^9 + 12 \times {}_9C_2\left(\dfrac{1}{2}\right)^9$

$\quad + 9 \times {}_9C_3\left(\dfrac{1}{2}\right)^9 + 6 \times {}_9C_4\left(\dfrac{1}{2}\right)^9 + 3 \times {}_9C_5\left(\dfrac{1}{2}\right)^9$

$\quad + 0 \times {}_9C_6\left(\dfrac{1}{2}\right)^9 + (-3) \times {}_9C_7\left(\dfrac{1}{2}\right)^9 + (-6) \times {}_9C_8\left(\dfrac{1}{2}\right)^9$

$\quad + (-9) \times \left(\dfrac{1}{2}\right)^9$

$= 2304 \times \left(\dfrac{1}{2}\right)^9 = \dfrac{9 \times 2^8}{2^9} = \dfrac{9}{2}$‥‥‥‥‥‥‥‥‥（㉚の答）

物　理

解答　　22年度

1　出題者が求めたポイント

重ねたボールの床との衝突は，本問のように一見力学的エネルギー保存に反し，はじめの高さ以上に跳ね上がる場合がある。

【解答】

〔A〕

1) $h = \dfrac{1}{2}gt^2$ より　$t = \sqrt{\dfrac{2h}{g}}$ (s)　　　…（答）

$$v_B = gt = \sqrt{2gh} \quad (m/s) \qquad …（答）$$

2) 弾性衝突するので　$2t = 2\sqrt{\dfrac{2h}{g}}$ (s)　　　…（答）

$$h \quad (m) \qquad …（答）$$

ボールAの落下について　$\dfrac{1}{2}g \times \left(2\sqrt{\dfrac{2h}{g}}\right)^2 = H - h$ が

成り立てばよい，$\therefore H = 5h$ (m)　　　…（答）

〔B〕

1) 衝突直前のボールCの速度　$-\sqrt{2gh}$ (m/s)　…（答）

運動量保存の式

$$km\sqrt{2gh} - m\sqrt{2gh} = kmV'_D + mV'_C \qquad …（答）$$

2) 反発係数の式より　$1 = -\dfrac{V'_D - V'_C}{\sqrt{2gh} - (-\sqrt{2gh})}$

運動量保存の式と連立させて V'_C を求めると

$$V'_C = \dfrac{3k-1}{k+1}\sqrt{2gh} \quad (m/s) \qquad …（答）$$

ボールCの最高点の高さ h_C を求める

$$h_C = \dfrac{V'^2_C}{2g} = \left(\dfrac{3k-1}{k+1}\right)^2 h \quad (m) \qquad …（答）$$

3) $h_C = \left(\dfrac{3 \times 3 - 1}{3+1}\right)^2 = 4h$ (m)　4倍　…（答）

反発係数の式に V'_C を代入して

$$V'_D = V'_C - 2\sqrt{2gh} = \dfrac{k-3}{k+1}\sqrt{2gh}$$

$k = 3$ を代入して　$V'_C = 0$ (m/s)　　　…（答）

2　出題者が求めたポイント

ガラスの屈折率や，水中の音速などの知識が必要

【解答】

①屈折

②ホイヘンス

③屈折の法則より　$\dfrac{\sin\theta_i}{\sin\theta_t} = \dfrac{1}{n_z}$

④③の式より $n_z > 1$ では，$= \theta_t > \theta_i$　大きく

⑤に近づく

⑥1.5

⑦凸レンズと同じ働きをするので焦点距離 $f > 0$　正

⑧屈折の法則より　ガラス中を進む光の速さ／空気中を

進む光の速さ $= \dfrac{1}{n_z}$　$\dfrac{1}{n_z}$

⑨4.4倍

⑩から遠ざかる

⑪凹レンズと同じ働きをするので焦点距離 $f < 0$　負

3　出題者が求めたポイント

回転する導線に生じる誘電起電力の典型問題

【解答】

1) ローレンツ力　　　　　　　　　　　…（答）

ローレンツ力 f は $f = evB = er\omega B$ $(kgm \cdot s^2)$…（答）

Q のほうに移動する　　　　　　　…（答）

2) ローレンツ力と電場から受ける力がつりあうから

$er\omega B = eE$　よって $E = r\omega B$ (kgm/As^3)　…（答）

E の単位（N／C）を国際単位系であらわすには

$(N) = (Kgm/s^2)$ と $(A) = (C/s)$ を用いる。

電場の向きは O→Q　　　　　　　　…（答）

3) 1秒間あたりの面積は

$$\Delta S = \pi L^2 \times \dfrac{\omega}{2\pi} = \dfrac{\omega L^2}{2} \quad (m^2) \qquad …（答）$$

1秒間あたりの磁束の変化 $\Delta \Phi$ は

$$\Delta \Phi = B \Delta S = \dfrac{B\omega L^2}{2} \quad (Wb)$$

よって $V = \dfrac{\Delta \Phi}{\Delta t} = \dfrac{B\omega L^2}{2}$ $(Kgm^2 \cdot As^3)$

$$V = \dfrac{\Delta \Phi}{\Delta t} = \dfrac{B\omega L^2}{2} \quad (Kgm^2/As^3) \qquad …（答）$$

4) $I = \dfrac{V}{R} = \dfrac{B\omega L^2}{2R}$ (A)　　　…（答）

導体棒が磁場から受ける力は，$F = IBL = \dfrac{B^2 \omega L^3}{2R}$

一定の角速度で回転させるには同じ大きさの外力を

加えればよい。よって $\dfrac{B^2 \omega L^3}{2R}$ (kgm/s^2)　…（答）

外力の仕事率は抵抗における消費電力 P に等しい

$$P = I^2 R = \dfrac{B^2 \omega^2 L^4}{4R} \quad (Kgm^2/s^3) \qquad …（答）$$

化　学

解答　　22年度

1 　出題者が求めたポイント……電離定数、pH、緩衝溶液の調整

(1) 酢酸の一部が中和され，酢酸と酢酸ナトリウムの混合水溶液になる。これは弱酸と弱酸の塩の混合水溶液で緩衝溶液になる。

この中和反応は，
$$CH_3COOH + NaOH \rightarrow CH_3COONa + H_2O$$
はじめに存在した酢酸の物質量は，
$$0.10 \times \frac{150}{1000} = 1.5 \times 10^{-2} \, (mol)$$
加えた水酸化ナトリウムの物質量は，
$$0.10 \times \frac{50}{1000} = 5.0 \times 10^{-3} \, (mol)$$
したがって，中和後の酢酸濃度は，
$$\frac{1.5 \times 10^{-2} - 5.0 \times 10^{-3}}{200/1000} = 5.0 \times 10^{-2} \, (mol/L)$$
酢酸ナトリウムの濃度は，
$$\frac{5.0 \times 10^{-3}}{0.20} = 2.5 \times 10^{-2} \, (mol/L)$$
酢酸の電離定数は，
$$K_a = \frac{[CH_3COO^-][H^+]}{[CH_3COOH]}$$
これより，
$$[H^+] = K_a \cdot \frac{[CH_3COOH]}{[CH_3COO^-]}$$
ここで，$[CH_3COOH] = 5.0 \times 10^{-2} \, (mol/L)$
$[CH_3COO^-] = 2.5 \times 10^{-2} \, (mol/L)$ とおけるので，
$$[H^+] = 2.7 \times 10^{-5} \times \frac{5.0 \times 10^{-2}}{2.5 \times 10^{-2}}$$
$$= 3^3 \times 2 \times 10^{-6} \, (mol/L)$$
$$\therefore pH = -\log_{10} 3^3 \times 2 \times 10^{-6}$$
$$= 6 - 3 \log_{10} 3 - \log_{10} 2 = 4.26 \fallingdotseq 4.3$$

(2) 加えた塩化水素の物質量は，
$$0.50 \times \frac{2.5}{1000} = 1.25 \times 10^{-3} \, (mol)$$
この結果
$$CH_3COO^- + H^+ \rightarrow CH_3COOH$$
の反応により，CH_3COO^- が減り，CH_3COOH が増える。溶液中のそれぞれの物質量は，
$CH_3COOH; \, 1.0 \times 10^{-2} + 1.25 \times 10^{-3}$
$= 11.25 \times 10^{-3} \, (mol)$
$CH_3COO^-; \, 5.0 \times 10^{-3} - 1.25 \times 10^{-3}$
$= 3.75 \times 10^{-3} \, (mol)$
この溶液中の水素イオン濃度は，
$$[H^+] = 2.7 \times 10^{-5} \times \frac{11.25 \times 10^{-3}}{3.75 \times 10^{-3}}$$
$$= 27 \times 3 \times 10^{-6} \, (mol/L)$$
$$\therefore pH = -\log_{10} 3^4 \times 10^{-6} = 6 - 4 \log_{10} 3$$
$$= 4.08 \fallingdotseq 4.1$$

(3) $CH_3COONa \cdot 3H_2O$ を $x \, (mol)$ 溶かしたとすると，
$$[CH_3COO^-] = \frac{x}{0.40} \quad になるので，$$
$$[H^+] = 2.7 \times 10^{-5} \times \frac{0.10}{\frac{x}{0.40}} = 1.0 \times 10^{-5}$$
$$x = 0.108 \, (mol)$$
したがって，質量は，$CH_3COONa \cdot 3H_2O = 136$ として，$x = 0.108 \times 136 = 14.68 \fallingdotseq 15 \, (g)$

(4) pH = 5.0 であるから，
$$[H^+] = 2.7 \times 10^{-5} \times \frac{[CH_3COOH]}{[CH_3COO^-]} = 1.0 \times 10^{-5}$$
これより，
$$\frac{[CH_3COOH]}{[CH_3COO^-]} = 0.370$$
ここで，(3) の計算から $[CH_3COO^-] = 0.27 \, (mol/L)$
$$\therefore [CH_3COOH] = 0.370 \times 0.27 = 0.0999 \, (mol/L)$$
したがって，
$$\frac{0.10 - 0.0999}{0.10} \times 100 = 0.10 \, \%$$
全酢酸のうち $0.10 \, \%$ が CH_3COO^- として存在する。換言すれば，$99.9 \, \%$ は分子状である。

[解答]
(1) 4.3　(2) 4.1　(3)　15 (g)　(4) 0.10 %

2 　出題者が求めたポイント……重合反応、合成樹脂、重合度、陽イオン交換樹脂

(1) 重合反応は付加重合と縮合重合である。代表的な高分子化合物と共に理解しておく必要がある。陽イオン交換樹脂は，スチレンとp-ジビニルベンゼンを共重合させ，その重合体に濃硫酸を作用させると，－SO_3H(スルホ基)が導入され，得られる。文中にはポリスチレンをスルホン化する例が示されているが，前記のものが一般的である。シリコーン樹脂の原料は，右図のジクロロジメチルシランなどである。これを加水分解すると，－Clが－OHになり，－OH間で縮合し，高分子化合物になる。

$$\begin{array}{c} CH_3 \\ | \\ Cl-Si-Cl \\ | \\ CH_3 \end{array}$$

(2) フェノール樹脂の合成は，使用する触媒が酸か塩基かによって異なる経路を示す。

㋐酸を用いたとき

$n < 10$ で，軟らかい固体物質(分子量は約1000)が得られる。これをノボラックという。このノボラックにヘキサメチレンテトラミンなどの硬化剤を加え，加圧しながら熱処理すると重合反応が進んで立体網目構造のフェノール樹脂になる。

(イ)塩基を用いたとき

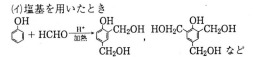

分子量が500以下の粘性の大きな液体を生じる。これをレゾールという。これは加熱すると重合が進み、フェノール樹脂になる。

(3) それぞれのポリマーの化学式を示す。

a. $-(CH_2-CH)_n-$
         $|$
         Cl

b. $-(CH_2-C(CH_3))_n-$
              $|$
              $COOCH_3$

c. $-(CF_2-CF_2)_n-$ d. ....CH₂\
         N≡\~ C
       ....CH₂-N   N-CH₂....
              C   C
              N   N
              | H
              CH₂
              ....

e. ABS樹脂
A：アクリロニトリル
B：ブタジエン
S：スチレン　　　の共重合体

この中で熱硬化性樹脂はメラミン樹脂である。この樹脂はメラミンとホルムアルデヒドを縮合重合したものである。

(4) ポリエチレンテレフタレートの生成反応は、
$n\,HO-(CH_2)_2-OH + n\,HOOC-\bigcirc-COOH$
$\to [O-(CH_2)_2-O-\underset{O}{\underset{\|}{C}}-\bigcirc-\underset{O}{\underset{\|}{C}}]_n + (2n-1)H_2O$
　　　　　　　　　　PET

PETの分子量は、$192n = 2.5 \times 10^4$
∴ $n = 130.2 ≒ 130 = 1.3 \times 10^2$　平均重合度は、1.3×10^2。

(5) 陽イオン交換樹脂をR-SO₃Hと表すと、
$2R\text{-}SO_3H + Cu^{2+} \to (RSO_3)_2Cu + 2H^+$
したがって、$Cu^{2+}:H^+ = 1:2$（物質量比）で交換が起こる。

CuSO₄ aqの濃度をx(mol/L)とすると、次式が成り立つ。
$x \times \dfrac{15}{1000} : 0.10 \times \dfrac{9.0}{1000} = 1:2$

これより、$x = 0.030$ (mol/L)

(6) 4種類の有機化合物の中でグルコースのみ中性物質でイオン交換樹脂に取り込まれることがない。したがってグルコースがまず最初に流出する。試料溶液をpH4に調整しているので、等電点が6.1のアラニン及び9.7のリシンは、陽イオンになっている。この二つのアミノ酸は、陽イオン交換樹脂に吸着している。これに対してグルタミン酸は等電点が3.2で、pH4より小さいので、双性イオンが減り、陰イオンが多くなっている。したがって、グルタミン酸が次に流出する。溶液のpHが等電点に等しくなるとそのアミノ酸が流出するので、アラニン、リシンの順で流出してくる。

[解答]
(1) (ア)付加　(イ)エチレングリコール(1,2－エタンジオール)　(ウ)テレフタル酸　(エ)縮合　(オ)濃硫酸　(カ)シリコーン
(2) 酸触媒：ノボラック　　塩基触媒：レゾール
(3) d　(4) 1.3×10^2　(5) 3.0×10^{-2} (mol/L)
(6) グルコース，グルタミン酸，アラニン，リシン

3 出題者が求めたポイント……オストワルト法，銅と硝酸の反応，化学反応の量的関係

硝酸は重要な物質で，工業的にオストワルト法で合成されている。この方法の特徴は，アンモニアを原料に白金触媒を用いて合成する点にある。①～③の三段階の反応は化学反応式で書けなければいけない。

(1) この反応について反応物と生成物を正しく書くことが第一である。NOを生じることは示されているので比較的容易に書けるであろう。次に係数を決定するが，目算法で早く決められるようにしたい。その手順を示す。
　　$NH_3 + O_2 \to NO + H_2O$
NH₃の係数は1とする。するとNOの係数も1になる。すると注目するのはHのみである。左辺は，Hが3個あるので，右辺のH₂Oの係数は，3/2となる。次にO原子に注目する。右辺のOの数は，$1 + 3/2 = 5/2$となるので，O₂の係数は，5/4となる。全体の係数を4倍すると，
　　$4NH_3 + 5O_2 \to 4NO + 6H_2O$
酸化数の変化に注目すると
・Nに注目　　$NH_3 \to NO$ 　$-3 \to +2$　酸化数が増加。NH₃は酸化された。つまり還元剤として作用している。
・Oに注目　　$O_2 \to NO + H_2O$　$0 \to -2$　酸化数が減少。O₂は酸化剤として作用している。

(2) この二つの反応は教科書に記されている。この反応の理解は，生成物の気体がNOか，それともNO₂かを明確にすることである。ここでは，希硝酸との反応でNO，濃硝酸との反応でNO₂がそれぞれ反応すると示されているので作りやすくなっている。
・Cuと希硝酸の反応
　　$Cu \to Cu^{2+} + 2e^-$
　　$HNO_3 + 3H^+ + 3e^- \to NO + 2H_2O$
両式からe⁻を消去すると，
　　$3Cu + 2HNO_3 + 6H^+ \to 3Cu^{2+} + 2NO + 4H_2O$
これより，
　　$3Cu + 8HNO_3 \to 3Cu(NO_3)_2 + 2NO + 4H_2O$
　e⁻を含んだ半反応式を理解しておくと化学反応式をつくりやすい。
　別法としては，未定係数法があるが時間がかかる。そこで，酸化数の変化に注目する方法を示す。
　　$Cu \to Cu^{2+}$　（酸化数が2増加）
　　$HNO_3 \to NO$　（Nの酸化数が+5→+2へ3減少）

酸化還元反応では，酸化数の増減が等しい。この増減をそろえるには

$3Cu \rightarrow 3Cu^{2+}$ （6増加）

$2HNO_3 \rightarrow 2NO$ （6減少）

HNO_3 中の O は，必ず H_2O になるので，減少した 4O は水になる。したがって，8個の H が必要である。

以上から，

$3Cu + 8HNO_3 \rightarrow 3Cu(NO_3)_2 + 4H_2O + 2NO$

・銅と濃硝酸の反応

酸化数の変化から導いてみる。

$Cu \rightarrow Cu^{2+}$　　$0 \rightarrow +2$　（2増加）

$HNO_3 \rightarrow NO_2$　$+5 \rightarrow +4$　（1減少）

酸化数の増減を合わせると，

$Cu + 2HNO_3 \rightarrow Cu^{2+} + 2NO_2$

O が 2 つ減少し，H_2O になるので，H は 4 つ必要になる。

したがって，

$Cu + 4HNO_3 \rightarrow Cu(NO_3)_2 + 2NO_2 + 2H_2O$

(3) $4NH_3 + 5O_2 \rightarrow 4NO + 6H_2O$　①

　　$2NO + O_2 \rightarrow 2NO_2$　　　　　②

　　$3NO_2 + H_2O \rightarrow 2HNO_3 + NO$　③

[①＋②×3＋③×2] を計算すると

$4NH_3 + 8NO_2 \rightarrow 4HNO_3 + 4H_2O$

したがって，

$NH_3 + 2O_2 \rightarrow HNO_3 + H_2O$

左辺と右辺の原子の種類と数が一致していることに注目する。

(4) (3)式から

$NH_3 + 2O_2 \rightarrow HNO_3 + H_2O$

体積は標準状態として計算する。

得られる硝酸は，

$$\frac{5.0 \times 10^3 (L)}{22.4 (L/mol)} \times 63 (g/mol) = 14.06 \times 10^3 (g)$$
$$\doteqdot 14 \, (kg)$$

③の過程で NO を回収しないと，

NH_3 1 mol から HNO_3 2/3 mol 得られるので，

$$\frac{5.0 \times 10^3 (L)}{22.4 (L/mol)} \times \frac{2}{3} \times 63 \, (g/mol) = 9.375 \times 10^3 (g)$$
$$\doteqdot 9.4 \, (kg)$$

[解答]

(1) 酸化剤：酸素　　還元剤：アンモニア

酸化数が変化した元素：

酸素　$0 \rightarrow -2$

窒素　$-3 \rightarrow +2$

(2) 希硝酸との反応：

$3Cu + 8HNO_3 \rightarrow 3Cu(NO_3)_3 + 4H_2O + 2NO$

濃硝酸との反応：

$Cu + 4HNO_3 \rightarrow Cu(NO_3)_2 + 2H_2O + 2NO_2$

(3) $NH_3 + 2O_2 \rightarrow HNO_3 + H_2O$

(4) オストワルト法の反応が完全に進んだとき：14 (kg)

一酸化窒素を回収しなかったとき：9.4 (kg)

4 出題者が求めたポイント……油脂，セッケン，オゾン分解による構造決定，ヨウ素価

油脂の一般式は，$C_3H_5(OCOR)_3$ と表される。ただし，R はいろいろある。構成高級脂肪酸は，

$C_{15}H_{31}COOH$　（パルミチン酸）

$C_{17}H_{35}COOH$　（ステアリン酸）

$C_{17}H_{33}COOH$　（オレイン酸）

$C_{17}H_{31}COOH$　（リノール酸）

$C_{17}H_{29}COOH$　（リノレン酸）

については示性式及び物質名を理解しておく必要がある。その構造は(3)の問いのようなオゾン分解法で決めることができる。ただし，$\diagup C=C \diagdown$ がいくつ含まれているかは示性式から明らかである。

(1) グリセリンの示性式は，$C_3H_5(OH)_3$ である。

(2) (ア)は単，(イ)は二重としてもよいが，解答の語句でもよい。(ウ)と(エ)について，ステアリン酸を用いて示すと次のようになる。

$\underset{疎水基}{C_{17}H_{35}}\underset{親水基}{COOH}$　　　セッケンは，$C_{17}H_{35}COONa$

(3) パルミチン酸は飽和脂肪酸なのでオゾン分解しない。したがって図に示された3種類のカルボニル化合物は，リノレン酸のオゾン分解で得られたものである。リノレン酸には，文中に示された水素との反応から $\diagup C=C \diagdown$ を3つもつことがわかる。その理由は，

高級脂肪酸の混合物1モル中

パルミチン酸：リノレン酸＝2：1(モル比)

であるから，リノレン酸が1/3モル含まれている。この混合物1モルに H_2 1モル付加したのであるからリノレン酸は，$\diagup C=C \diagdown$ を1分子中に3つもつ。

オゾン分解で検出されたカルボニル化合物からリノレン酸の構造は，

$CH_3-(CH_2)_4-CH \fallingdotseq CH-CH_2-CH \fallingdotseq CH-CH_2-CH \fallingdotseq CH-(CH_2)_4-COOH$

…の所で $-CHO$ を形成する。

(4) 高級脂肪酸の混合物が1モルあるとする。

パルミチン酸：式量　256　　$1 \times \dfrac{2}{3}$モル＝170.7(g)

リノレン酸：式量　278　　$1 \times \dfrac{1}{3}$モル＝92.7(g)

この混合物1モルと反応する I_2 は，$\diagup C=C \diagdown$ が1モルあるので，254 (g) である。

試料100gに付加するヨウ素は，

$100 : x = (170.7 + 92.7) : 254$

$x = 96.4(g)$

したがって，ヨウ素価は96となる。

[解答]

(1) CH_2-OH

　　$CH-OH$

　　CH_2-OH

(2) (ア)飽和　(イ)不飽和　(ウ)疎水　(エ)親水

(3) パルミチン酸

$CH_3-(CH_2)_{14}-COOH$

リノレン酸

$CH_3-(CH_2)_4-CH=CH-CH_2-CH=CH-CH_2-CH=CH-(CH_2)_4-COOH$

(4) 96

生　物

解答　22年度

1　出題者が求めたポイント(Ⅰ・血液循環、血液凝固)

血液循環と血液凝固に関する問題である。

問1. (b)〜(d)血液凝固に関する設問。血液凝固には様々な段階がある。(b)損傷部位に集まってきた血小板が壊れ、セロトニンなどの血管収縮物質を放出し、これが血管の収縮を起こして止血を促す。また、(c)・(d)血小板から放出される因子が血しょう中のCa²⁺、傷ついた組織から出されるトロンボプラスチンなどと協同して作用し、血しょう中のトロンビンからプロトロンビンを形成し、それがフィブリノーゲンをフィブリンにして、フィブリンが血球を包み込み、血餅を形成するのが一連の血液凝固反応である。

問2.　一時期話題になったいわゆる「エコノミークラス症候群」に関する問題。下肢や上腕などの静脈に生じた血栓が毛細血管の発達した肺に送られ、血管を詰まらせる肺塞栓症などの危険がある。理由は大静脈からの血流の流れを述べる。

問3.　問2と同様に左心房で発生した血栓が血流の流れにより脳毛細血管に至り、血管を詰まらせる脳梗塞の原因となることを述べる。

[解答]

問1.(a)閉鎖血管系　(b)血小板　(c)トロンビン
(d)フィブリン　(e)ペースメーカー

問2.(3)

(理由)大腿部で生じた血栓は大静脈を通り、右心房から右心室を経て肺動脈へ送られ肺毛細血管を塞ぐため。(46字)

問3.

左心房で生じた血栓は血流とともに左心室、大動脈から頚動脈を経て脳血管に入り脳毛細血管を塞ぐため。(48字)

2　出題者が求めたポイント(Ⅱ・DNA)

問1・問2.DNAに関する基本的な問題。

問3〜問5.DNAの半保存的複製を実証したメセルソンとスタールの実験についての設問。

問3.　B培地に移して1回目の分裂直後は^{15}Nを含むヌクレオチド鎖を鋳型に、^{14}Nを材料とした相補的なヌクレオチド鎖が形成されるため、全てのDNA分子が^{15}Nと^{14}Nの両方を含む鎖から構成される。特に指示がないため、比率は％で示す。

問4.　始めの^{15}NのみのDNAを1とすると、1回複製が行われると、DNAの全体量は2(全て^{15}Nと^{14}Nの両方を含むDNA)になる。2回複製が行われると2×$2=2^2=4$、3回複製が行われると$2×2×2=2^3=8$になり、n回複製が行われれば、2^nになる。一方、^{15}Nと^{14}Nの両方を含むDNAの量は1回複製後の2のままであるため、n回目の分裂直後の^{15}Nと^{14}Nの両方を含むDNAの比率は、$2/2^n$となる。式を整理して、

解答は$1/2^{n-1}$となる。問3と同様に比率は％で示す。

問5　半保存的複製は、親のヌクレオチド鎖を鋳型に用いることで正確な娘鎖を作れる点や、娘鎖ができると同時に二重らせんが完成するので娘鎖どうしが水素結合する必要がない点などが合理的である。

[解答]

問1. (a)リン酸　(b)ヌクレオチド　(c)デオキシリボース　(d)半保存的複製　(e・f)メセルソン・スタール(順不同)

問2.　(g・h)アデニン・チミン(順不同)　(i・j)グアニン・シトシン(順不同)

問3.　100％

問4.　$1/2^{n-1}×100％$

問5.

半保存的複製は、それぞれのDNA鎖の遺伝情報を元に対応するDNA鎖を複製できることから、正確なDNAの複製が可能となる。(60字)

3　出題者が求めたポイント(Ⅰ・肝臓、Ⅱ・DNA、集団遺伝)

問1.　肝臓に関する基本的な問題。

問2.　1つのアミノ酸は3つの塩基の並びにより指定される。この場合、下線部が3つの塩基の並びの何番目かは分からないため、全ての順番を考慮しなければならない。下線部の塩基が並びの1番目と仮定すると、GのときはGAAでグルタミン酸、AのときはAAAでリシンとなる。2番目と仮定するとUGA、UAAとなり、G、A両方とも終始コドンとなるため翻訳が終わってしまい適切ではない。3番目と仮定すると、CUG、CUAとなり、G、A両方とも同じロイシンに翻訳されてしまう。これでは塩基の変化がアミノ酸の変化につながらないため適切ではない。よって1番目と仮定する並びが解答となる。

問3.　ハーディー・ワインベルクの法則を用いる。塩基AをもつALDH2遺伝子の割合がホモ接合体ある人の比率が分かっていることから、塩基AをもつALDH2遺伝子が劣性遺伝子であることが分かる。塩基Gを持つALDH2遺伝子を遺伝子G、塩基Aを持つALDH2遺伝子gとし、遺伝子Gの頻度をp、遺伝子gの頻度をq、p+q=1とすると、GG, Gg, ggの遺伝子型をもつ人の割合は

GG：Gg：gg＝p^2：2pq：q^2となる。

ggが9％であることより、

$q^2=0.09$　すなわち　q＝0.3

p＝1−0.3＝0.7となる。

[解答]

問1.(a)肝門脈　(b)肝臓

問2.(Gのとき)グルタミン酸
　　(Aのとき)リシン

問3.　0.7

4 出題者が求めたポイント(Ⅰ・体液、Ⅱ・呼吸、酸素解離曲線)

問1. 体液に関する基本的な問題

問3. 酸素解離曲線から酸素解離度を求める問題。グラフより肺胞での酸素飽和度は95%、組織での酸素飽和度は10%と読める。肺胞での酸素飽和度をa、組織での酸素飽和度をbとしたとき、組織で放出される酸素解離度＝(a－b)/a×100(%)で求められる。よって

$$(95－10)/95×100 = 89.4・・(%)$$

有効数字が指定されていないため、解答は89%とする。

問4. 酸素解離曲線は二酸化炭素分圧の増加、体温(温度)の上昇やpH低下にともない右側に移動し(酸素親和性の低下)、組織での酸素の放出が促進される。

問5. 胎児のヘモグロビンは母体よりもグラフが左側に移動しており、酸素親和性が高い。このため母体からの酸素運搬に都合がよい。

[解答]

問1.(a・b)組織液・リンパ液(順不同)

　　(c・d)白血球・血小板(順不同)

　　(e)血しょう(f)ヘモグロビン

問2. 酸素解離曲線

問3. 89%

問4. (C)

問5. (A)

平成21年度

問 題 と 解 答

平成21年度

英　語

問題

21 年度

1 次の英文を読んで，下記の問いに答えよ。

Smoking is an outward signal of inner turmoil or conflict and most smoking has less to do with nicotine addiction and more to do with the need for reassurance. It is one of the displacement activities that people use in today's high-pressure society to release the tensions that build up from social and business (a). For example, most people experience inner tension while waiting outside the dentist surgery to have a tooth removed. While a smoker might cover up his anxiety by sneaking out for a smoke, non-smokers perform other rituals such as grooming, gum-chewing, nail-biting, finger- and foot-tapping, cufflink-adjusting, head-scratching, playing with something, or other gestures that tell us they need reassurance. Jewelry is also (b) for exactly the same reason — it has high 'fondle value' and allows its owner to displace their insecurity, fear, impatience or lack of confidence onto the item.

Studies now show a clear relationship between whether an infant was breast-fed and its likelihood of becoming a smoker as an adult. It was found that babies who were largely bottle-fed represent the majority of adult smokers and the heaviest smokers, while the longer a baby was breast-fed, the less chance there was that it would become a smoker. It seems that breast-fed babies receive comfort and bonding from the breast that is unattainable from a bottle, the consequence being that the bottle-fed babies, as adults, continue the search for comfort by sucking things. Smokers use their cigarettes for the same reason as the child who sucks his blanket or thumb.

Not only were smokers three times more likely to have been thumb-suckers as children, they have also been shown to be more neurotic than non-smokers and to experience oral fixations such as sucking the arm of their glasses, nail-biting, pen-munching, lip-biting and enough pencil-chewing to embarrass an average beaver. Clearly, many desires, including the urge to suck and feel secure, were (c) in breast-fed babies but not in bottle-fed babies.

There are two basic types of smokers — addicted smokers and social smokers.

Studies show that smaller, quicker puffs on a cigarette stimulate the brain, giving a heightened level of awareness whereas longer, slower puffs act as a sedative. Addicted smokers are dependent on the sedative effects of nicotine to help them deal with stress and they take longer, deeper puffs and will also smoke alone. Social smokers usually smoke only in the presence of others or 'when I have a few drinks.' This means that this smoking is a social display to create certain impressions on others. In social smoking, from the time the cigarette is lit until it is extinguished, it is smoked for only 20% of the time in shorter, quicker puffs while the other 80% is devoted to a series of special body language gestures and rituals.

A study conducted by Andy Parrot of the University of East London reports that 80% of smokers say they feel less stressed when they smoke. However, the stress levels of adult smokers are only slightly higher than those of non-smokers anyway, and stress levels increase as the smokers develop a regular smoking habit. Parrot also found that stopping smoking actually leads to a reduction of stress. Science now shows that smoking is not an aid for mood control because nicotine dependency *heightens* stress levels. The supposed relaxing effect of smoking only reflects the reversal of the tension and irritability that develops during a smoker nicotine depletion. In other words, the smoker's mood is normal during smoking, and stressed when not smoking. That means that for a smoker to feel normal, the smoker must always have a lit cigarette in his mouth! Furthermore, when smokers quit smoking, they gradually become less stressed over time. Smoking reflects the (d) effect of the tension and stress caused by the lack of nicotine in the blood.

Studies show poor moods occur during the first few weeks after quitting, but there is dramatic improvement once the nicotine is completely gone from the body, reducing craving for the drug and the stress that results from it.

Even though smoking is now banned in many places and contexts, it's an advantage to understand the connection between smoking body language signals and a person's attitude. Smoking gestures play an important part on assessing emotional states as they are usually performed in a predictable, ritualistic manner that can give important clues to the smoker's state of mind or to what they are trying to achieve. The cigarette ritual involves tapping, twisting, flicking, waving and other mini-gestures indicating that the person is experiencing more tension than may be (e).

(1) 本文の空所(a)～(e)に入れるのに最も適切な語を，下記の(1)～(4)からそれぞれ1つずつ選び，その番号をマークせよ．

(a) (1) encounters	(2) enterprises	(3) entrances	(4) entertainments
(b) (1) progressive	(2) primitive	(3) popular	(4) permanent
(c) (1) sacrificed	(2) satisfied	(3) specified	(4) strengthened
(d) (1) reversal	(2) respective	(3) repetitive	(4) resourceful
(e) (1) nervous	(2) noble	(3) narcotic	(4) normal

(2) 本文の内容と最もよく適合するものを下記の(a)～(h)から4つ選び，その記号をマークせよ．

(a) Smoking is an outward signal of inner turmoil and a need for reassurance.

(b) Science does not show that smoking is an aid for mood control.

(c) Bottle-fed babies are much more likely to become smokers than breast-fed babies.

(d) Addicted smoking is a social display to create certain impressions on others and enables the smokers to deal with stress.

(e) Most social smoking is part of a social ritual.

(f) The stress levels of 80% of smokers are exactly the same as those of non-smokers and they have to do with the development of a regular smoking habit.

(g) Smoking is similar to oral fixations such as sucking the arm of their glasses, nail-biting, pen-munching, and lip-biting because, when you stop, you feel better.

(h) It will be meaningless to understand the links between smoking body language signals and smoker's mentality, because smoking is not allowed in many places and situations nowadays.

2 次の英文が完成した文章になるように，その文意に沿って，(1)～(3)の(a)から(g)をそれぞれ並べ替えよ．そして，1番目，3番目，6番目にくる最も適切なものを1つずつ選び，その記号をマークせよ．文頭で始まる場合も小文字で示してある．

    Among (1)((a) featured leisure (b) early civilizations (c) the modern sense (d) the Greek and Roman cities (e) something (f) in (g) like), though only for a privileged elite. To the Greeks, leisure was concerned with those activities that were worthy of a free man, activities which we might today call culture. Politics, debate, philosophy, art, ritual, (2)((a) a free man (b) a style of (c) the moral core of (d) and athletic contests (e) worthy of (f) were activities (g) because they expressed) life. The Greek word for leisure, *schole*, meant spare time, leisure, school. Unlike the modern conception of leisure as time saved from work, *schole* was a conscious abstention from all activities connected with merely being alive, consuming activities no less than producing. (3)((a) the work of a gentleman (b) nothing (c) the difference between Greek values (d) their (e) and those of modern industrial society than (f) word for (g) illustrates better). They could only express it negatively as having no leisure — *ascholia*.

3

次の文章の下線部(A)の和訳と下線部(B)の英訳を解答欄に記入せよ。

When I read over an old work I wrote many years ago, I cannot sometimes remember what prompted me to write some parts I find there. Of course, there are occasions when I do remember particular parts well that stir in the mixed feelings of nostalgic sweetness and a bit of embarrassment, but all in all the predominant characters are quite unfamiliar to me. The fact often surprises me. Where did the power that got me to write such works come from? I cannot but wonder. Amazed and struck with the strange way that has led me to be changed into what I am, I realize that my inner self was in a constant transformation and moving on, whose process I perceive superimposed on all things in flux.
(A)
そんなわけで，私は旧作に手を入れるのは出来るだけさしひかえた。 They are no longer mine; they are more
(B)
like some others' works I cannot put my hand to.

4

次の英文(1)〜(5)の空欄（ ア ）〜（ オ ）に入れるのに，最も適切なものを，下記の(a)〜(d)の中からそれぞれ1つずつ選び，その記号をマークせよ。

(1) Since Jack did not have time to read the newspaper before going to work, he just （ ア ） it quickly on the bus.

   (a) skimmed   (b) shifted   (c) slapped   (d) shrugged

(2) Students cannot participate in the Study Abroad Program without written （ イ ） from their parents.

   (a) permissible   (b) permission   (c) permitting   (d) permissive

(3) Mr. Jackson missed the 8:30 shuttle flight from Boston to Washington, but （ ウ ） there was another flight at 9:50.

   (a) a fortune   (b) fortunately   (c) fortunate   (d) in fortune

(4) Ms. Sakamoto, our new interpreter, is fluent in English and French, （ エ ） Japanese.

   (a) adding   (b) in addition and   (c) in addition with   (d) in addition to

(5) Advanced computer skills have become （ オ ） for students in all fields, from science and math to the humanities and the arts.

   (a) essential   (b) passive   (c) exceptional   (d) infinitive

5

次の英文(1)〜(5)の下線部1〜4の中で，英語の表現として最も不適切なものをそれぞれ1つずつ選び，その番号をマークせよ。

(1) Coral reefs are among the most remarkable underwater formations, at unique aesthetic, environmental and economic
                1   2   3   4
value.

(2) Technically, a robot is defined as any automatically operated machine which functioning replaces human effort.
   1   2   3   4

(3) Every object or substance we come into contact with during our lifetimes is made up of one or the other of the
       1   2   3   4
chemical elements.

(4) Word of the victory that had saved the empire from destruction had to be sent to the capital in Athens as quite as
               1   2   3   4
possible.

(5) The development of the granary almost 10,000 years ago was critical to the formation of towns and villages because it
   1   2   3
allowed food stockpiled after production.
         4

6 次の英文(1)~(5)の応答として最も適切なものを，それぞれ下記の(A)~(D)の中から１つずつ選び，その記号をマークせよ。

(1) What did you think of my report?

(A) Well, it was full of ambiguous expressions...

(B) I will be able to figure out what you were trying to say.

(C) I suppose you'll have to amend it after reviewing your comments.

(D) Yes, I can recommend some interesting reports to you.

(2) Are you ready to go?

(A) That's fine with me.

(B) No. I have to sign these documents before I can leave.

(C) That's the best way to go.

(D) Yes, I am. I still need to prepare before that.

(3) How long should my presentation be in the conference next month?

(A) That's true. About 15 minutes will be enough then.

(B) Just say what you really have to say.

(C) Unless you talk for a long time, people will get bored and forget important things.

(D) You are getting behind schedule. I hope you can make up for it later.

(4) Excuse me, but I'd like to return this shirt. The color looked quite different when I got home.

(A) Certainly. Can I see the receipt?

(B) All right, I prefer a voucher, please.

(C) That isn't bad. We can't give you a refund because this item was on sale when you bought it.

(D) Sure. You can exchange shirts when you do shopping with us another time.

(5) The afternoon meeting was canceled. Some of us have to go to the branch office to take care of some urgent matters.

(A) Is that right? What was the outcome of the meeting?

(B) I hope it was a productive meeting.

(C) Did anything go wrong there?

(D) Were the urgent matters canceled for the meeting?

7 次のA.~E.のそれぞれ４つの単語の中から，下線の部分を最も強く発音するものを１つずつ選び，その番号をマークせよ。

A.	1. electronics	2. microscope	3. obedience	4. European
B.	1. craftsmanship	2. astronomer	3. Antarctic	4. calculate
C.	1. Mediterranean	2. architecture	3. discipline	4. centralize
D.	1. Egyptian	2. employee	3. protectionism	4. excess
E.	1. suspicion	2. enthusiasm	3. uncomfortable	4. Utopia

数　学

問題　　　21年度

次の　　　に適切な解を入れよ。複数の解がある場合は，コンマで区切ってすべての解を記入すること。

1. A，Bの2人が，次のルールに従って2枚のコインを投げる。共に表の場合は次回も同じ人が投げ，それ以外の場合は交代する。1回目はAが投げ，n回目にAが投げる確率をP_nとする。P_{n+1}をP_nの式で表すと　①　となる。また，P_nをnを用いて表すと$P_n =$　②　となり，$\lim_{n \to \infty} P_n =$　③　である。

2. 実数x，yが$\dfrac{1}{x} + \dfrac{1}{y} = 4$，$0 < x \leqq 1$，$0 < y \leqq 1$を満たす。$x + y$の値は，$(x, y) =$　④　のとき最小値　⑤　をとり，$(x, y) =$　⑥　のとき最大値　⑦　をとる。

3. aを0でない実数とすると，曲線$y = e^{ax}$と$y = 2e^{-ax}$の交点座標は(　⑧　,　⑨　)である。また，この2つの曲線とy軸とで囲まれる部分の面積Sは，$a > 0$のとき$S =$　⑩　，$a < 0$のとき$S =$　⑪　である。$a > 0$のとき，この部分をx軸の周りに回転させてできる立体の体積Vは，$V =$　⑫　となる。

4. $\angle A = 30°$，$AB = 10$，$AC = 6$である三角形ABCを考える。辺ABを$t : 1 - t$で内分する点をP，辺BCを$t^2 : 1 - t^2$で内分する点をQ，辺CAを$t : 1 - t$で内分する点をRとしたとき，三角形PQRの面積Sはtを用いて$S =$　⑬　と表され，$t =$　⑭　のとき最小値$S =$　⑮　をとる。ただし，$0 \leqq t \leqq 1$とする。

5. $\{a_n\}$が初項1，公比$r(0 < r < 1)$の無限等比数列，$\{b_n\}$が初項1，公差dの無限等差数列であるとき，無限等比級数$S = \sum_{n=1}^{\infty} a_n b_n$を$r$と$d$を用いて表すと，$S =$　⑯　となる。また，$S = 9$であるとき，dはrを用いて$d =$　⑰　と表され，$r =$　⑱　において最小値$d =$　⑲　をとる。

6. 1，2，3，4，5，6の数から異なる3つの数字を選んで3桁の整数を作る。作ることができる3桁の整数すべての和を求めると　⑳　となる。また，345より小さい整数の個数は　㉑　個で，そのうち　㉒　個は5の倍数である。

7. A地点から8km離れたB地点に向かって甲が時速$u$kmで出発し，その10分後に同じくA地点からB地点に向かって乙が時速$v$kmで出発した。乙が出発して20分後に甲を追い越し，B地点に到着して直ちにA地点に向かって引き返すと，甲を追い越して30分後に再び甲に出会った。このとき，$u =$　㉓　km/時，$v =$　㉔　km/時である。

物理

問題   21年度

1 図1のように，質量 m[kg]の小球を長さ L[m]の軽い糸で，電車の天井の点Oからつるした。重力加速度の大きさを g[m/s^2]として，次の問いに答えなさい。国際単位系(SI)による簡潔な形の単位を解答欄の[　]内に記入すること。

I]　電車が静止しているとき，

問1　小球を最下点Pから点Qまで糸がたるまないように持ち上げた。点Pを基準として，重力による小球の位置エネルギーを求めよ。ただし，∠POQ = a[rad]である。

点Qから小球を静かに放したところ，鉛直面内で振り子の運動をした。点Pでの糸の張力はいくらか。また，このときの小球の加速度の大きさはいくらか。

問2　同様に点Rまで小球を持ち上げて放したところ，振れの角∠POR = β[rad]が十分に小さく，小球は単振り子の単振動をした。周期はいくらか。

糸と鉛直線OPとのなす角を θ[rad]として，変位 θLを時刻 t[s]のsin関数で表せ。ただし，小球が点Rで運動し始めた時刻を $t = 0$ s とする。

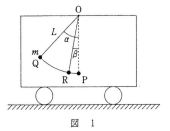

図 1

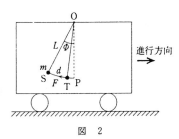

図 2

II]　電車が水平なレールの上を等加速度直線運動をしているとき，

問3　図2のように，小球は点Sを中心として，単振り子の単振動した。糸と鉛直線OPとのなす角度∠POSは ϕ[rad]であった。小球に働く慣性力の大きさを求めよ。また，電車が時刻 $t = 0$ sにスタートしてから時刻 t_a[s]までの電車の走行距離を求めよ。

点Sから右向きを正方向とし，小球が点Sから円弧に沿って正方向に距離 d[m]変位した位置を点Tとする。点Tで，小球に働く接線方向の力 F の大きさを求めよ。また，この単振り子の周期を求めよ。ただし，$L \gg d$ とする。

2 以下の文章中の{　}内に適切な言葉，記号等を記入し，文章を完成させなさい。①，②，④，⑧，⑩，⑪，⑰では適切な語を{　}内から選び，他の数値については有効数字2桁で解答し，解答欄に記入しなさい。また，必要な単位は国際単位系(SI)を用い，解答欄[　]内に記入すること。

空気中を伝わる音は{①；たて，横}波である。15℃においてその速さは{②；340，1500，6420}であるので，振動数220 Hzの音の波長は{　③　}である。

水温25℃の水中での音速は{④；340，1500，6420}であるので，波長 7.5×10^{-4} m の音の振動数は{　⑤　}である。

静止する観測者に向かって秒速10 m/sで運動する車から発せられる振動数550 Hzの音は，{　⑥　}効果のため，この観測者には振動数{　⑦　}の音として観測される。

空気中を伝播する光は{⑧；たて，横}波であり，その速度はおよそ{　⑨　}である。波長{⑩；430，550，700}{⑪；km，mm，nm}の赤色の光の振動数は{　⑫　}となる。

格子定数 d[m]の回折格子では，格子面に垂直に入射した波長 λ[m]の光が直進から角度 θ[rad]だけふれた方向で明線となって観測される。これらの量の間に成り立つ関係を示すと，{　⑬　}となる。1.0 cmに500本のみぞの掘られた回折格子の格子定数は{　⑭　}であり，この回折格子に上記の赤色の光を垂直に入射すると，直進からふれた方向で初めて明線が観測されるのは，ふれの角度が{　⑮　}radの時である。ただし θ[rad] $\ll$ 1 のとき $\sin\theta \approx \theta$ なる関係を用いた。

この赤色の光が，空気に対する相対屈折率1.41の液体中へ，空気中より入射角45°で入射すると，屈折角は{　⑯　}°である。また，この赤色の光がこの液体中から空気中へ進むとき，臨界角は60°より{⑰；大き，小さ}く，およそ{　⑱　}°と求められる。

3 図3のような磁場中で運動する電子について以下の問いに答えなさい。電子の質量をm[kg]，電荷を$-e$[C]とする。解答に当たっては必要な単位を解答欄の[　]内に，国際単位系(SI)を用いて記入しなさい。

電子を加速電源の電位差の中を運動させて，速さを初速0よりv[m/s]に加速した。

問1　加速電源の電位差の大きさを求めよ。

ドーナツ状に存在する磁場は磁束密度B[Wb/m^2]をもち，磁場方向をドーナツを含む面とは垂直の方向に有する。この円周に接する方向から，上記の加速した電子を入射したところ，半径R[m]の円軌道を描いて運動した。

問2　円運動をする理由を述べよ。

問3　半径Rを求めよ。

次に図4のように，円軌道内側に，短い時間Δt[s]の間に磁束を$\Delta \phi$[Wb]だけ，上記磁場と平行に増加させた。この磁束変化により，軌道上に誘導起電力が生じる。これは軌道上に誘導電場(電界)をもたらし，その大きさは円周に沿って1周したときの電位差が誘導起電力の大きさに等しいと考える。

問4　誘導起電力，誘導電場の大きさを求めなさい。

誘導電場によって電子は加速され，運動量はΔpだけ増加した。このとき同時に電子の運動する軌道上の磁束密度Bも，Δt[s]間でΔB[Wb/m^2]だけ変化させた。この結果，加速された電子は同じ半径Rの円軌道上を円運動した。ΔBの増加による誘導起電力は無視できるとする。このように誘導電場を利用して電子を加速することができる。

問5　電子が誘導電場から受ける力の大きさを求めなさい。力積を考え，増加した運動量Δpの大きさを求めなさい。

問6　電子が半径Rで運動し続けるためには軌道上の磁束密度の増加分ΔBは$\Delta \phi$とどのような関係で結ばれていなくてはならないか。

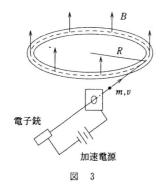

図3

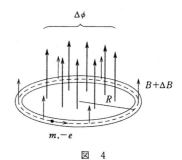

図4

化　学

問題　21年度

全問をとおして必要があれば，次の原子量を用いよ。H = 1.0，C = 12，N = 14，O = 16，Br = 80

1　ある有機化合物Aがあり，これに臭素を通じると化合物Bが得られ，臭化水素を反応させると不斉炭素原子をもつ化合物Cが得られた。またこのとき化合物Cの副生成物として不斉炭素原子をもたない化合物Dも同時に得られた。化合物Cを穏やかな条件で酸化すると化合物Eを生じ，さらに酸化すると酸性の化合物Fを生じた。化合物Fについて元素分析を行ったところ，炭素23.5%，酸素20.9%，水素3.3%であり，分子量は153であった。以下の問いに答えよ。

(1)　化合物A〜Fについてその構造式を例にならって答えよ。

(2)　化合物A〜Fの中で，次の各事項にあてはまるものを記号で答えよ。

　　(a)　銀鏡反応を示すもの

　　(b)　炭素間二重結合をもつもの

例　$CH_3-\overset{\underset{\|}{O}}{C}-OH$

2　周期表の17族元素は（　ア　）とも呼ばれ，いずれの原子も最外殻電子が（　イ　）個である。これら元素の単体は標準状態で（　ウ　）と（　エ　）は気体，（　オ　）は液体，（　カ　）と（　キ　）は固体である。また，（　キ　）は放射性同位体のみが存在し，安定同位体は存在しない。17族元素のうち，（　ウ　）と（　カ　）の元素には安定同位体は1つしか存在しないが，（　エ　）には原子量が35.0の^{35}Xと37.0の^{37}Xの2つの安定同位体が存在する。また，（　オ　）にも原子量が78.9の^{79}Zと80.9の^{81}Zの2つの安定同位体が存在する。一般に17族元素は電気陰性度が大きく，中でも（　ウ　）は元素中で最も電気陰性度が大きいため，酸化数は（　ク　）しかとらない。しかし，（　ウ　）以外の元素，例えば，（　エ　）では様々な酸化数をとり得るため，それぞれ違った酸化数の（　エ　）原子を含むオキソ酸が存在する。以下の問いに答えよ。

(1)　上の文章の（　ア　）〜（　ク　）にあてはまる語句，数字を答えよ。

(2)　（　エ　）の原子を含むオキソ酸は酸化数の違いによって4種類知られているが，その化学式と（　エ　）原子の酸化数を答えよ。

(3)　(2)のオキソ酸を酸性の強い順に記号 ＞ を用いて並べよ。

(4)　（　エ　），（　オ　）の原子量がそれぞれ35.5，79.9のとき，これらの同位体存在比（%）を整数で求めよ。

3　容積50 mLの容器Aと，容積100 mLの容器Bがあり，Aには水素が，Bにはエチレンが封入されている。温度25℃において，容器A内の圧力は2.4×10^5 Pa，容器B内の圧力は4.2×10^5 Paであった。以下の問いに答えよ。なお，解答欄には答えのみを，有効数字2桁で記せ。また，(2)〜(4)の問いにおいて，細い管の体積は無視できるものとする。

(1)　2つの容器A，Bに満たされた水素とエチレンの物質量の比を答えよ。

(2)　2つの容器A，Bを細い管でつなぎ，水素とエチレンを均一な混合気体とした場合，混合気体の圧力は25℃において何Paになるか求めよ。ただし，水素とエチレンはまったく反応しないものとする。

(3)　最初の状態の2つの容器A，Bを細い管でつなぎ，触媒を加えて水素とエチレンを完全に反応させた場合，反応後の容器内の圧力は25℃において何Paになるか求めよ。

(4)　最初の状態の容器Aにさらに水素を追加したのち，(3)と同様の操作を行うと，反応後の容器内の圧力は，25℃において，7.2×10^5 Paになった。水素追加直後の容器A内の圧力は25℃において何Paであったか求めよ。

4 デンプンとセルロースは，いずれもグルコースを構成単位とする多糖類である。デンプンは，植物の光合成によってつくられ，種子や根茎に貯蔵される。動物は，植物のつくるデンプンを活動のエネルギー源として利用している。デンプンは，熱水に溶ける（　A　）と熱水にも溶けにくい（　B　）からなる。（　A　）は直鎖状の構造をもつのに対し，（　B　）は枝分かれの多い構造をもつ。セルロースは，植物の細胞壁の主成分で，天然の有機化合物の中では最も多量に存在する。セルロースは，多くの溶媒に不溶であるが，これは，セルロース分子が水酸基を介して（　C　）結合をつくり，繊維状の構造を形成しているためである。デンプンやセルロースを酸や酵素で加水分解すると，マルトースやセロビオースを経てグルコースになる。グルコースを発酵して製造されるエタノールは，バイオエタノールと呼ばれ，化石燃料の代替エネルギーとして注目されている。以下の問いに答えよ。

(1) （　A　）～（　C　）にあてはまる語句を答えよ。

(2) グルコースを発酵させてエタノールを製造する際の化学反応式を記せ。

(3) グルコースにフェーリング液を加えて加熱すると赤色の沈殿を生じる。この赤色沈殿物の化学式を記せ。

(4) 分子量 7.29×10^5 のセルロースは，何分子のグルコースが縮合重合してできたものか答えよ。

(5) 分子量 7.29×10^5 のセルロース 324 g がすべてグルコースに加水分解され，さらに，そのすべてが発酵によってエタノールになったとすると，何 g のエタノールが生成するか答えよ。

生　物

問題　　　　　　　　21年度

1 次の文を読んで下の問に答えよ。

　ニューロンが互いに網状に連結した原始的な神経系は（　a　）とよばれる。これに対して，ニューロンが集まって神経節とよばれる部分をもつ神経系は（　b　）とよばれる。（　b　）については次のような特徴をもつ神経系がある。

(1)　内臓や頭部・足部にある神経節から末梢神経がでている。

(2)　脳から伸びる1対の神経と，体節ごとにある1対の神経節を横につなぐ神経からなり，各神経から末梢神経がでている。

(3)　神経節がからだの中軸に集まっている。

(4)　頭部の神経節から前後に伸びる数対の神経とそれを横につなぐ神経からなる。

問1　文中の（　a　）と（　b　）に適切な名称を書け。

問2　文中の各(1)から(4)の神経系に当てはまるものの記号を，A群とB群からそれぞれ1つずつ選べ。

　　A群：ア．脊つい動物　　イ．環形動物　　ウ．腔腸動物　　エ．へん形動物　　オ．軟体動物

　　B群：ア．ヒドラ　　　　イ．ゴカイ　　　ウ．プラナリア　　エ．ハマグリ　　オ．カエル

2 次の文を読み，下の問に答えよ。

　ヒトの血管系は通常の循環では心臓を出た動脈は体の末梢で毛細血管網に入り，毛細血管が集まって静脈となって再び心臓に還流するが，特殊な場合として毛細血管が集まって静脈となったものがもう一度毛細血管網につながり再び静脈となって心臓に還流する循環がある。その代表的な例が，（　1　）や膵臓などからの静脈血を集めて（　2　）に流れ込む（　3　）である。（　3　）は（　1　）で吸収された栄養分を（　2　）へ運ぶ重要な血管である。（　1　）で吸収された糖分の一部は（　2　）において（　4　）という形で貯蔵される。（　2　）には（　3　）を通して栄養分だけでなく老廃物であるアンモニアや細菌が産生する細菌毒素なども同様に集められる。（　2　）においてはこれらの物質の無毒化も行われる。（　2　）の解毒作用によって生じた不要な物質は静脈を経て体の別の器官で排出されるほか，胆汁として胆管を経て胆嚢に蓄えられた後，胆管を通って（　5　）へ出て行く経路で体外へ排出される。（　2　）には（　3　）の他にも，別の動脈から血液が供給されており，これを血流の二重支配を受けていると表現することもある。

　このように2つの毛細血管網が直列につながった循環系を形成している別の例として視床下部から脳下垂体にかけての血管網が挙げられる。内頚動脈から分かれた動脈は視床下部にある正中隆起と呼ばれる場所で毛細血管網を形成する。この周囲には視床下部に細胞体を持つニューロンの神経末端があり，ある種類の視床下部ホルモンはここで血中に分泌される。この毛細血管網が一旦集まってできた血管は脳下垂体前葉に入って再び毛細血管網を形成する。ここで視床下部ホルモンは脳下垂体前葉内に拡散し，さまざまな脳下垂体前葉ホルモンの分泌を促進したり抑制したりする。

問1　（　1　）～（　5　）に適当な語句を入れよ。

問2　文中の（　2　）において，アンモニアはどのような物質に代謝されることで無毒化されるか。その物質名を答えよ。

問3　下線部aについて，このように神経軸索末端から神経伝達物質の代わりにホルモンを放出する神経細胞を何と呼ぶか。その名称を答えよ。

問4　下線部bについて，これらの脳下垂体前葉ホルモンは体内の内分泌腺を標的器官として作用し，そこでの末梢ホルモンの分泌を制御して体内環境の維持を行っている。脳下垂体前葉ホルモンとその標的器官，および末梢ホルモンとその標的器官の組み合わせを表1に示した。表の空欄の（　ア　）～（　ウ　）に適当な語句を入れよ。

表1

脳下垂体前葉ホルモン	脳下垂体前葉ホルモンの標的器官	末梢内分泌腺ホルモン	末梢内分泌腺ホルモンの標的器官
副腎皮質刺激ホルモン	副腎皮質	（　ア　）	（　イ　）
甲状腺刺激ホルモン	甲状腺	（　ウ　）	全身の細胞

3 次の文を読んで下の問に答えよ。

エネルギー源や栄養源として無機物だけを利用して生きている生物を（ a ）という。体外から有機物を取り入れ，それをエネルギー源や栄養源として利用している生物を（ b ）という。（ a ）は無機物である二酸化炭素から有機物を合成することができる。この反応を（ c ）という。光エネルギーを利用して行う（ c ）は光合成といい，無機物などを酸化して得られるエネルギーを利用して行う（ c ）は（ d ）という。図1は，植物A，B，Cにおいて1枚の葉で光合成を行わせたときの光の強さと，1時間当たり100 cm² 当りの二酸化炭素吸収速度との関係を表したものである。ただし，光合成産物，呼吸基質はいずれもブドウ糖とし，原子量はC＝12，H＝1，O＝16とする。

問1 （ a ）～（ d ）の中に適切な用語を記入せよ。

問2 植物Aにおいて，光の強さが4万ルクスの明所にある400 cm² の1枚の葉は1時間に何 mg の二酸化炭素を吸収するか。

問3 光の強さが4万ルクスにおいて，(1)植物Aの光合成速度は植物Bの光合成速度の何倍か。さらに，(2)植物Aの光合成速度は植物Cの光合成速度の何倍か。それぞれ答えよ。

問4 植物Aの400 cm² の1枚の葉を2万ルクスの光条件に5時間置いたとき，乾燥重量は何 mg 増減するか。

問5 植物Aの400 cm² の1枚の葉を2万ルクスの光条件に10時間置き，さらに15時間暗黒下に置いた。この25時間に乾燥重量は何 mg 増減するか。

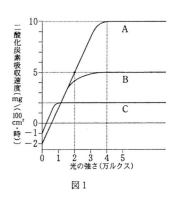

図1

4 次の文を読んで下の問に答えよ。

私たちの身体は体外からの病原体の侵入をいち早く察知し排除するしくみを備えており，このようなしくみを生体防御という。ヒトの場合，自己と異物（非自己）を認識するしくみとして免疫系というシステムを持っていて，これにより異物処理を行い感染症の発症を防いでいる。免疫系は自然免疫系と獲得免疫系に分けられ，自然免疫系は下等動物から存在する原始的な防御システムであり，それに対して獲得免疫系は哺乳動物の一部で進化した防御システムである。近年，自然免疫に関わるレセプターである Toll-like receptor (TLR) 等の発見，解析を通じて，自然免疫系が病原体の生体内侵入を認識し活性化されることで獲得免疫系と協調して免疫系を制御していることが明らかになってきた。

たとえばウイルス感染の場合，ウイルスの生体内への侵入が起こると，まず（ ア ）の一種である（ イ ）と顆粒球はウイルスをとりこみ分解する。またNK細胞とよばれる細胞がウイルス感染細胞を破壊したり，（ イ ）が感染細胞を食べることで，これらのウイルスを速やかに除去していく。これらの自然免疫に関わる細胞の活性化で，ある程度の感染病原体の除去を行う。一方，ウイルスを取り込んだ（ イ ）はヘルパーT細胞へウイルス侵入の信号を発し，キラーT細胞はヘルパーT細胞からの信号を受けて直接異物を取り除いていく。またその一方で，ヘルパーT細胞はウイルスに対する抗体を（ ウ ）に指示して生産させ，（ エ ）によって抗体とウイルスが集まってできた異物を（ イ ）の食作用によって除去する。このとき，一部の（ ウ ）等に攻撃対象の記憶が残ることによって，後天的に特異的，多様的な免疫を獲得する。
　　　　　　　　　　　　　　　　　　　　　　　　　　a
　　　b

問1 （ ア ）～（ エ ）に適当な語句を入れよ。

問2 下線部a, bのような免疫をそれぞれ何と言うか。

問3 ヘルパーT細胞に感染するウイルスによって，ヘルパーT細胞が完全に破壊されて機能しなくなると免疫系はどのような状態になると考えられるか。100字以内で答えよ。

英　語

解答　21年度

■ 1　出題者が求めたポイント

[語句]
- turmoil：「混乱」
- conflict：「葛藤」
- cufflink：「カフスボタン」
- fondle：「かわいがる　愛撫する」
- breast－fed：「母乳で育てた」
- fixations：「固着」
- sedative：「鎮痛剤」
- reversal：「逆転　反転」
- depletion：「減少」
- over time：「やがて」
- craving：「切望」
- assess：「判断する」
- predictable：「予測できる」
- flick：「指ではじく」

[全訳]
　喫煙は内面の混乱や葛藤が外に現れた信号であり、ほとんどの喫煙が、ニコチン中毒というよりは、安心を得たいという欲求に関係している。それは、現代のプレッシャーの多い社会で、人々が社交上や仕事上の(a)出会いからもたらされる緊張をほぐすために用いる、代償行為のひとつである。例をあげれば、たいていの人は、歯を抜いてもらうために歯医者の待合室で待っているときには、内面の緊張を経験する。喫煙者ならそっと外へ出てタバコを吸うことで不安を和らげるところを、非喫煙者は他の儀式、たとえば、身づくろいをしたり、ガムをかんだり、爪をかんだり、指や足でとんとんと叩いたり、カフスボタンを整えたり、頭を掻いたり、何かをいじったりなどのしぐさをやり、それで、安心を必要としていることを見る人に分からせる。宝石もまた、まさに同じ理由で(b)人気がある。これは「愛玩する価値」が高く、持ち主が不安、恐れ、苛立ち、不信感を、これに置き換えることができるのである。

　現在、研究が示しているのは、母乳で育ったかどうかと、大人になって喫煙者になる可能性が高いかどうかに、明白な関係があるということだ。主にミルク育ちは、成人の喫煙者とヘビースモーカーの大多数を占めている一方、母乳で育った時期が長ければ長いほど、喫煙者になる可能性は低かった。母乳で育つ赤ちゃんは、おっぱいから、ミルクびんでは得られない安心と結びつきをもらうようである。その結果、ミルク育ちの赤ちゃんは、大人になっても、物をしゃぶることによって安心を求め続ける。毛布や親指をしゃぶる子どもと同じ理由で、喫煙者はタバコを使うのである。

　子どもの時に指しゃぶりをしていた割合は、喫煙者で3倍であった。それだけでなく、喫煙者は非喫煙者よりも神経症的であり、メガネのつるをしゃぶったり、爪を噛んだり、ペンをがりがり噛んだり、唇を噛んだ

り、ビーバーもびっくりするほど鉛筆をぽりぽり噛んだりと、口唇の執着が強いことがわかった。明らかに、吸って安心を得たい衝動を始めとする多くの欲求が、母乳育ちの赤ちゃんでは(c)満足させられていて、ミルク育ちの赤ちゃんでは満足させられていなかった。

　喫煙者には基本的に2つのタイプがある。依存症的な喫煙者と社会的な喫煙者である。

　研究が示すところでは、タバコを細かくすばやくスパスパ吸うことが脳を刺激し、意識の高揚をもたらす一方、長くゆっくりふかすことは鎮痛剤として作用する。依存症的喫煙者は、ストレスに対処する一助とするためにニコチンの鎮痛剤効果に依存し、長めの深い喫煙をし、また、ひとりで喫煙する。社会的喫煙者は、普通は人のいる所でだけ、あるいは「ちょっとお酒を飲むときに」喫煙する。これの意味するところは、この喫煙は、人にある印象を与えるための、社会的な見せびらかしということだ。社会的喫煙の場合、タバコに火がつけられてから消されるまでの時間、その内の20%が短くすばやい喫煙に充てられる一方で、80%は一連の特別なボディ・ラングイッジ(身振り言語)と儀式に費やされる。

　イーストロンドン大学のアンディー・パロットによって行われた研究では、喫煙者の80%が、喫煙するとストレスが減ったように感じると言っていると報告された。しかしそれはともかく、成人の喫煙者のストレスレベルは非喫煙者のレベルよりごくわずかに高いだけであり、ストレスレベルは喫煙者が日常の喫煙習慣を亢進させるにつれて高くなる。パロットは、喫煙をやめることが実際にストレスの減少へとつながることも発見した。今科学でわかっているのは、ニコチン依存がストレスレベルを高めるので、喫煙は気分コントロールの助けにはならないということである。喫煙の想像されるリラックス効果は、ニコチン減少期に嵩じる緊張と苛立ちが、逆転したことを反映しているに過ぎない。言いかえると、喫煙者の気分は喫煙時に正常であり、喫煙していない時にストレスがかかっているのだ。つまり、正常と感じるためには、喫煙者は火のついたタバコを常に口にくわえていなければならないということなのだ！さらに言えば、喫煙者は禁煙すると、やがては次第にストレスが減っていく。喫煙は、血中のニコチンの欠乏に起因する緊張とストレスの、(d)逆転効果を表している。

　研究によれば、みじめな気分が禁煙後最初の数週間で現れるが、いったんニコチンが体から完全になくなると劇的な改善が見られる。クスリへの渇望とその結果からくるストレスは減少する。

　現在、喫煙は多くの場所と情況で禁止されているが、喫煙するときのボディ・ラングイッジ信号と、その人の気持ちとの関係を理解することは役に立つ。喫煙の時の身ぶりは、感情の状態を判断することにおいて大

事な役割を果たす。それはたいていは予測可能な儀式化したやり方でなされるからで、喫煙者の心の状態、あるいは狙っていることに対しての、重要な手がかりを与えてくれるからである。タバコの儀式という中には、その人が(e)普通より大きな緊張を経験していることを示す、とんとんと軽く叩いたり、ねじったり、指ではじいたり、振ったりなどのミニジェスチャーが含まれる。

[解説]
(②の選択肢の訳)
(a) 喫煙は内面の混乱と安心したい欲求が外に現れた信号である。
(b) 科学は喫煙が気分コントロールの助けになるとは示していない。
(c) ミルク育ちの赤ちゃんは、母乳育ちの赤ちゃんより喫煙者になる傾向が強い。
(d) 依存症的な喫煙は人にある印象を与えるための社会的見せびらかしであり、喫煙者がストレスに対処することを可能にする。
(e) ほとんどの社会的喫煙は社会的儀式の一部である。
(f) 喫煙者の80％のかかえるストレスレベルは非喫煙者のそれとちょうど同じであり、日常の喫煙習慣の亢進と関係している。
(g) 喫煙は、やめれば気分が良くなるので、メガネのつるをしゃぶったり、爪を噛んだり、ペンをがりがり噛んだり、唇を噛んだりする、口唇の執着と同じである。
(h) 喫煙は最近は多くの場所と情況で許されていないので、喫煙のボディ・ランゲイジ信号と喫煙者の精神状態との関係を理解することは意味がない。

[解答]
① (a)(1) (b)(3) (c)(2) (d)(1) (e)(4)
② (a)(b)(c)(e) （順不同）

2 出題者が求めたポイント

[全訳]
　初期の文明の中で、ギリシャとローマの都市は、現代的な意味で言われるような、レジャーを特徴としている。たとえそれが、特権エリートのためだけであったとしてもである。ギリシャ人にとって、レジャーは、自由人がやる価値のある活動、私たちが今日、文化と呼んでいるような活動であった。政治、議論、哲学、芸術、祭式、運動競技会は、生活スタイルの道徳的な核心を表現していたので、自由人にふさわしい活動であった。ギリシャ語でレジャーにあたるscholeは、余暇、レジャー、学校を意味していた。仕事を免れた時間という現代のレジャーの概念とは異なり、scholeは、単に生存することに結びついたすべての活動、つまり生産活動と同様に消費活動も、意識的に控えることであった。彼らが紳士のする仕事に与えた言葉ほど、ギリシャの価値観と近代工業化社会の価値観との違いをよく表すものは、他にない。彼らはそれを、レジャーがない、つまりascholiaだと否定的に表現できるの

みである。

[並べかえた英文]
(1) ... (early civilizations the Greek and Roman cities featured leisure in something like the modern sense), ...
(2) ... (and athletic contests were activities worthy of a free man because they expressed the moral core of a style of) life.
(3) (Nothing illustrates better the difference between Greek values and those of modern industrial society than their word for the work of a gentleman).

[解答]
(1) (b)(a)(g)
(2) (d)(e)(c)
(3) (b)(c)(f)

3 出題者が求めたポイント

[全訳]
　何年も前に自分が書いた昔の作品を読み返すとき、私は、そこに書いてある、ある部分を私に書かせたものが何だったのかを、時々思い出すことができないことがある。もちろん、ノスタルジックな甘さと少しばかりの困惑の入り混じった感情の中で立ち上がってくる特定の部分を、よく思い出せる時もあることはあるのだが、他の何にもまして、傑出した登場人物たちが、私にとって全くなじみのない人たちなのである。この事実はしばしば私を驚かす。私にそんな作品を書かせた力はどこから来たのだろうか。私は不思議に思わざるを得ない。私を今の私に変わるように導いた、不思議ないきさつに驚き、心打たれて、(A)私の内なる自己が絶えず変化し、動きつづけてきたことを私は理解する。そのプロセスが移ろいゆくすべてのものに重ね合わされていくのが私にはわかる。
　(B)そんなわけで、私は旧作に手を入れるのは出来るだけさしひかえた。それらはもはや私のものではない。それらはむしろ、私が手を出すことのできない、だれか他の人の作品のようなものなのだ。

[解答]
(A) 全訳の下線部(A)を参照。
(B) That's why I have done my utmost to refrain from rewriting my old works.

4 出題者が求めたポイント
(1) ジャックは仕事に行く前に新聞を読む時間がなかったので、バスの中で急いでざっと目を通しただけだった。
(2) 生徒は、親の書面による承諾なしには、この留学プログラムに参加できません。
(3) ジョンソン氏は8：30のボストンからワシントンまでのシャトルフライトに乗り遅れたが、さいわい、9：50の別のフライトがあった。
(4) 私たちの新しい通訳の坂本さんは、日本語に加え、

英語とフランス語に堪能だ。
(5) 高度なコンピューター技術が、理数系から人文芸術系にいたる、すべての分野の学生に必須のものとなってきている。

[解答]

(1)(a) (2)(b) (3)(b) (4)(d) (5)(a)

5 出題者が求めたポイント

[解説]

(1) of ～ value で「～の価値のある」の意味
(2) 後の functioning につながるのは所有格の関係代名詞 whose
(3) 「～の内のひとつあるいはそれ以上」は one or more of ～
(4) as ～ as possible の「～」の部分は、ここでは副詞が適当
(5) 「allow ＋目的語」の後には不定詞

[解答]

(1)3 (2)4 (3)4 (4)4 (5)4

6 出題者が求めたポイント

(1) 私のレポートをどう思いましたか。
　(A) そうですね、曖昧な表現が多いような…
　(B) 私はあなたが言わんとしていた事を理解できるでしょう。
　(C) コメントを見直した後で訂正しなければならないと思います。
　(D) はい、いくつかおもしろいレポートを紹介できますよ。
(2) でかける用意はできましたか？
　(A) 私はそれで大丈夫ですよ。
　(B) いいえ、出る前にこれらの書類にサインしなければなりません。
　(C) 行くのが一番いい。
　(D) はいできました。その前に私はまだ準備の必要があります。
(3) 来月の会議で、私のプレゼンテーションの時間はどれくらいにした方がいいですか。
　(A) それはそうです。それでは15分くらいで十分でしょう。
　(B) 本当に言わなければならないことを言ってください。
　(C) 長く話さなければ、人々は退屈して大事なことを忘れてしまうでしょう。
　(D) 予定より遅れています。後で埋め合わせができると思います。
(4) すみませんが、このシャツを返品したいのですが。家に帰ってみたら色が全然違って見えたので。
　(A) わかりました。レシートを拝見できますか。
　(B) はい、商品券のほうがよろしいのですが。
　(C) それ、悪くないですよ。この商品はお買い上げになったときセールだったので、払い戻しをすることは出来ないんです。

(D) はい、別の時にうちのお店でお買い物されるときに、シャツの交換ができます。
(5) 午後の会議は中止になりました。ここの何人かは支店へ行って、急ぎの案件を処理しなければなりません。
　(A) そうなんですか？会議の成果はどうでしたか？
　(B) 生産的な会議だったことを願います。
　(C) そこでなにか不都合があったのですか？
　(D) 急ぎの案件は会議のためにキャンセルされたのですか？

[解答]

(1)(A) (2)(B) (3)(B) (4)(A) (5)(C)

7 出題者が求めたポイント

[解答]

(A)1 (B)4 (C)3 (D)3 (E)2

数　学

解答　21年度

1 出題者が求めたポイント（数学A・確率）

〔解答〕

共に表が出る確率は $\frac{1}{4}$，それ以外の確率は $\frac{3}{4}$ となる。

すると，$P_1 = 1$, P_2 は AA より $P_2 = 1 \times \frac{1}{4} = \frac{1}{4}$

また，$n+1$ 回目は n 回目が A か B の2つの場合を考える。

n 回目	$n+1$ 回目	確率
A	A	$P_n \times \frac{1}{4}$
B	A	$(1-P_n) \times \frac{3}{4}$

よって，$P_{n+1} = \frac{1}{4}P_n + \frac{3}{4}(1-P_n) = \frac{3}{4} - \frac{1}{2}P_n$ ……①の答

また，$\alpha = \frac{3}{4} - \frac{1}{2}\alpha$ より　$\alpha = \frac{1}{2}$

すると　$P_{n+1} - \frac{1}{2} = \frac{3}{4} - \frac{1}{2}P_n - \frac{1}{2} = \left(-\frac{1}{2}\right)\left(P_n - \frac{1}{2}\right)$

$P_n - \frac{1}{2} = \left(-\frac{1}{2}\right)^{n-1}\left(P_1 - \frac{1}{2}\right)$

$P_n = \frac{1}{2} + \left(-\frac{1}{2}\right)^{n-1}\frac{1}{2} = \frac{1}{2} - \left(-\frac{1}{2}\right)^n$ ……②の答

$\lim_{n \to \infty} P_n = \frac{1}{2}$ ……③の答

2 出題者が求めたポイント（数学II・図形と方程式）

〔解答〕

条件式を変形してグラフをかく。

$\frac{1}{y} = 4 - \frac{1}{x} = \frac{4x-1}{x}$

$y = \frac{x}{4x-1} = \frac{\frac{1}{4}(4x-1)+\frac{1}{4}}{4x-1}$

$= \frac{1}{4} + \frac{1}{16\left(x-\frac{1}{4}\right)}$

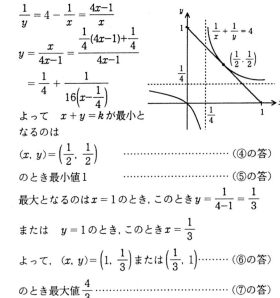

よって　$x+y=k$ が最小となるのは

$(x, y) = \left(\frac{1}{2}, \frac{1}{2}\right)$ ……④の答

のとき最小値1 ……⑤の答

最大となるのは $x=1$ のとき，このとき $y = \frac{1}{4-1} = \frac{1}{3}$

または　$y=1$ のとき，このとき $x = \frac{1}{3}$

よって，$(x, y) = \left(1, \frac{1}{3}\right)$ または $\left(\frac{1}{3}, 1\right)$ ……⑥の答

のとき最大値 $\frac{4}{3}$ ……⑦の答

3 出題者が求めたポイント（数学III・微分積分）

〔解答〕

$a > 0$, $a < 0$ に分けてグラフを書く。

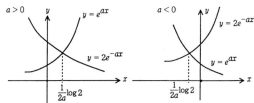

次の連立方程式を解いて交点を求める。

$\begin{cases} y = e^{ax} \\ y = 2e^{-ax} \end{cases}$

$e^{ax} = 2e^{-ax}$ より　$(e^{ax})^2 = 2$

$e^{ax} > 0$ より　$e^{ax} = \sqrt{2}$, $ax = \log\sqrt{2}$ ∴ $x = \frac{1}{2a}\log 2$

このとき　$y = e^{\frac{1}{2}\log 2} = \sqrt{2}$

よって交点の座標は $\left(\frac{1}{2a}\log 2, \sqrt{2}\right)$ ……⑧, ⑨の答

（ア）$a > 0$ のとき

$S_1 = \int_0^{\frac{1}{2a}\log 2}(2e^{-ax} - e^{ax})dx = \left[-\frac{2}{a}e^{-ax} - \frac{1}{a}e^{ax}\right]_0^{\frac{1}{2a}\log 2}$

$= \frac{3-2\sqrt{2}}{a}$ ……⑩の答

（イ）$a < 0$ のとき

$S_2 = \int_{\frac{1}{2a}\log 2}^0 (2e^{-ax} - e^{ax})dx = -\int_0^{\frac{1}{2a}\log 2}(2e^{-ax} - e^{ax})dx$

$= -S_1 = \frac{2\sqrt{2}-3}{a}$ ……⑪の答

$V = \pi \int_0^{\frac{1}{2a}\log 2}\{(2e^{-ax})^2 - (e^{ax})^2\}dx$

$= \pi \int_0^{\frac{1}{2a}\log 2}(4e^{-2ax} - e^{2ax})dx$

$= \pi \left[-\frac{2}{a}e^{-2ax} - \frac{1}{2a}e^{2ax}\right]_0^{\frac{1}{2a}\log 2}$

$= \frac{\pi}{2a}$ ……⑫の答

4 出題者が求めたポイント（数学I・三角比）

〔解答〕

三角形 ABC, APR, BPQ, CQR の面積をそれぞれ S_0, S_1, S_2, S_3 とおく。

すると

$S_0 = \frac{1}{2} \times 10 \times 6 \times \sin 30°$

$= 15$

$S_1 = t(1-t)S_0$

$S_2 = t^2(1-t)S_0$, $S_3 = t(1-t^2)S_0$

よって求める面積Sは
$$S = S_0 - (S_1+S_2+S_3)$$
$$= S_0 - \{t(1-t)+t^2(1-t^2)+t(1-t^2)\}S_0$$
$$= 15(2t^3-2t+1) \cdots\cdots\cdots\cdots\text{(⑬の答)}$$

ここで$f(t) = 2t^3 - 2t + 1$とおくと
$$f'(t) = 6t^2 - 2$$
$$f'(t) = 0 \text{ より } t = \pm\frac{1}{\sqrt{3}}$$

これより増減表は

x		$-\frac{1}{\sqrt{3}}$		$\frac{1}{\sqrt{3}}$	
$f'(t)$	+	0	−	0	+
$f(t)$	↗		↘		↗

よって $t = \dfrac{1}{\sqrt{3}}$ のとき $\cdots\cdots\cdots\cdots$（⑭の答）

$$S = 15\left(2\times\frac{1}{3\sqrt{3}}-2\times\frac{1}{\sqrt{3}}+1\right) = 15\left(1-\frac{4\sqrt{3}}{9}\right) \cdots\text{(⑮の答)}$$

5 出題者が求めたポイント（数学B・数列）
〔解答〕
条件より $a_n = r^{n-1}$, $b_n = 1 + (n-1)d$ とおく。
$$a_nb_n = r^{n-1} + d(n-1)r^{n-1}$$
ここで
$$S_1 = \sum_{k=1}^{n} r^{k-1} = \frac{1-r^n}{1-r}$$
また、
$$S_2 = \sum_{k=1}^{n}(k-1)r^{k-1} = 1\cdot r+2\cdot r^2+3\cdot r^3+\cdots\cdots+(n-1)r^{n-1}$$
$$rS_2 = 1\cdot r^2 + 2\cdot r^3 + 3\cdot r^3 + \cdots\cdots + (n-1)r^n$$
各々引くと
$$(1-r)S_2 = r + r^2 + r^3 + \cdots\cdots + r^{n-1} - (n-1)r^n$$
$$= \frac{r(1-r^{n-1})}{1-r} - (n-1)r^n$$
$$S_2 = \frac{r(1-r^{n-1})}{(1-r)^2} - \frac{(n-1)r^n}{1-r}$$
すると
$$S_n = \sum_{k=1}^{n}a_nb_n = S_1 + dS_2$$
$$= \frac{1-r^n}{1-r} + \frac{dr(1-r^{n-1})}{(1-r)^2} - \frac{d(n-1)r^n}{1-r}$$
ここで、$\lim_{n\to\infty}r^n = 0$, $\lim_{n\to\infty}nr^n = 0$を使って
$$S = \lim_{n\to\infty}S_n = \frac{1}{1-r} + \frac{dr}{(1-r)^2} = \frac{1+(d-1)r}{(1-r)^2}\cdots\text{(⑯の答)}$$
次にS = 9 より $1 + (d-1)r = 9(1-r)^2$
これより $d = \dfrac{9r^2-17r+8}{r} \cdots\cdots\cdots\cdots$（⑰の答）

$d(r) = \dfrac{9r^2-17r+8}{r}$ を微分する。
$$d'(r) = \frac{(18r-17)r-(9r^2-17r+8)}{r^2}$$
$$= \frac{(3r-2\sqrt{2})(3r+2\sqrt{2})}{r^2}$$

これより増減表をかくと

r		$-\frac{2\sqrt{2}}{3}$		0		$\frac{2\sqrt{2}}{3}$	
$d'(r)$	+	0	−		−	0	+
$d(r)$	↗		↘		↘		↗

$d\left(\dfrac{2\sqrt{2}}{3}\right) = 12\sqrt{2} - 17$

$0 < r < 1$ より

$r = \dfrac{2\sqrt{2}}{3}$ のとき最小値 $12\sqrt{2} - 17 \cdots\cdots\cdots\cdots$（⑱⑲の答）

6 出題者が求めたポイント（数学A・場合の数）
〔解答〕
まず1について次の3つの場合を考える。
　①○○　　$_5P_2 = 20$（通り）
　○①○　　$_5P_2 = 20$（通り）
　○○①　　$_5P_2 = 20$（通り）
よって，1に関しての総和は
　　$100 \times 20 + 10 \times 20 + 1 \times 20$
2から6の場合も同様に考えて、3桁の整数すべての和Sを求める。
$$S = (100+10+1) \times 20 + (200+20+2) \times 20$$
$$+ (300+30+3) \times 20 + (400+40+4) \times 20$$
$$+ (500+50+5) \times 20 + (600+60+6) \times 20$$
$$= (100+10+1)(1+2+3+4+5+6) \times 20$$
$$= 111 \times 21 \times 20 = 46620 \cdots\cdots\cdots\cdots\text{(⑳の答)}$$
次に345より小さい整数を考える。
　　3 4 2　　3 2○　　3 1○　　2○○　　1○○
　　3 4 1
　　(2通り)　(4通り)　(4通り)　(20通り)　(20通り)
よって $2 + 4\times2 + 20\times2 = 50$（個）$\cdots\cdots\cdots\cdots$（㉑の答）
これらの中で5の倍数は
　　3 2 5　　3 1 5　　2○5　　1○5
　　(1通り)　(1通り)　(4通り)　(4通り)
よって $1 + 1 + 4 + 4 = 10$（個）$\cdots\cdots\cdots\cdots$（㉒の答）

7 出題者が求めたポイント（数学Ⅰ・数と式）
〔解答〕
題意より甲と乙のA地点からの位置について連立方程式をつくる。
$$\begin{cases} \dfrac{30}{60}u = \dfrac{20}{60}v \cdots① \\ 1 \times u = 8 - v\left(\dfrac{50}{60}-\dfrac{8}{v}\right) \cdots② \end{cases}$$

①より $3u = 2v$
②より $u + \dfrac{5}{6}v = 16$
これらを解いて $u = \dfrac{64}{9}, v = \dfrac{32}{3} \cdots\cdots\cdots\cdots$（㉓,㉔の答）

物　理

解答　21年度

1 出題者が求めたポイント
慣性力を含めた単振動の問題

【解答】

問1　位置エネルギー $mgL(1-\cos\alpha)$ $[Kg\cdot m^2/s^2]$ …(答)

点Pでの速さをvとすれば力学的エネルギー保存則より
$$mgL(1-\cos\alpha)=\frac{1}{2}mv^2$$
$\therefore\ v^2=2gL(1-\cos\alpha)$　点Pでの糸の張力は重力と遠心力の合力とつり合っているので張力は、
$$mg+\frac{mv^2}{L}=mg(3-2\cos\alpha)\ [Kg\cdot m/s^2]\ \cdots(答)$$
水平方向には力は働かず、鉛直方向の力はつり合っているから加速度は $a=0[m/s^2]$ …(答)

問2．周期 $T=2\pi\sqrt{\dfrac{L}{g}}[s]$ …(答)

変位 θL は $\theta L=\beta L\cos\omega t$ で表される。$T=\dfrac{2\pi}{\omega}$ より
$$w=\sqrt{\frac{g}{L}}\ である。$$
また $\cos\theta=\sin(\theta+\dfrac{\pi}{2})$ より $\sin$関数は、
$$\theta L=\beta L\sin\left(\sqrt{\frac{g}{L}}t+\frac{\pi}{2}\right)[m]\ \cdots(答)$$

問3．張力をT、慣性力をFとすると小球に働く力のつり合いより
$$T\sin\phi=F\quad T\cos\phi=mg\quad\therefore\ \tan\phi=\frac{F}{mg}$$
よって慣性力は、$F=mg\tan\phi[Kg\cdot m/s^2]$ …(答)

走行距離は、$\dfrac{1}{2}at^2=\dfrac{1}{2}\times g\tan\phi t_a^2[m]$ …(答)

$\angle POT=\theta$、$\angle TOS=\theta'$ とすると $d=L\theta'$、
$\theta=\phi-\theta'=\phi-\dfrac{d}{L}$ である。

図より求める接戦方向の力Fは慣性力と重力の接線成分の合力となるから、

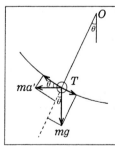

$F=ma'\cos\theta-mg\sin\theta=mg\tan\phi\cos\vartheta-mg\sin\theta$
$=mg\tan\phi\cos(\phi-\dfrac{d}{L})-mg\sin(\phi-\dfrac{d}{L})$
$=mg\{\tan\phi\cos(\phi-\dfrac{d}{L})-\sin(\phi-\dfrac{d}{L})\}[Kg\cdot m/s^2]$
…(答)

点Sにおける見かけの重力加速度g'は
$$g'=\sqrt{g^2+(g\tan\phi)^2}=g\sqrt{1+\tan^2\phi}\ である。$$
$\therefore$　周期は、$2\pi\sqrt{\dfrac{L}{g\sqrt{1+\tan^2\phi}}}[s]$ …(答)

2 出題者が求めたポイント
波に関する小問集

【解答】

① たて　② $340[m/s]$　③ $\lambda=\dfrac{v}{f}=\dfrac{340}{220}=1.5[m]$

④ $1500[m/s]$　⑤ $f=\dfrac{v}{\lambda}=\dfrac{1500}{7.5\times10^{-4}}=2.0\times10^6[1/s]$

⑥ ドップラー　⑦ $f'=\dfrac{V}{V-v}f=\dfrac{340}{340-10}\times550$
$=5.7\times10^2[1/s]$

⑧ 横　⑨ $3.0\times10^8[m/s]$　⑩ 700　⑪ nm

⑫ $f=\dfrac{v}{\lambda}=\dfrac{3.0\times10^8}{700\times10^{-9}}=4.3\times10^{13}[1/s]$

⑬ $d\sin\theta=m\lambda$　⑭ $\dfrac{10^{-2}}{500}=2.0\times10^{-5}[m]$

⑮ $\sin\theta=\theta=\dfrac{\lambda}{d}=\dfrac{700\times10^{-9}}{2.0\times10^{-5}}=3.5\times10^{-2}$

⑯ $\dfrac{\sin45°}{\sin r}=\dfrac{1}{1.41}$　$\sin r=\dfrac{1}{2}$　$\therefore\ r=30°$

⑰⑱ $\sin\theta_C=\dfrac{1}{1.41}$　$\theta_C=45°$　よって　⑰小さ　⑱$45°$

3 出題者が求めたポイント
ベータトロンに関する問題

【解答】

問1．$eV=\dfrac{1}{2}mv^2$　$\therefore\ V=\dfrac{mv^2}{2e}\left[\dfrac{Kg\cdot m^2}{As^3}\right]$ …(答)

問2．磁場から受けるローレンツ力が向心力として働くから …(答)

問3．$evB=\dfrac{mv^2}{R}$　$\therefore\ R=\dfrac{mv}{eB}[m]$ …(答)

問4．$V=\dfrac{\Delta\phi}{\Delta t}\left[\dfrac{Kg\cdot m^2}{As^3}\right]$ …(答)

$E=\dfrac{V}{2\pi R}=\dfrac{\Delta\phi}{2\pi R\Delta t}\left[\dfrac{Kg\cdot m}{As^2}\right]$ …(答)

問5．$F=qE=\dfrac{e\Delta\phi}{2\pi R\Delta t}\left[\dfrac{Kg\cdot m}{s^2}\right]$ …(答)

$\Delta P=F\Delta t=\dfrac{e\Delta t}{2\pi R}\left[\dfrac{Kg\cdot m}{s}\right]$ …(答)

問6．問3より $R=\dfrac{m\Delta v}{e\Delta B}$　$m\Delta v=\Delta P$　より
$R=\dfrac{m\Delta v}{e\Delta B}=\dfrac{1}{e\Delta B}\times\dfrac{e\Delta\phi}{2\pi R}$
$\therefore\ \Delta\phi=2\pi R^2\Delta B$ …(答)

化　学

解答　21年度

1 出題者が求めたポイント……構造式の決定

(1) F は Br を含む化合物であるから

$$C : H : O : Br = \frac{23.5}{12} : \frac{3.3}{1.0} : \frac{20.9}{16} : \frac{52.3}{80}$$

$$= 1.96 : 3.3 : 1.31 : 0.654$$

$$= 3 : 5 : 2 : 1$$

組成式は，$C_3H_5O_2Br$

分子量が153であるから分子式も $C_3H_5O_2Br$

この物質は-COOHをもつので，

$$\begin{matrix} & H & Br & \\ H-&C-&C-&COOH \\ & | & | & \\ & H & H & \end{matrix}$$ （不斉炭素原子をもつ）

$$A \xrightarrow{+HBr} C \xrightarrow{(O)} E \xrightarrow{(O)} F$$

Fの構造から

E：$\begin{matrix} & Br & \\ CH_3-&C-&CHO \\ & | & \\ & H & \end{matrix}$　　C：$\begin{matrix} & Br & \\ CH_3-&C-&CH_2-OH \\ & | & \\ & H & \end{matrix}$

A：　$CH_2=CH-CH_2OH$　と推定できる。

Dは，

　$CH_2Br-CH_2-CH_2OH$（不斉炭素原子なし）

Bは，Aに Br_2 が付加して生じる。

　$CH_2=CH-CH_2OH + Br_2 \rightarrow CH_2Br-CHBr-CH_2OH$

(2) (a) -CHOをもつE

　(b) $\diagup C=C \diagdown$ をもつのは出発物質のA

[解答]

(1) A：$CH_2=CH-CH_2-OH$

　B：$CH_2Br-CHBr-CH_2-OH$

　C：$CH_3-CHBr-CH_2-OH$

　D：$CH_2Br-CH_2-CH_2-OH$

　E：$CH_3-CHBr-\underset{\underset{O}{\|}}{C}-H$

　F：$CH_3-CHBr-\underset{\underset{O}{\|}}{C}-OH$

(2) (a) E　(b) A

2 出題者が求めたポイント……ハロゲン，オキソ酸，原子量

(1) 17族元素のハロゲンは重要な族で，その特徴（性質）をよく理解しておく必要がある。

　単体は2原子分子である。その単体が標準状態で気体，液体，固体のいずれをとるかは知らなければいけない。ハロゲン単体は酸化力があり，1価の陰イオンになりやすい。　$X_2 + 2e^- \rightarrow 2X^-$

　17族元素は陰性が強い。つまり電気陰性度が大きい。

(2) 塩素を含むオキソ酸は，

　$HClO$　次亜塩素酸，$HClO_2$　亜塩素酸

　$HClO_3$　塩素酸，$HClO_4$　過塩素酸

(3) $HClO_4$ が最も強い酸性を示し，$HClO$ は弱酸性を示す。この理由は，Clに結合しているOの電気陰性度

が大きく共有電子対を引きつけるためである。Oが多いほどより強く引きつけ，その結果HがH$^+$として電離しやすくなる。

(4) Clの原子量が35.5であるから，

　^{35}Cl が x % 存在するとして，

$$35.0 \times \frac{x}{100} + 37.0 \times \frac{100-x}{100} = 35.5$$

これより，$x = 75$

　^{35}Cl 75 %，^{37}Cl 25 %　となる。

　Brの原子量が79.9であるから，

　^{79}Br が x % 存在するとして

$$78.9 \times \frac{x}{100} + 80.9 \times \frac{100-x}{100} = 79.9$$

これより，$x = 50$

　^{79}Br 50 %，^{81}Br 50 %

[解答]

(1) (ア) ハロゲン　(イ) 7　(ウ) フッ素　(エ) 塩素　(オ) 臭素

　(カ) ヨウ素　(キ) アスタチン　(ク) -1

(2) $HClO$ +1，$HClO_2$ +3，$HClO_3$ +5，$HClO_4$ +7

(3) $HClO_4 > HClO_3 > HClO_2 > HClO$

(4) (エ) ^{35}Cl 75 %，^{37}Cl 25 %　(オ) ^{79}Br 50 %，^{81}Br 50 %

3 出題者が求めたポイント……気体の状態方程式，化学反応の量的関係

(1) 気体の状態方程式を用いて求める。

$$H_2： \quad 2.4 \times 10^5 \times \frac{50}{1000} = n \times 8.3 \times 10^3 \times (273+25)$$

$$n = 4.85 \times 10^{-3} \text{ (mol)}$$

$$C_2H_4： \quad 4.2 \times 10^5 \times \frac{100}{1000} = n \times 8.3 \times 10^3 \times (273+25)$$

$$n = 1.698 \times 10^{-2} \text{ (mol)}$$

両者の物質量比を求めると，

$$H_2 : C_2H_4 = 4.85 \times 10^{-3} : 16.98 \times 10^{-3}$$

$$= 1 : 3.5 = 2.0 : 7.0$$

(2) 全体の体積は 150 mL となる。

　いま，全圧を P (Pa) とすると，

$$P \times \frac{150}{1000} = (4.85 + 16.98) \times 10^{-3} \times 8.3 \times 10^3 \times 298$$

$$P = 3.599 \times 10^5 \fallingdotseq 3.6 \times 10^5 \, [P_a]$$

＜別解＞ボイルの法則を用いて求める。

　H_2 の分圧を $P_{H_2}(P_a)$ とすると，

$$2.4 \times 10^5 \times 0.050 = P_{H_2} \times 0.150$$

$$P_{H_2} = 0.80 \times 10^5 \, [P_a]$$

　C_2H_4 の分圧を $P_{C_2H_4}$ とすると，

$$4.2 \times 10^5 \times 0.100 = P_{C_2H_4} \times 0.150$$

$$P_{C_2H_4} = 2.8 \times 10^5 \, [P_a]$$

したがって，全圧は，

$$0.80 \times 10^5 + 2.8 \times 10^5 = 3.6 \times 10^5 \, [P_a]$$

(3) ここで起こる反応式は，

$$C_2H_4 + H_2 \rightarrow C_2H_6$$

C_2H_4 の物質量が H_2 より大であるから，H_2 がすべて付加し，消失する。反応後の容器には，

C_2H_4：$16.98 \times 10^{-3} - 4.85 \times 10^{-3} = 12.13 \times 10^{-3} \, \text{mol}$

C_2H_6：$4.85 \times 10^{-3} \, \text{mol}$

H_2：$0 \, \text{mol}$

全体で，$16.98 \times 10^{-3} \, \text{mol}$ 存在する。

全圧を $P \, (P_a)$ とすると，

$P \times 0.150 = 16.98 \times 10^{-3} \times 8.3 \times 10^3 \times (273 + 25)$

$P = 2.799 \times 10^5 \fallingdotseq 2.8 \times 10^5 \, [P_a]$

〈別解〉

圧力は物質量に比例するので，

$\dfrac{16.98 \times 10^{-3}}{21.83 \times 10^{-3}} \times 3.6 \times 10^5 = 2.8 \times 10^5 \, [\text{Pa}]$

(4) 反応後の圧力がエチレンの圧力 $2.8 \times 10^5 \, (\text{Pa})$ より大きいので，C_2H_4 はすべて反応し，C_2H_6 と H_2 の混合気体になっていることがわかる。

反応後の全物質量を求めると，

$7.2 \times 10^5 \times 0.150 = n \times 8.3 \times 10^3 \times 298$

$n = 0.0436 = 4.36 \times 10^{-2} \, (\text{mol})$

反応により C_2H_4 がすべて C_2H_6 になるので，その物質量は，$1.698 \times 10^{-2} \, (\text{mol})$

したがって，反応後の容器中には，

$4.36 \times 10^{-2} - 1.698 \times 10^{-2} = 2.66 \times 10^{-2} \, (\text{mol})$

の H_2 を含むことがわかる。

以上から，追加した H_2 の物質量は，

$2.66 \times 10^{-2} + 1.698 \times 10^{-2} - 0.485 \times 10^{-2}$

$= 3.87 \times 10^{-2} \, \text{mol}$

水素追加直後の容器A内の圧力 $P \, (P_a)$ は，

$P \times 0.050$

$= (3.87 \times 10^{-2} + 0.485 \times 10^{-2}) \times 8.3 \times 10^3 \times 298$

$P = 2.15 \times 10^6 \fallingdotseq 2.2 \times 10^6 \, [P_a]$

[解答]

(1) $2.0 : 7.0$　(2) $3.6 \times 10^5 \, [P_a]$　(3) $2.8 \times 10^5 \, [P_a]$

(4) $2.2 \times 10^6 \, [P_a]$

4　出題者が求めたポイント……糖，化学反応の量的関係

デンプン及びセルロースは，$(C_6H_{10}O_5)_n$　と表わされる。デンプンを加水分解すると最終的にグルコースに変化する。反応式で示すと次のようになる。

$2(C_6H_{10}O_5)_n + nH_2O \to nC_{12}H_{22}O_2$

（マルトースを生成）

$C_{12}H_{22}O_{11} + H_2O \to 2C_6H_{12}O_6$（グルコースを生成）

$C_6H_{12}O_6 \to 2C_2H_5OH + 2CO_2$（アルコール発酵）

(2) 酵素チマーゼにより進行する。

(3) グルコースは還元性があり，フェーリング液と反応する。グルコースを $R-CHO$ と表わすと，

$R-CHO + 2Cu^{2+} + 5OH^-$

$\to R-COO^- + Cu_2O + 3H_2O$

$\underset{+2}{Cu^{2+}} \to \underset{+1}{Cu_2O}$（Cu原子が還元される）

Cu_2O：酸化銅（I）　赤色

(4) セルロースを，$(C_6H_{10}O_5)_n$　と表わすと，

$162n = 7.29 \times 10^5$

$\therefore \quad n = 4.5 \times 10^3$

重合度は，4.5×10^3

4.5×10^3　分子のグルコースが縮合重合している。

(5) $(C_6H_{10}O_5)_n \to nC_6H_{12}O_6$

$C_6H_{12}O_6 \to 2C_2H_5OH + 2CO_2$

と変化する。量的関係は以下のようになる。

$162n \, (\text{g}) \to 180n \, (\text{g}) \to 2n \times 46 \, (\text{g})$

セルロース　グルコース　エタノール

エタノールが $x \, (\text{g})$ 生成したとすると，

$162n : 324 = 92n : x$

$x = 184 \, (\text{g})$

[解答]

(1) (A) アミロース　(B) アミロペクチン　(C) 水素

(2) $C_6H_{12}O_6 \to 2C_2H_5OH + 2CO_2$

(3) Cu_2O　(4) 4.5×10^3 分子　(5) $184 \, [\text{g}]$

生　物

解答　21年度

⬛1　出題者が求めたポイント（Ⅰ・神経系）

　動物の系統ごとの神経系についての設問である。基本的な問題だが、二枚貝類の神経系についてはあまりなじみがないため注意が必要である。

問2.(1)軟体動物は、環形動物や節足動物と同じはしご形神経系だが、二枚貝類では、はしご形の基本体制が変形し、神経節は内臓神経節、脳神経節、脚神経節の3対になっている。内臓や頭部・足部にある神経節という記述から二枚貝類の神経系についてであることが分かる。よってA群(オ)とB群(エ)が解答となる。(2)、(3)、(4)はそれぞれ、はしご形神経系、管状神経系、かご形神経系についての記述である。腔腸動物のヒドラは散在神経系である。

[解答]
問1.(a)散在神経系　　(b)集中神経系
問2.　　　[A群]　[B群]
　　　　(1)　オ　　　エ
　　　　(2)　イ　　　イ
　　　　(3)　ア　　　オ
　　　　(4)　エ　　　ウ

⬛2　出題者が求めたポイント（Ⅰ・循環系・恒常性）

　循環系とホルモンに関する総合的な設問である。

問3.ホルモンを分泌する機能を持つ神経細胞(ニューロン)を神経分泌細胞という。神経分泌細胞は細胞体で合成したホルモンを軸索末端より毛細血管へ分泌する。

問4.脳下垂体は視床下部の支配を受けて、他の内分泌腺のホルモン分泌を調節する。糖質コルチコイドは肝臓や筋肉、脂肪組織、その他全身の組織において、タンパク質・脂肪からの糖生成を促し血糖量を増加させる働きがある。

[解答]
問1.(1)小腸　(2)肝臓　(3)肝門脈　(4)グリコーゲン
　　(5)十二指腸
問2.　尿素　　問3.　神経分泌細胞
問4.㋐糖質コルチコイド　㋑肝臓、筋肉、全身の細胞
　　㋒チロキシン

⬛3　出題者が求めたポイント（Ⅰ,Ⅱ・光合成）

問2.4万ルクスのときの二酸化炭素吸収速度は10 $(mg/100\ cm^2 \cdot 時)$ であるため、$400\ cm^2$ の葉では $10 \times 4 = 40\ (mg/時)$ となる。

問3.測定された二酸化炭素吸収量は見かけの光合成速度であり、光合成速度は見かけの光合成速度＋呼吸速度で求められる。光合成速度$(mg/100\ cm^2 \cdot 時)$はAが$10 + 2 = 12$、Bが$5 + 2 = 7$、Cが$2 + 1 = 3$となる。よって、(1)$12/7 = 1.7 \cdots = 1.7$倍　(2)$12/3 = 4$倍となる。問題文に割り切れない場合の処理については特に示されていないので、小数点以下第二位を四捨五入したものを解答とした。

問4.光合成の反応式：$6CO_2 + 12H_2O + 光エネルギー \rightarrow C_6H_{12}O_6 + 6H_2O + 6O_2$ の各項の質量、物質量には比例関係が成り立つ。これを用いて測定された二酸化炭素量から増減する乾燥重量、すなわち生成されるブドウ糖量を換算により求める。

　Aの$400\ cm^2$葉を2万ルクスで5時間置いたときの二酸化炭素吸収量は$4 \times 5 \times 5 = 100$mgである。求めるブドウ糖量を$x$ mgとし、CO_2と$C_6H_{12}O_6$に注目して以下の通り比例計算を行う。

　　　　　　　$6CO_2$　　→　　$C_6H_{12}O_6$
(理論値)　　6×44 g　　　180 g
(問題値)　　100 mg　　　　　x mg

　すなわち、x mg $= 100\ mg \times 180/(6 \times 44) = 68.18 \cdots$ 約68.2 mg増加する。問3と同様小数点以下第二位を四捨五入したものを解答とした。

問5.2万ルクスに10時間置いたときの二酸化炭素吸収量は$4 \times 5 \times 10 = 200$ mg、暗黒下に15時間置いたときの二酸化炭素放出量は$4 \times 2 \times 15 = 120$ mg、したがって、$200 - 120 = 80$ mgが増量分のブドウ糖の生成に使われた。求めるブドウ糖量を$y$mgとし、問4と同様に求めると、

　　　　　　　$6CO_2$　　→　　$C_6H_{12}O_6$
(理論値)　　6×44 g　　　180 g
(問題値)　　80 mg　　　　　y mg

　すなわち、y mg $= 80\ mg \times 180/(6 \times 44) = 54.54 \cdots = 54.5$ mg増加する。問4と同様、小数点以下第二位を四捨五入したものを解答とした。

[解答]
問1.(a)独立栄養生物　(b)従属栄養生物　(c)炭酸同化
　　(d)化学合成
問2.　40 mg　　　問3.(1)1.7倍　　(2)4倍
問4.　68.2 mg増加する　　問5.　54.5 mg増加する

⬛4　出題者が求めたポイント（Ⅰ,Ⅱ・生体防御）

　免疫に関する標準的な問題である。

問3.エイズに関する設問。HIVウイルスはヘルパーT細胞に感染し、内部で増殖し破壊していく。細胞性免疫、体液性免疫それぞれにおいて、免疫機構の中枢であるヘルパーT細胞の役割を整理するとよい。

[解答]
問1.㋐白血球　㋑マクロファージ　㋒B細胞
　　㋓抗原抗体反応
問2.(a)細胞性免疫　(b)体液性免疫
問3.細胞性免疫ではキラーT細胞が増殖できなくなる。体液性免疫ではB細胞が活性化できず、抗体が産生できなくなる。よって免疫系は破壊され、健常者では発病に至らないカビや細菌による病気にかかりやすくなる。(97字)

久留米大学　医学部入試問題と解答

平成30年8月7日　初版第1刷発行

編　集　　みすず学苑中央教育研究所

発行所　　株式会社ミスズ　　　　　　　　　　定価　本体4,700円＋税

　　　　　〒167−0053

　　　　　東京都杉並区西荻南2丁目17番8号

　　　　　　　　ミスズビル1階

　　　　　電　話　03（5941）2924（代）

印刷所　　タカセ株式会社

本書の一部又は全部の複製、転写、コピーは著作権に触れるので禁止する。

●本シリーズ掲載の入試問題について、万一、掲載許可手続きに遺漏や不備があると思われる
　ものがありましたら、当社までお知らせ下さい。

●乱丁・落丁等につきましてはお取り替えいたします。

●本書の内容についてのお問合せは、具体的な質問内容を明記のうえ、ハガキ・封書を当社宛
　にお送りいただくか、もしくは下記のメールアドレスまでお問合せ願います。

〈 お問合せ用メールアドレス：info-mgckk@misuzu-gakuen.jp 〉